教育部第四批 1 + X 证书制度
老年康体指导职业技能等级证书系列教材

老年康体指导

职业技能教材（中级）

中国传统体育健康服务

北京中民福祉教育科技有限责任公司 组织编写

杨根来 邹文开 王胜三 赵红岗 总主编

刘永强 主 编

U0236231

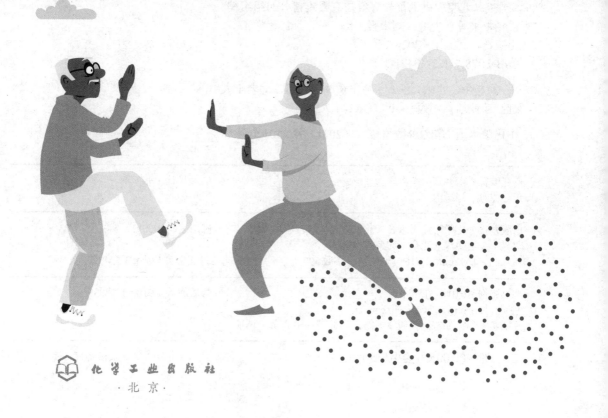

化学工业出版社

·北京·

内 容 简 介

"老年康体指导职业技能等级证书"是教育部遴选认定的第四批 1+X 证书之一，由第二批职业教育培训评价组织——北京中民福祉教育科技有限责任公司组织相关工作。

作为考取"老年康体指导职业技能等级证书"的指定配套教材，《老年康体指导职业技能教材》（中级）深入贯彻党的二十大精神，落实思政教育与"岗课赛证"综合育人精神。全书由 5 个分册组成，分别为中国传统体育健康服务（配有二维码）、运动健身服务、游戏活动服务、音乐照护服务和身心活化服务。

本书面向居家社区养老机构、养老院等服务机构，以及医养结合机构、医疗机构老年病科、社区体育文化活动中心、老年大学等的相关岗位，可供包括但不局限于社会体育指导员、社区工作者（师）、养老护理员、失智老年人照护员、老年照护师（员）、护理协调员、老年病护士及护士长、养老服务咨询员（顾问、专员、客服）等作为教材或培训用书使用。

图书在版编目（CIP）数据

老年康体指导职业技能教材：中级. 中国传统体育
健康服务 / 北京中民福祉教育科技有限责任公司组织编
写；杨根来等总主编；刘永强主编 . —北京：化学工
业出版社，2022.1（2025.2重印）
ISBN 978-7-122-40421-3

Ⅰ.①老⋯　Ⅱ.①北⋯②杨⋯③刘⋯　Ⅲ.①老年人
- 保健 - 职业培训 - 教材　Ⅳ.①R161.7

中国版本图书馆CIP数据核字（2021）第250120号

责任编辑：章梦婕　李植峰　　　　　　　　　　装帧设计：张　辉
责任校对：刘曦阳

出版发行：化学工业出版社（北京市东城区青年湖南街13号　邮政编码100011）
印　　装：中煤（北京）印务有限公司
787mm×1092mm　1/16　印张25　字数590千字　2025年2月北京第1版第3次印刷

购书咨询：010-64518888　　　　　　　　　　售后服务：010-64518899
网　　址：http://www.cip.com.cn
凡购买本书，如有缺损质量问题，本社销售中心负责调换。

定　　价：88.00元（全书5册）

"中国传统体育健康服务"分册编写人员名单

主　　编　　刘永强

副 主 编　　孟庆敏　魏一民

编写人员　　刘永强　孟庆敏　魏一民　徐晴岩

　　　　　　赵　永　刘　锋　都成凤

序言

在《关于招募第四批职业教育培训评价组织的公告》（教职所〔2020〕145号）发布之前大约一年的时间，北京中民福祉教育科技有限责任公司就开始了《老年康体指导职业技能等级标准》的研究开发工作。2020年9月《关于参与1+X证书制度试点第四批职业教育培训评价组织和职业技能等级证书的公示》（教职所〔2020〕206号）发布，"老年康体指导职业技能等级证书"在得到教育部第四批1+X证书遴选认定之后，我们即着手启动了教材的开发工作。经过近10个多月不断努力，《老年康体指导职业技能教材》将由化学工业出版社出版发行，这是一件值得庆贺的事情。可见，我们开发职业技能等级证书，编写相关标准和系列教材是做了充分准备的，换言之，这个证书来之不易，且意义重大。

第一，它是国家职业教育改革和养老服务专业发展的产物。

2018年11月14日，习近平总书记主持召开中央全面深化改革委员会第五次会议，审议通过了《国家职业教育改革实施方案》。会议强调，要把职业教育摆在更加突出的位置，对接科技发展趋势和市场需求，完善职业教育和培训体系，优化专业布局，深化办学体制和育人机制改革，鼓励和支持社会各界特别是企业积极投资兴办职业教育，着力培养高素质劳动者和技术技能人才，为促进经济社会发展和提高国家竞争力提供优质人才资源支撑。2019年2月13日，《国务院关于印发国家职业教育改革实施方案的通知》发布，《国家职业教育改革实施方案》以落实和改革为主基调，充分体现了党中央、国务院深化职业教育改革的坚强意志和狠抓工作落实的坚定决心。党的二十大报告指出："实施积极应对人口老龄化国家战略、发展养老事业和养老产业"，为我们指明了方向。

1999年，高职院校老年服务与管理专业（2021年更名为智慧健康养老服务与管理专业）在大连和长沙两所职业院校诞生，2004年首次进入高职专业目录，之后在如火如荼的职业教育改革和日益严峻的人口老龄化形势下，专业建设有了突飞猛进的发展。到2020

年，开设高职老年服务与管理专业的院校已达286所，成为近几年增设较多的专业之一。

作为涵盖该专业"老年运动保健""老年活动组织与策划""老年音乐带动""老年健身服务""社区老年文化服务"等核心课程的《老年康体指导职业技能教材》，满足了国家职业教育改革与院校老年服务类专业建设之需，弥补了专业发展中课堂体系不完善的短板，有利于提升学生专业技能水平，对于完善专业建设体系、促进专业长足发展将发挥至关重要的作用。

第二，它是国家积极应对人口老龄化和发展养老服务业的急需。

人口老龄化是社会发展的必然趋势，是人类文明进步的体现，也是今后较长一段时期我国的基本国情。我国自1999年进入老龄社会以来，每年增加640万至1000万的老年人口。根据国家统计局、国务院第七次全国人口普查领导小组办公室2021年发布的《第七次全国人口普查公报（第五号）——人口年龄构成情况》数据，截至2020年底，60岁及以上人口为2亿6402万人，占18.70%；其中65岁及以上人口为1亿9064万人，占13.50%。与2010年第六次全国人口普查相比，60岁及以上人口的比重上升5.44个百分点，65岁及以上人口的比重上升4.63个百分点。我国人口老龄化程度进一步加深，未来一段时期将持续面临人口长期不均衡发展的压力。到2050年，我国60岁及以上老年人口将达到35%。

积极应对人口老龄化是国家的一项长期战略任务，也是党中央确定的国家战略。养老服务业是关乎亿万百姓福祉的民生事业，随着《关于推进养老服务发展的意见》《国家积极应对人口老龄化中长期规划》等政策的发布，养老服务业发展进入快车道。我国将积极推进健康中国建设，建立和完善包括健康教育、预防保健、疾病诊治、康复护理、长期照护、安宁疗护的综合、连续的老年健康服务体系；健全以居家为基础、社区为依托、机构充分发展、医养有机结合的多层次养老服务体系，多渠道、多领域扩大适老产品和服务供给，提升产品和服务质量。

在养老机构类型与业态逐渐增多、老龄化服务不断完善的形势下，养老群体普遍认为开展老年人康体活动十分必要，老年人需求十分迫切。但现今业界普遍存在的缺乏安全保障、缺乏专业人士指导、缺少培训机会、缺少选择项目等问题严重制约了养老机构顺利开展老年人康体活动。老年康体指导职业技能等级证书、标准与教材的开发，是解决人才队伍专业性化的利器，有利于促进养老服务人才技能素养的提升及行业人才队伍整体专业化水平的提高。

第三，它是提升老年人社会福祉和幸福感、获得感的重要措施之一。

老年康体指导是指为满足老年人健康需求而开展的体育、文化和艺术等类别的健康服务技术和活动。"老年康体指导职业技能等级证书"是2020年12月31日教育部遴选认定的第二批职业教育培训评价组织——北京中民福祉教育科技有限责任公司开发的第四批1+X证书之一。证书面向职业岗位（群）：居家社区养老机构、养老院等服务机构，医养结合机构、医疗机构老年病科、社区体育文化活动中心、老年大学等相关岗位；包括但不局限于社会体育指导员、社区工作者（师）、养老护理员、失智老年人照护员、老年照护师（员）、护理协调员、老年病护士及护士长、养老服务咨询员（顾问、专员、客服）等。

随着老年人对养老服务的需求不断增加、对服务质量的关注不断提高，养老服务由基本的养老护理服务向身心健康服务延伸。中国传统体育健康服务、运动健身服务、游戏活动服务、音乐照护服务和身心活化服务日益受到老年人的青睐。在老年康乐服务活动中，游戏服务属于最喜闻乐见的活动之一，老年人可以在轻松的氛围中放松身心、愉悦心情。在科学设计、有序组织、有效带动的基础上，老年人的获得感显著增强，增进健康的效果更加显著。再如，"老年身心活化活动"从老年人身心健康的实际需求出发，以增加与老人互动、增加机构特色、提高志愿者及工作人员活动设计能力为主要目的，借鉴我国台湾地区实施多年的身心活化服务模式，广泛涵盖了能自主站立者、身心障碍者、失智失能者群体，以趣味性的带动技巧，使老年人在活动中获得身体及精神的愉悦，有利于提高老年人晚年生活质量，推动健康老龄化的深入开展。

第四，它是培训评价组织、养老教育和实务工作者不懈努力的结果。

为推进养老服务领域职业教育改革与发展，由国务院主管养老服务业的民政部所属事业单位——民政部培训中心发挥主导作用，于2019年5月15日成立了北京中民福祉教育科技有限责任公司，并在2019年7月成功申报并积极做好"失智老年人照护职业技能等级证书"工作。成为教育部遴选认定的第二批职业教育培训评价组织之后，在做好"失智老年人照护职业技能等级证书"的开发与考核评价工作的同时，公司主动把工作目标锁定在养老服务领域。

2019年下半年开始，在北京社会管理职业学院（民政部培训中心）邹文开教授、赵红岗教授的支持下，我们先后组织全国优秀教师和行业专家开发了"养老照护服务评估""老年康体指导""身心活化""音乐照护"等养老服务领域的4个证书。

2020年6月，《关于招募第四批职业教育培训评价组织的公告》（教职所〔2020〕145号）发布之后，2020年9月23日《关于参与1+X证书制度试点第四批职业教育培训评价组织和职业技能等级证书的公示》（教职所〔2020〕206号）和2020年12月31日《关于受权发布参与1+X证书制度试点的第四批职业教育培训评价组织及职业技能等级证书名单的通知》（教职所〔2020〕257号）的名单中，"老年康体指导"名列其中，这标志着"老年康体指导职业技能等级证书"的正式诞生，这是刘永强副教授、韩菊总经理团队一年多来孜孜以求、不懈努力的结果，可喜可贺！

第五，它是养老服务类职业教育和养老服务行业的迫切需求。

《老年康体指导职业技能教材》依据《老年康体指导职业技能等级标准》，分为初级、中级、高级三本，分别面向自理老年人、半自理老年人、不能自理（卧床）老年人。内容包括"中国传统体育健康服务""运动健身服务""游戏活动服务""音乐照护服务""身心活化服务"工作领域的内容。《老年康体指导职业技能教材》作为新形态创新教材，内容丰富、简明实用，具有较强的系统性、规范性、先进性和可操作性，是"老年康体指导职业技能等级证书"的指定培训教材，是健康养老服务领域实务工作和科学研究的重要参考资料，还可作为中老年人开展自我康体活动的辅导读本。

值此《老年康体指导职业技能教材》付梓之际，向关心、支持、帮助老年人事业以及康体指导工作的有关机构，特别是教育部职成司、职教所、有关试点院校领导和老师、康体指导实务工作者，向关心专业人才培养、培训工作以及老年人事业的所有人士表示衷心的感谢！向选择1+X"老年康体指导职业技能等级证书"的院校师生以及广大养老机构工作人员等社会考生表示敬意，因为你们选择了养老，选择了老年照护，选择了老年康体指导，就等于选择了一份爱心、责任与担当，选择了一份崇高而伟大的事业。

北京中民福祉教育科技有限责任公司执行董事 法定代表人 总经理

北京社会管理职业学院（民政部培训中心）教授 乐龄研究院院长

于北京东燕郊

中国传统体育健康服务

中国传统体育是中华民族的传统健身方式，是几千年来中国人进行身心保养、防治未病的一系列原理和方法的知识体系。以太极拳、健身气功为代表的中国传统体育，也是运动疗法的重要组成部分。中国传统体育健身功法的种类和内容包罗万象，适合任何年龄阶段、身体状况和健康程度的人学练。一般半自理的老年人是指：大脑清楚、有完全的语言表达与交流能力、上肢活动比较自如的老年人，但由于体质较差或患有某些慢性疾病，以致影响正常行为能力，行动较为不便。本工作领域主要为半自理老年人开展中国传统体育健康服务。

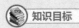 **知识目标**

1. 掌握为半自理老年人学练中国传统体育进行健康评估的相关知识。
2. 掌握为半自理老年人学练中国传统体育进行理论讲解的相关知识。
3. 掌握为半自理老年人学练中国传统体育进行技术示范的相关知识。
4. 掌握为半自理老年人学练中国传统体育进行技能指导的相关知识。
5. 掌握为半自理老年人组织中国传统体育健康活动的相关知识。

技能目标

1. 能为半自理老年人学练中国传统体育进行健康评估。
2. 能为半自理老年人学练中国传统体育进行理论讲解。
3. 能为半自理老年人学练中国传统体育进行技术示范。
4. 能为半自理老年人学练中国传统体育进行技能指导。
5. 能为半自理老年人组织中国传统体育健康活动。

思政与职业素养目标

1. 积极关注半自理老年人的身心健康状况，树立中国传统体育融入健康养老的观念和意识。
2. 具备分析半自理老年人运动健康问题和解决运动健康问题的能力，在运用中国传统体育促进半自理老年人健康的过程中，树立运动康养的信心，培养尊老、敬老、孝老、爱老的良好品质。

目　录

项目一
中国传统体育活动健康评估

任务1 半自理老年人学练中国传统体育安全性评估

【任务情境】

在某高端养老社区，入住着 80 岁左右的老年人十余人。老年人思维意识正常、交流无障碍、身体无重大疾患，但体质比较虚弱，出行需借助轮椅，迫切需要通过运动训练强健身体，延缓身体功能的快速退化。康体指导师根据老年人身体情况和需求，决定引入中国传统体育健身功法，帮助老年人增强体质、增进健康。

【任务实施】

一、任务流程

任务分析 ⟶ 工作准备 ⟶ 步骤操作 ⟶ 效果评价

二、实施步骤

（一）任务分析

1. 主要身心状况及健康问题

序号	主要身心状况及健康问题
1	身体无重大疾病，体质虚弱，出行需要借助轮椅
2	具备基本的交流、互动能力，神志清晰
3	非常关心自己的身体健康
4	渴望交流

2. 主要目标措施及依据

主要目标措施	依据
为半自理老年人学练中国传统体育进行安全性评估	（1）安全性是开展老年人康体活动的前提 （2）安全性量表各项指标能够表征老年人学练中国传统体育的运动技能要求 （3）安全性量表各项指标能够说明半自理老年人学练中国传统体育的安全性

（二）工作准备

1. 物品准备

序号	名称	单位	数量	备注
1	老年人学练中国传统体育能力评估量表（半自理老人）	份	1	纸质版
2	签字笔	支	1	
3	计算器	个	1	

2. 环境与人员准备

序号	环境与人员	准备
1	环境	干净、整洁、安全，空气清新、无异味
2	康体指导师	（1）着装整齐 （2）熟悉并掌握为半自理老年人学练中国传统体育进行安全性评估的技能要求和相关知识 （3）提前与老年人家属及护理员进行沟通，了解老年人健康状况
3	半自理老年人	神志清醒，情绪稳定，身心放松

（三）步骤操作

步骤	内容	为半自理老年人学练中国传统体育进行安全性评估的技术操作要求
工作前准备	沟通与观察	（1）沟通。康体指导师分别进入房间，来到老年人旁边，说明来意。"您好！我们开设了传统体育健身项目，想邀请您参加。参加前，要对您的身体状况进行评估，请您按照我的要求做几个简单动作，可以吗？"老年人回答"可以。" （2）观察。通过观察，评估老年人神志是否清楚、意愿是否明显
步骤1	病史调查	询问老年人带病情况，并及时记录
步骤2	呼吸能力评估	（1）"请您进行3～5次深呼吸。" （2）康体指导师强调深呼吸的注意事项：腹部有起伏，深吸气、长呼气，鼻孔吸气、嘴巴呼气 （3）康体指导师根据老年人表现，参照量表进行打分
步骤3	肢体运动能力评估	（1）第一项要求："请您模仿我的动作，进行上肢上举、下落、屈伸和转臂等练习。" （2）第二项要求："请您模仿我的动作，进行手腕、头颈部、脚踝的屈伸练习。" （3）第三项要求："请您模仿我的动作，进行胸部、腰背部、腹部的屈伸练习。" （4）第四项要求："请您模仿我的动作，进行膝关节、踝关节屈伸练习。" （5）第五项要求："请您模仿我的动作，进行体转等练习。" （6）康体指导师根据老年人各项表现，参照量表分别进行打分
步骤4	整理记录	（1）对老年人的配合表示感谢 （2）对老年人综合表现进行合分 （3）及时告知老年人最终得分，以及是否可以参加中国传统体育活动
注意事项		（1）老年人全程端坐在轮椅或带扶手的椅子上，康体指导师坐在凳子上，与老年人面面相对 （2）测试过程中，强调老年人量力而行，适度即可 （3）及时记录老年人运动能力评估出现的问题，以及在运动中需要注意的地方 （4）交流过程要体现尊重与人文关怀

（四）效果评价

（1）通过安全性评估，全面掌握老年人身体的运动能力。

（2）通过安全性评估，为指导老年人学练中国传统体育提供安全保障。

半自理老年人学练中国传统体育安全性评估基本知识

半自理老年人学练中国传统体育功法的安全性评估与完全自理老年人学练中国传统体育功法的安全性评估在评估方法、内容、注意事项和要求等方面比较类似，但根据半自理老年人的身心特点，更加需要注意以下几个方面。

1. 评估过程要更加细致入微，体现人文关怀

半自理老年人与自理老年人相比，身体更加衰弱，心理状况更加脆弱。由于部分功能丧失或不足、活动能力受限，半自理老年人日常表现得更加猜疑、排斥和不自信，自卑心理严重。康体指导师在评估老年人身体运动适应能力过程中，最重要的是取得老年人的信任，需要设计更多老年人容易接受的交流情景，选取老年人喜欢的话题，从老年人最关心和最需要的内容切入，同时要十分注重语言表述得体、交流形式灵活、观察了解细致。康体指导师只有做到让老年人真正从内心接纳，才能客观和准确地评估出半自理老年人的运动能力和身体情况。

2. 评估内容的设定要以评定上肢活动能力为主

半自理老年人普遍不能长时间行走或站立，出行以轮椅、拐杖等辅具辅助前行，所以有关半自理老年人的康体服务技术主要以上肢和躯干的活动形式为主，而相关的评定方法和内容也主要以上肢活动能力为主。由于肌肉力量、柔韧、耐力等素质的下降，以及运动神经传导速度的减慢，半自理老年人普遍不能完成标准的中国传统体育健康技术，在肢体运动速度、角度、高度和线路等方面难以达到标准的要求，这一点在评估过程以及后续的技能指导过程中要高度关注。只要老年人按照康体指导师的要求，模仿相关动作，进行了肢体运动，努力构建自身本体感觉，能够形成一定动作姿态或模式，即可认为此项运动能力达到了相关要求。

3. 评估要因人施策，尽量做到"一人一方案，一人一总结"

半自理老年人学练中国传统体育的安全性评估要尽量做到"一人一方案，一人一总结"。因为半自理老年人一般年龄偏高、身体状况偏弱，同时伴随一种或多种慢性疾病，康体指导师要尽量采用一对一的形式进行中国传统体育的指导工作。在开展指导之前，要更加准确和客观地掌握老年人身体状况和运动适应能力，杜绝单纯利用安全性评估量表的得分来判断老年人的学练适宜能力，要依据老年人身心特点与状况，确定老年人的安全隐患和注意事项。

评估半自理老年人学练中国传统体育安全性的时候，要与护理员或老年人家属进行深入沟通。在全面掌握老年人身体状况之外，更要关注老年人心理状况，帮助老年人形成学练功法的积极主动意识和客观正确认知。

老年人学练中国传统体育能力评估量表

序号	项目要求	非常容易	较容易	一般	不容易	非常不容易	得分	标准
1	老年人能够与指导师进行无障碍交流	20	16	12	8	0		中级
2	按照指导师要求，自主进行深呼吸练习	20	16	12	8	0		中级

序号	项目要求	非常容易	较容易	一般	不容易	非常不容易	得分	标准
3	按照指导师要求，自主进行上肢上举、下落、屈伸和转臂等练习	20	16	12	8	0		中级
4	按照指导师要求，自主进行手腕、头颈部、脚踝的屈伸练习	10	8	6	4	0		中级
5	按照指导师要求，自主进行胸部、腰背部、腹部的屈伸练习	10	8	6	4	0		中级
6	按照指导师要求，自主进行膝关节、踝关节屈伸练习	10	8	6	4	0		中级
7	按照指导师要求，自主进行体转等练习	10	8	6	4	0		中级

注：1.综合得分在60分以上的老年人，可以参与中国传统体育学习活动。

2．第1或第2项指标得分在12分以下的老年人，需要由康体指导师进行辅助练习。

3．第3至第7项指标中得分在6分以下的老年人，需要由康体指导师进行辅助练习，或降低学习标准的难度。

任务2　半自理老年人学练中国传统体育强度与环境评估

── 【任务情境】 ──

　　某社区的养老驿站中长期服务着几位半自理老人，身体无重特大疾病、神志清醒、与人交流十分顺畅、上肢活动能力无明显障碍，但由于下肢力量不足或腿部疾病影响了他们的正常行走，只能借助拐杖或轮椅出行。康体指导师计划带领大家进行中国传统体育的学习与健康锻炼，锻炼前需要对锻炼环境是否适合进行评估，同时需要对老年人锻炼过程中的运动强度进行评估。

── 【任务实施】 ──

一、任务流程

任务分析 → 工作准备 → 步骤操作 → 效果评价

二、实施步骤

（一）任务分析

1. 主要身心状况及健康问题

序号	主要身心状况及健康问题
1	身体无重大疾病、高龄、体质虚弱、出行需要借助轮椅或拐杖
2	上肢活动能力无明显障碍
3	非常关心自己的身体健康
4	自我感觉身体各项机能下降较快，需要锻炼
5	做好了进行中国传统体育活动的身体和心理准备

2. 主要目标措施及依据

序号	主要目标措施	依据
1	为半自理老年人学练中国传统体育进行强度评估	（1）老年人运动强度评估的方法 （2）老年人运动强度评估的标准 （3）老年人运动强度评估的注意事项 （4）强度是老年人增进运动健康的必要因素
2	为半自理老年人学练中国传统体育进行环境评估	（1）环境评估是开展老年人中国传统体育健康锻炼的安全保障 （2）环境评估是保障老年人学习效果和锻炼成效的必要因素

（二）工作准备

1. 物品准备

序号	名称	单位	数量	备注
1	老年人学练中国传统体育自我感知运动强度分级表	份	1	纸质版或电子版
2	老年人学练中国传统体育活动环境评估量表	份	1	纸质版或电子版

序号	名称	单位	数量	备注
3	温度计	支	1	
4	湿度计	支	1	
5	签字笔	支	1	

2. 环境与人员准备

序号	环境与人员	准备
1	环境	干净、整洁、安全，空气清新、无异味
2	康体指导师	（1）着装整齐 （2）熟悉并掌握为半自理老年人学练中国传统体育进行强度和环境评估的技能要求和相关知识 （3）提前与老年人家属及护理员进行沟通，了解老年人健康状况
3	半自理老年人	神志清醒、情绪稳定、身心放松、评估意愿比较强烈
4	护理员	做好辅助康体指导师开展老年人康体活动的服务工作

（三）步骤操作

步骤	内容	为半自理老年人学练中国传统体育进行强度评估的技术操作要求
工作前准备	沟通与观察	（1）沟通。康体指导师进入群体活动房间，来到老年人群旁边，说明来意："大家好！我们开设了中国传统体育学习项目，前期调查得知大家有较强的学习意愿，为了更好地提高运动健康效果，现对大家锻炼过程中的运动强度进行评估。大家准备好了吗？"老年人回答"准备好了。"
		（2）观察。通过观察，评估老年人神志是否清楚，意愿是否明显
步骤1	病史调查	询问老年人带病情况，并及时记录
步骤2	带领锻炼	（1）康体指导师带领老年人开展坐势中国传统体育的学习与锻炼，同时关注老年人面部表情、呼吸情况、出汗情况和动作的稳定性 （2）康体指导师对运动时间、频率和速度提出具体要求 （3）护理员在康体指导师指导下，辅助老年人完成各项动作
步骤3	运动强度评估	（1）询问老年人运动感觉。"各位老年朋友，刚才大家在进行中国传统体育的自主练习时，身体感觉怎么样？" （2）安排老年人按等级自我评价。"相关强度自我评价主要包括11个等级：没感觉、很弱、弱、稍强、温和、中强、强、很强、非常强、超强、极强，您觉得自己处于哪个等级呢？" （3）每位老年人进行自我评价，结合护理员对老年人的评价，最终确定评价等级 （4）康体指导师及时记录
步骤4	整理记录	（1）对老年人的配合表示感谢 （2）对老年人的主观评价进行赋分
步骤5	评估结果核验	再次带领老年人学练坐势中国传统体育，进一步关注老年人面部表情、呼吸情况、出汗情况和动作稳定性，借助护理员的观察和判断，详细记录每一个老年人的身体活动能力情况
注意事项		（1）及时记录老年人运动强度评估出现的问题，以及有关诉求 （2）交流过程要体现尊重与人文关怀 （3）评价过程中与护理员密切沟通，通力合作

步骤	内容	为半自理老年人学练中国传统体育进行环境评估的技术操作要求
步骤1	评估准备	准备好"老年人学练中国传统体育活动环境评估量表"、温度计、湿度计等
步骤2	运动环境评估	进入老年人学练中国传统体育的场所，根据"老年人学练中国传统体育活动环境评估量表"和老年人人数与身体状况，对活动场所的空气，光线，温度，湿度，风力，地面面积、平整与光滑程度，以及休息设施等进行评估
步骤3	整理记录	汇总量表，及时得出活动场所的环境适宜程度
注意事项		（1）及时记录可能存在的安全隐患 （2）及时记录需要进一步改进的方面 （3）将需要护理员参与活动的场地情况纳入评估的范畴

（四）效果评价

（1）通过强度评估，深入掌握老年人身体运动的承受能力，保证了正式活动过程中的安全性和有效性，为进一步指导老年人科学健康学练中国传统体育提供参考。

（2）通过环境评估，进一步明确了场地、气温、灯光等环境条件能够满足老年人开展中国传统体育活动的有关要求。

【相关知识】

半自理老年人学练中国传统体育的强度与环境评估基本知识

（一）强度评估

对半自理老年人学练中国传统体育的强度评估过程一定要有护理员的全程参与，因为护理员更加清楚老年人的身心状况，对运动过程中老年人身体承受能力更加了解，也对老年人自我运动强度判断的客观性和准确性有更好的把握。此外，护理员能够成为康体指导师与老年人之间互动交流的纽带，三者之间的充分交流与信任是实现强度评估的重要前提。对于大多数半自理老年人来说，适合采用"弱到强"（2级至5级）的方式进行，这样会获得较为理想的健康效益和安全保障。

自觉运动强度分级表（RPE）

级别	强度	本体感受
0级	没感觉	没有任何疲惫，呼吸平缓，如休息时的状态
1级	很弱	没有任何疲惫，呼吸平缓，如看书时的状态
2级	弱	没有任何疲惫，呼吸平缓，如穿衣服时的状态
3级	温和	没有任何疲惫，呼吸缓慢而自然，如从卧室走到客厅的状态
4级	稍强	呼吸略微加重，如散步时的状态
5级	强	明显能感受到呼吸，如快走时的状态
6级	中强	呼吸急促，如追赶公交车时的状态
7级	很强	感到疲惫，喘气，勉强能和人说话
8级	非常强	极度疲惫，呼吸非常急促，不能和人说话
9级	超强	呼吸困难，不能和人说话，接近人体运动的极限
10级	极强	筋疲力尽

（二）环境评估

此项与完全自理老年人学练中国传统体育的环境评估一致。

老年人学练中国传统体育活动环境评估量表

项目	评估内容	分值					评估标准
		A	B	C	D	E	
室内环境	光线						A：光线非常充足，18～20分 B：光线充足，14～17分 C：光线一般，10～13分 D：光线灰暗，6～9分 E：光线黑暗，0～5分

项目	评估内容	分值					评估标准
		A	B	C	D	E	
室内环境	空气						A：空气非常新鲜，18～20分 B：空气新鲜，14～17分 C：空气一般，10～13分 D：空气混浊，6～9分 E：空气污染，0～5分
	温度						A：夏季24～26℃、冬季22～24℃为18～20分 B：夏季26～28℃、冬季20～22℃为14～17分 C：夏季28～30℃、冬季18～20℃为10～13分 D：夏季30～32℃、冬季16～18℃为6～9分 E：夏季32～34℃、冬季14～16℃为0～5分
	湿度						A：空气相对湿度50%为18～20分 B：空气相对湿度40%为14～17分 C：空气相对湿度30%或60%为10～13分 D：空气相对湿度20%为6～9分 E：空气相对湿度10%或70%为0～5分
	地面						A：地面非常平整、干燥、防滑，18～20分 B：地面平整、干燥、防滑，14～17分 C：地面一般，10～13分 D：地面略有瑕疵，6～9分 E：地面不平整、不干燥、不防滑，0～5分
室外环境	阳光						A：阳光非常充足，18～20分 B：阳光充足，14～17分 C：阳光一般，10～13分 D：阳光灰暗，6～9分 E：阳光黑暗，0～5分
	空气						A/B：空气质量为优时，20分 C：空气质量为良时，10分 D：空气质量为轻微污染时，5分 E：空气质量为轻度、中度、重度污染时，0分
	温度						A：夏季24～26℃、冬季16～18℃为18～20分 B：夏季26～28℃、冬季14～16℃为14～17分 C：夏季28～30℃、冬季12～14℃为10～13分 D：夏季30～32℃、冬季10～12℃为6～9分 E：夏季32～34℃、冬季8～10℃为0～5分
	噪音						A：环境非常安静，18～20分 B：环境安静，14～17分 C：环境一般，10～13分 D：环境嘈杂，6～9分 E：环境有噪声，0～5分
	地点						A：活动地点非常适合，18～.20分 B：活动地点适合，14～17分 C：活动地点一般，10～13分 D：活动地点略有瑕疵，6～9分 E：活动地点不适合，0～5分
分值应用							（1）评估分值为90～100分时，说明环境非常适宜 （2）评估分值为70～89分时，说明环境适宜 （3）评估分值为50～69分时，说明环境一般 （4）评估分值为30～49分时，说明环境不适宜 （5）评估分值为0～29分时，说明环境非常不适宜

项目	评估内容	分值					评估标准
		A	B	C	D	E	
注意事项		（1）室内活动时，应做到无障碍物，保持室内的清洁卫生、相对安静 （2）室内如有客厅，则在客厅练习为佳 （3）室外活动时，在夏季应避免在直射光线下练习，可借树荫等透入光线的地方练习。一般情况下，在阳光斜射时练习较好 （4）室外活动时，如遇气温大幅度下降、风势大、下雨、地上有积雪、路面滑，或烈日炎炎、气温很高的情况，不宜选择在户外锻炼，可选择在室内进行活动 （5）春天、秋天是一年中最好的季节，应比较多地选择在户外锻炼 （6）如果有多人运动，间距建议为2米以上 （7）室内评估分值为D、E时，但室外条件又不允许进行活动，只能在室内进行，则及时对评估内容干预调整					
其他因素		另外，据实验研究证明，每天上午10点和下午3～4点分别为两个相对最佳期。由于每个老年人所处的环境、运动习惯不同，因此在进行中国传统体育活动时还要注意锻炼时间的选择					

任务3　半自理老年人学练中国传统体育有效性评估

某养老机构生活着十几位半自理老年人，年龄在 80 岁左右，出行依靠轮椅，上肢活动能力无障碍，几乎每天在康体指导师的指导下，利用上午时间在室内集体练习坐势中国传统体育项目，每次持续时间 30 分钟至 1 小时。经过三个月的科学练习，康体指导师要分别对他们的健康变化情况及感受进行评估。

【任务实施】

一、任务流程

任务分析 ⟶ 工作准备 ⟶ 步骤操作 ⟶ 效果评价

二、实施步骤

（一）任务分析

1. 主要身心状况及健康问题

序号	主要身心状况及健康问题
1	身体无重大疾病、高龄、体质虚弱，出行需要借助轮椅
2	上肢活动能力无障碍
3	非常关心自己的身体健康
4	基本养成了每天习练中国传统体育的习惯
5	身体能够适应每天30分钟至1小时的中小强度运动

2. 主要目标措施及依据

主要目标措施	依据
为半自理老年人学练中国传统体育进行有效性评估	（1）有效性评估是老年人康体活动作用和价值的主要衡量标准 （2）有效性评估量表各项指标能够表征老年人学练中国传统体育后身体各项健康指标的提升效果 （3）有效性评估量表能够指导老年人科学调整练习中国传统体育的时间、强度和内容

（二）工作准备

1. 物品准备

序号	名称	单位	数量	备注
1	老年人学练中国传统体育有效性评估量表（中级）	个	1	纸质版
2	签字笔	支	1	
3	计算器	个	1	
4	座椅或轮椅	个	1	

2.环境与人员准备

序号	环境与人员	准备
1	环境	干净、整洁、安全，空气清新、无异味
2	康体指导师	（1）着装整齐 （2）熟悉并掌握为半自理老年人学练中国传统体育进行有效性评估的技能要求和相关知识 （3）提前与老年人家属及护理员进行沟通，了解老年人健康状况
3	半自理老年人	神志清醒、情绪稳定、身心放松

（三）步骤操作

步骤	内容	为半自理老年人学练中国传统体育前后进行有效性评估的技术操作要求
工作前准备	沟通与观察	（1）沟通。康体指导师进入房间，来到老年人旁边，说明来意："您好！我们开设了老年人中国传统体育学习项目，您已经坚持练习了3个月。下面对您练习中国传统体育后身体健康的变化情况进行调查，可以吗？"老年人回答"可以"。 （2）观察。通过观察，评估老年人神志是否清楚、意愿是否明显
步骤1	病史调查	询问老年人带病情况，并及时记录
步骤2	老年人自评	（1）询问老年人学练前后饮食状况的变化情况 （2）询问老年人学练前后睡眠质量的变化情况 （3）询问老年人学练前后自理能力的变化情况 （4）询问老年人学练前后颈、肩、腰、腿等部位疼痛的变化情况 （5）询问老年人学练前后心理状态的变化情况
步骤3	整理记录	（1）对老年人的配合表示感谢 （2）对老年人的综合表现，同时结合护理员的有关评价，对照评估量表进行单项赋分，最后汇总 （3）及时告知老年人最终得分，以及其参加中国传统体育活动带来的健康变化
注意事项		（1）及时记录老年人评估出现的问题，以及其在运动中需要调整或注意的地方 （2）评估过程要一对一进行，保证过程的私密性和结果的客观性 （3）交流过程要体现尊重与人文关怀

（四）效果评价

（1）通过有效性评估，全面掌握老年人运动效果评估的主观判断方法。

（2）通过有效性评估，为指导老年人进一步科学健康学练中国传统体育提供参考。

【相关知识】

半自理老年人学练中国传统体育有效性评估基本知识

半自理老年人学练中国传统体育有效性评估的重要作用、原则和注意事项参见《老年康体指导职业技能教材（初级）》相关内容的表述与要求。

老年人学练中国传统体育有效性评估量表（中级）

序号	项目内容	问题	明显改善	有改善	没有变化	变差	明显变差
1	询问老年人学练前后饮食状况的变化情况	是否比以前吃得多、吃得香	20	16	12	8	0
2	询问老年人学练前后睡眠质量的变化情况	是否比以前入睡快、起夜少、睡得香	20	16	12	8	0
3	询问老年人学练前后自理能力的变化情况	穿衣、进食、如厕、移动和行走是否比以前更加便利	20	16	12	8	0

序号	项目内容	问题	明显改善	有改善	没有变化	变差	明显变差
4	询问老年人学练前后颈、肩、腰、腿等部位疼痛的变化情况	颈、肩、腰、腿等部位疼痛症状是否比以前减轻	20	16	12	8	0
5	询问老年人学练前后心理状态的变化情况	是否比以前心情更加舒畅或放松	20	16	12	8	0
总分							
分值分析	得分在80～100分区间，说明学练中国传统体育对老年人身体健康有明显促进作用 得分在60～79分区间，说明学练中国传统体育对老年人身体健康有促进作用 得分在40～59分区间，不能说明学练中国传统体育对老年人身体健康有促进作用，也不能确定对老年人身体健康有损害 得分在20～39分区间说明学练中国传统体育对老年人身体健康有损害作用 得分在0～19分区间说明学练中国传统体育对老年人身体健康有明显损害作用 备注：个别老年人因其他原因，造成身体状况或心理状况的明显下降，不在评估范围之内						

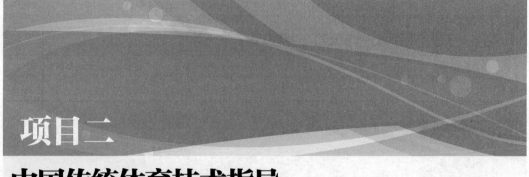

项目二
中国传统体育技术指导

任务1　讲解中国传统体育增进健康的原理和功效

【任务情境】

　　某养老机构入住 20 余位高龄、半自理老年人，平时出行需要借助轮椅，无重特大疾病，上肢活动能力无太大障碍，具备基本的交流能力。养老机构准备引入中国传统体育项目，帮助老年人增强体质，延缓功能衰退，丰富老年人的文化生活。养老机构的康体指导师需要为老年人讲解中国传统体育增进健康的原理和功效。

【任务实施】

一、任务流程

任务分析 ⟶ 工作准备 ⟶ 步骤操作 ⟶ 效果评价

二、实施步骤

（一）任务分析

1. 主要身心状况及健康问题

序号	主要身心状况及健康问题
1	身体状况处于半自理状态，出行借助轮椅，上肢活动能力无太大障碍
2	喜欢安静不爱运动
3	非常关心自己的身体健康
4	自我感觉身体各项机能下降较快，迫切希望通过力所能及的活动改善身体健康状况
5	神志清醒、交流正常

2. 主要目标措施及依据

主要目标措施	依据
从中医脏腑经络学说、阴阳五行学说等角度，为半自理老年人讲述中国传统体育增进健康的原理和功效	（1）中国传统体育对半自理老年人健康增进方面具有重要作用 （2）中医脏腑经络学说、阴阳五行学说或气血理论为中国传统体育增进健康的原理和功效提供了必要的理论支撑

（二）工作准备

1. 物品准备

序号	名称	单位	数量	备注
1	人体脏腑挂图或模型	张	1	纸质版或模型
2	人体经络挂图或模型	张	1	纸质版或模型

2. 环境与人员准备

序号	环境与人员	准备
1	环境	干净、整洁、安全，空气清新、无异味
2	康体指导师	（1）着装整齐 （2）熟悉并掌握中国传统体育增进半自理老年人健康的原理和功效的相关知识 （3）提前与老年人家属或护理人员进行沟通，了解老年人健康状况
3	半自理老年人	神志清醒，情绪稳定，身心放松

（三）步骤操作

步骤	内容	讲解中国传统体育增进健康的原理和功效
工作前准备	沟通与观察	（1）沟通。康体指导师来到老年群体旁边，说明来意："各位老年朋友！我们开设了老年人十二段锦和导引养生功十二法等中国传统体育项目，想邀请您参加。请大家给我5～7分钟时间，讲解一下中国传统体育促进健康的原理和功效，可以吗？"老年人回答"可以。" （2）观察。通过观察，评估老年人神志是否清楚、意愿是否明显
步骤1	讲解中国传统体育促进健康的原理	（1）康体指导师来到老年人中间，大声、缓慢地介绍："各位老年朋友，今天我给大家介绍一下导引养生功十二法和十二段锦。" （2）康体指导师继续介绍："这两套功法大家坐在椅子上就能练习，而且动作简单、强度小、安全性高，非常适合大家。" （3）康体指导师继续介绍："中国传统体育以中医脏腑经络学说、阴阳五行学说和气血理论为基础，每一个动作都与经络刺激、脏腑按摩和气血流动相联系，也是中医养生的重要内容和方式。"
步骤2	讲解中国传统体育促进健康的功效	（1）康体指导师继续介绍："相关研究和实践表明，长期科学练习中国传统体育功法，能够调节神经系统，防止老年失智；改善呼吸系统，缓解呼吸疾病；增强肌肉力量和身体柔韧性，强健体质；改善消化功能，缓解消化疾病等。" （2）康体指导师最后说："整体来看，老年朋友长期练习中国传统体育功法，可以愉悦身心、强健身体、增进健康、延年益寿。"
步骤3	整理记录	（1）询问老年人了解的情况 （2）解答老年人疑问 （3）记录有关问题和收获
注意事项		讲解要言简意赅，注重表述健身功法对半自理老年人促进健康的功效；在后续指导老年人学练中国传统体育过程中，要进一步针对每一个动作进行健康原理和功效的讲解

（四）效果评价

（1）通过讲解，老年人初步了解了练习中国传统体育促进健康的原理和功效。

（2）根据自身需要，老年人产生了学练中国传统体育的意愿。

【相关知识】

讲解中国传统体育增进健康的原理与功效的基本知识

一、十二段锦

十二段锦是一套按照头部、颈部、肩部、背部、腰部、上肢、下肢、胸腹部顺序进行全身性锻炼的坐势功法，集修身、养性、娱乐于一体，动作优美、衔接流畅、简单易学、安全可靠，适合于不同人群学练。

1. 十二段锦的健康功效

十二段锦由十二段动作组成，动静结合。其中，静功锻炼内容包括入静、冥想等，动功锻炼内容包括坐式运用及自我按摩。练习时呼吸、导引、意念相互配合，动作柔和、自然、顺畅。全套动作长期坚持锻炼可有效地增进身体健康，达到防病强身的作用。

十二段锦适合于患慢性、虚弱性疾病者的调摄，有助于神经衰弱、慢性气管炎、冠心病、腰肌劳损等患者的康复。

十二段锦可以有效地放松学练者的身心，安定情绪、排除杂念，直接引起人体气机的运行，畅通有关经络，防治相关疾病，促进脏腑功能的提升。

十二段锦通过以脊柱为核心的屈伸、扭转、俯仰等一系列动作，调理全身的骨骼、肌肉、关节、韧带，对滑润关节、柔筋健骨，以及提高肢体的灵活性、协调性和强壮体魄具有独特的作用。

十二段锦注重按摩，就是在练习时要注重对身体特定部位的按摩。按摩是中国传统医学的重要组成部分，通过刺激特定穴位和经络，使身体达到平衡调畅的目的。

十二段锦可以有效地按摩肝、脾、胃等内脏，促进血液循环和物质代谢，具有调节改善自主神经和组织器官的功能。

2. 讲解十二段锦健康原理与功效的表述内容

预备势：正身盘坐，帮助练习者协调四肢、端正身形、调整呼吸、安定心神。

第一式　冥心握固：两臂上举时，舒胸展体；两掌下按时，立项竖脊，百会虚领。冥心可净化大脑、颐养身心，使心气归一、启动气机。握固可以正筋守魄、舒肝理肺。冥心握固这一式动作，对心悸、失眠、头昏、乏力、神经衰弱等症有一定的防治作用。

第二式　叩齿鸣鼓：两臂上举，双肩展开，掩耳叩齿，拔耳鸣鼓。这一式动作中，叩齿可坚固牙齿，防治牙科疾病；鸣鼓可以醒脑提神、聪耳明目。

第三式　微撼天柱：转腰旋臂，以腰带臂。转头时，颈项不可松懈断劲。天柱是指整个颈椎，撼动天柱可以刺激大椎穴，调节手足三阳经和督脉，通过左右转头、转腰、旋臂、沉肩可以锻炼脊柱，防治颈、肩、腰等部位的疾病。

第四式　掌抱昆仑：抱头转体，向后展开肩肘，拉伸胁肋部。两手上举可使三焦通畅，调和脾胃，左右侧倾身，可刺激肝经、胆经，起到舒筋利胆的作用。两手抱头下拉，可刺激督脉、膀胱经和背俞穴，调理相应脏腑。两手上托下颏，可刺激大椎穴。

第五式　摇转辘轳：单摇时，臂前送，转腰、顺肩、坐腕；双摇时，食指根节点揉肾俞穴，绕肩要圆活连贯；交叉摇时，以腰带臂绕立圆。该动作可刺激手三阴、三阳经，督脉，膀胱经，背俞穴；调理相应脏腑，有畅通心肺、益肾助阳的功效。同时，还可以强壮腰脊，防治肩部与颈椎疾患。

第六式　托天按顶：伸脚、勾脚可分别刺激足三阴、三阳经，疏通全身经脉，促进气血运行；而向上抻拉脊柱、两肋和肩颈部，可调理三焦、舒肝利胆，防治肩、颈部疾病。

第七式　俯身攀足：抬头，下颏内收，颈部向上伸展。刺激任脉、督脉、带脉等多条经络，可锻炼脊柱、颈椎和腰背部肌肉。现代医学认为，锻炼腰脊，刺激脊髓神经、自主神经，对缓解脑疾和开发大脑智力有一定效果。双腿伸直平坐、勾脚尖，能伸展马尾神经，缓解肌肉疼痛。

第八式　背摩精门 ❶：俯身摆臂，立身搓掌，摸运后腰。摩擦肾俞穴与腰眼，可温通经络，补肾益气，有防治腰痛、下肢无力、阳痿、痛经等效果。

第九式　前抚脘腹：向上摩擦时，吸气收腹提肛；向下摩擦时，呼气松腹松肛。前抚脘腹这一式动作，通过对腹部的按摩，可以调和气血、疏通经络，促进腹腔脏器的血液循环，同时疏肝理气、调理脾胃，改善消化、泌尿、生殖系统功能。

第十式　温煦脐轮：揉按腹部时，劳宫对准肚脐、柔和缓慢、呼吸自然，可略感温热。意守脐轮可使大脑皮质细胞得到充分休息，从而使大脑的活动有序化，提高脑细胞的活动效率，并处于最佳整合状态。同时，有助于交感神经系统紧张性下降，使情绪得到改善，起到养气安神、固本培元、促进心肾相交、调节阴阳平衡的作用。

第十一式　摇身晃海：会阴穴处于前后阴之间，此处为任、督二脉之总督。本式动作可畅通任、督二脉，调和气血、引气归元。摇晃脊柱，可强壮腰脊，对腹腔脏器有良好的按摩作用；可刺激其活力，改善其功能。

第十二式　鼓漱吞津：舌的搅动和鼓漱，可促进唾液分泌。唾液有杀菌、清洁口腔、防止牙龈炎和牙龈萎缩的作用。吞津可调节气息、灌溉五脏、营养周身。

收势：两腕交搭。两掌下落时，意想周身放松、气血通畅。放松肢体，平和气息，愉悦心情，恢复常态。

二、导引养生功十二法（坐势）

1.导引养生功十二法（坐势）的健康功效

导引养生功十二法通过有规律地旋臂，强化刺激心经、心包经、肺经和与其相表里的小肠经、三焦经、大肠经，有助于强心益肺、润肠化结、通调三焦。腕关节和踝关节多次有规律地活动，就是对"十二原穴"的自我按摩，相关动作既可以增强人体经络、运行气血、协调阴阳，又可以抗御病邪、反映证候，还可以加强经络传导、调整虚实，从而收到维护正气、内安五脏、强身健体的效果。

导引养生功十二法强调"逢动必旋"，要求"动"从旋中始，"作"自绕中停。这样有以下好处：可以加强对神经、骨骼、肌肉、关节的刺激，从而提高神经系统的机能，促使骨骼坚硬、肌肉发达、结实强健，改善关节的灵活性和稳定性；由于做旋转性的动作，肌肉、韧带对骨骼的牵引力量较大，有助于提高具有造血机能的骨内红骨髓的质量；也可以加强对全身各条经脉及有关穴位的刺激，有助于取得疏导经络、畅通气血、消积化瘀的效果。

---

❶　精门：气功术语，出自《修真十书杂著捷径》："精门者，腰后外肾也。"

2. 讲解导引养生功十二法（坐势）健康原理与功效的表述内容

预备式：安稳坐下，周身放松，帮助练习者排除杂念。

第一式　乾元启运：两臂旋转有助于畅通手太阴肺经和手阳明大肠经，意守丹田既便于排除杂念、静化大脑，又有助于补中益气、扶正培本、增强体质。

第二式　双鱼悬阁：两臂随腰旋转合于胸前。身体旋转以腰为轴带动两掌，有助于提高肺功能，缓解咳喘等呼吸系统疾病；同时，有助于提高脾胃功能，缓解消化不良、胃脘痛等消化系统疾病；而且，对于提高肾功能、预防生殖泌尿系统疾病有一定作用。

第三式　老骥伏枥：两手握拳屈肘于胸前时，以中指端点抠劳宫。补中气、壮元气，即扶植正气、强身健体。点抠劳宫，有益于提高心肺功能，对高血压、冠心病亦有一定缓解效果。屈腕成勾手和叠腕卷指的动作，由于对肺经原穴太渊、心包经原穴大陵、心经原穴神门有按摩作用，故有助于强心益肺。

第四式　纪昌贯虱：两手握拳，瞬间点抠劳宫，有助于清心降火；拉弓射箭势，有助于舒胸畅气、调和心肺；身体左旋右转，意守命门、捻动涌泉，有助于滋阴补肾、固肾壮腰；沉肩坠肘带手下落，百会上顶，将其沉入丹田。

第五式　躬身掸靴：身体转动；手臂向上伸直，跟随身体转动、下落。身体前躬，可作用于腰部和冠及属肾的督脉，作用于与肾相通的命门和俞穴，作用于肾经和膀胱经。因此，时常学练"躬身掸靴"有助于滋养肾阴、温补肾阳、纳气归肾、固肾壮腰、健脑益智。高血压病患者练习此式时，须将头抬起。

第六式　犀牛望月：转腰旋臂、掌指相对、拉伸背部，有助于疏松颈项部和腰背部的肌肉，松解其粘连，缓解肩、肘、腕、颈、背、腰等部位的疼痛，畅通手足三阴、三阳经。转颈转腰，有助于强心益肺、通调三焦、润肠化结、舒肝利胆、和胃健脾、滋阴补肾。

第七式　芙蓉出水：两手叠腕卷指弹指甲，右拳拉至右肩前，左拳随着左臂内旋，收于左胯旁，翘腕，可以疏通手三阴经和手三阳经，有助于强心益肺、润肠化结、调理三焦；疏通足三阳经和足三阴经，有助于和胃健脾、舒肝利胆、固肾壮腰，有助于提高五脏六腑机能。

第八式　金鸡报晓：提肛收腹，两手成勾手，百会上顶，两勾手变掌，沉肘落于胯旁，有助于激发足少阴肾经；一腿屈膝后伸，身体成反弓形，有助于滋阴补肾；成勾上摆，变掌下按，有助于疏通手三阴、手三阳之井穴和原穴，通经活络、颐养心肺、疏导三焦。

第九式　平沙落雁：两手侧推，沉肩、伸肘、坐腕、翘指，意守劳宫，有助于通调手厥阴心包经，舒缓心脏、平调血液。

第十式　云端白鹤：脚趾上翘，压迫足三阴、三阳之井穴，有助于畅通足六经脉；合谷穴捻动大包穴，既有助于润肠化结，又有助于和胃健脾。两手头上抖腕亮掌，有助于通调三焦、疏通水道。

第十一式　凤凰来仪：转身旋臂，有助于畅通任、督脉，以及手三阴、手三阳经。屈腕成勾手，对手三阴、三阳经之井穴和原穴产生良性刺激，有助于改善心、肺、大小肠等脏腑的机能。脚趾抓地，对足三阴、三阳经之井穴和原穴产生良性刺激，有助于提高肝胆、脾胃、膀胱、肾等的机能。

第十二式　气息归元：气沉丹田，两掌合抱，收于腹前。精神集中，意引气归关元，有助于壮中气、补元气、滋养脏腑、平调阴阳。吸气时，百会上顶，松腰敛臀，身体中正，周身放松。注意气路由宽变窄，促使气流加速。

收势：两手叠于丹田，意守金津玉液。唾液有助于改善糖代谢，维持血糖衡定。

任务2 独立连贯地展示标准的中国传统体育

某高端养老社区里面，生活着 20 余位 80 岁左右的老年人，无重特大疾病，身体比较虚弱，出行靠轮椅，上肢活动比较自如，语言交流无障碍，大部分是离退休干部或高级知识分子。社区经营管理层经过多方面调研，计划引入老年健身服务项目，增进老年人健康，丰富老年人业余文化生活。前期，某中医馆医生来社区开展了有关中国传统体育增进老年人健康方面的宣讲活动，受到老年人普遍欢迎，大家纷纷要求学习中国传统体育健身功法。

【任务实施】

一、任务流程

任务分析 ⟶ 工作准备 ⟶ 步骤操作 ⟶ 效果评价

二、实施步骤

（一）任务分析

1. 主要身心状况及健康问题

序号	主要身心状况及健康问题
1	身体处于半自理状态，出行借助轮椅，上肢活动比较自如
2	对中国传统文化具有较强的兴趣
3	非常关心自己的身体健康
4	自我感觉身体各项机能下降较快，迫切希望通过力所能及的方法改善身体健康状况
5	希望社区提供更加丰富多彩的文化健身活动

2. 主要目标措施及依据

主要目标措施	依据
为老年人展示中国传统体育健身功法	（1）现场展示动作具有较强的代入感和感染力；多种展示形式，降低了技术动作在老年人感官层面的难度，增强了老年人学练的信心 （2）展示过程需要全面立体，加深老年人深度感官认知

（二）工作准备

1. 物品准备

序号	名称	单位	数量	备注
1	音响、背景音乐	套	1	
2	座椅	把	若干	供老年人观摩休息

2. 环境与人员准备

序号	环境与人员	准备
1	室内环境	宽敞明亮、干净、整洁、安全，空气清新、无异味
2	康体指导师	（1）着装整齐 （2）熟练掌握中国传统体育（十二段锦、导引养生功十二法等） （3）提前与老年人家属或护理员进行沟通，了解老年人健康状况
3	半自理老年人	神志清醒、情绪稳定、身心放松

（三）步骤操作

步骤	内容	为半自理老年人独立连贯地展示标准的中国传统体育的技术操作要求
工作前准备	沟通与观察	（1）沟通。康体指导师进入老年人活动场所，来到老年人旁边，说明来意："各位老年朋友，大家好！我们在学习中国传统体育健身功法前，先仔细观摩我的动作，有问题可随时提出，大家准备好了吗？"老年人回答："准备好了！" （2）观察。通过观察，评估老年人神志是否清楚，意愿是否明显
步骤1	正面、背面连贯展示中国传统体育功法动作	康体指导师坐在老年人群前面，保证每一名老人都能清楚、完整地看到自己，也可在讲台上面或选择较高位置 （1）"各位老年朋友，大家请看我的正面展示"，播放背景音乐，康体指导师同时面向大家，进行完整连贯动作展示 （2）"下面再看我的背面展示"，播放背景音乐，康体指导师背向老年人，进行完整连贯动作展示
步骤2	正面、背面分解展示中国传统体育功法动作	康体指导师坐在老年人群前面，保证每一名老人都能清楚、完整地看到自己 （1）"各位老年朋友，现在看我的正面分解动作展示，大家可以跟着模仿"。康体指导师面向大家，进行分解动作展示，同时进行各动作讲解 （2）"各位老年朋友，现在看我的背面分解动作展示，大家可以跟着模仿"。康体指导师背向大家，进行分解动作展示，同时进行各动作讲解 （3）动作展示完毕，康体指导师面向老年人："各位老年朋友，展示完毕"
步骤3	整理记录	及时观察老年人模仿康体指导师动作的情况，及时记录大家主动学习的程度，以及大家身体的基本活动能力
注意事项		康体指导师在进行展示过程中要适当地与老年人进行有关功法名称、历史、动作和作用的交流，交流不必过多，以动作带动和示范为主

（四）效果评价

（1）通过展示与交流，进一步增进了老年人学习中国传统体育的动力和信心。

（2）通过观察老年人模仿康体指导师动作的情况，初步掌握老年人的身体运动能力。

【相关知识】

中国传统体育动作示范的相关知识

一、准备活动

按下列顺序做准备活动。

（1）双臂侧面打开—上举—下按—侧面再打开（循环反复4～6组）。

（2）双臂前平举—上举—下按—前平举（循环反复4～6组）。

（3）身体左右转动4～6组。

（4）抬头—低头—转头（循环反复3～4组，缓慢进行；护理员在身边照护）。

视频：准备活动

二、十二段锦

预备势

正身端坐，后背离开靠椅，尽量挺直；两掌扶在两膝上；目视正前方；精神放松。

视频：十二段锦演示

第一式　冥心握固

1-1：接上动作，两手掌分别向体前45°前伸，两臂随着斜上举，肘关节微弯曲；稍抬头，目视前上方。

1-2：下颔回收，两臂内旋，两掌下落至胸前，呈前平举，与肩同宽；目视正前方。

1-3：上动不停，两掌由身前下按，随之两手拇指抵无名指跟节握固，置于两膝上；两眼垂帘凝神30秒左右。

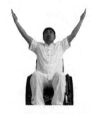

十二图1-1　　　　　　十二图1-2　　　　　　十二图1-3

第二式　叩齿鸣鼓

2-1：接上式动作，两拳变掌经腰间，两臂内旋向体侧平举，当与肩同高时，两臂外旋，掌心向前；目视前方。

2-2：上动不停，两臂屈肘，两掌变通天指，中指掩实耳孔；随之叩齿36次；目视前方。

2-3：两中指拔耳（即拔离耳孔）；目视前方。

2-4：两手心按实耳孔，十指轻抚后脑，中指复位于枕骨粗隆处，接着两手食指分别放在两手中指上，用食指弹击后脑24次。

2-5 ～ 2-6：两手拔耳，随之两手前伸，后按于腹前，掌心向下；目视前方。

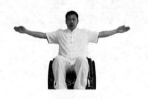

十二图2-1　　　　　　十二图2-2　　　　　　十二图2-3

十二图2-4　　　　　　十二图2-5　　　　　　十二图2-6

第三式 微撼天柱

3-1：接上动，上体左旋约45°；同时，两臂内旋成侧平举，掌心向后；目视左掌。

3-2：上动不停，上体向右转正；同时，两臂外旋向前平举，随之两掌抱于体前，左掌在上，掌心相对；目视前方。

3-3：上动不停，左掌下按，两掌合于腹前；目视前方。

3-4：头向左转；同时，两掌向右移至右大腿；目视左侧。

3-5：左肩下沉，左掌根向下压右掌；同时，向上抬头，稍停；目视左上方。

3-6：下颏内收，随之上体右转约45°；同时，两臂内旋成侧平举，掌心向后；目视右掌。

3-7：同本式动作2～5，唯左右相反。本式一左一右为1遍，共做3遍。第3遍最后一动结束时，下颏内收，头向左转正；同时，两掌稍右移，随之两臂屈肘收于腰侧，虎口向上；目视前方。

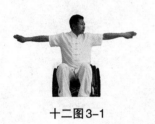

十二图3-1

十二图3-2

十二图3-3

十二图3-4

十二图3-5

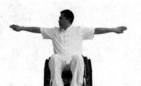

十二图3-6

十二图3-7

第四式 掌抱昆仑

4-1：接上动，两肩后展，随之两掌前伸，直臂上举，掌心相对；目视前方。

4-2：上动不停，两臂屈肘，十指交叉抱于脑后；目视前方。

4-3：上体左转45°；目视左前方。

4-4：两掌抱头不动，上体右倾抻拉左胁肋部；目视左斜上方。

4-5：上体竖直；目视左前方。

4-6：上体向右转正；目视前方。

（重复本式动作3～6，唯左右相反。）

4-7：头向上抬起，与颈部争力；目视前上方。

4-8：向前合肘，随之下颏内收，两掌抱头下按；目视腹部。

4-9：两掌分开贴两颊下移，掌根贴下颏；抬头目视前方。

4-10：上动不停，抬头，同时两掌上托下颏；目视上方。

4-11 ～ 4-12：下颌内收，颈部竖直；同时，两掌下按至腹前时，臂外旋变指尖向前收于腰间；目视前方。

4-13：本式动作共做3遍。第3遍最后一动结束时，两掌按至腹前后握紧抱于腰间；目视前方。

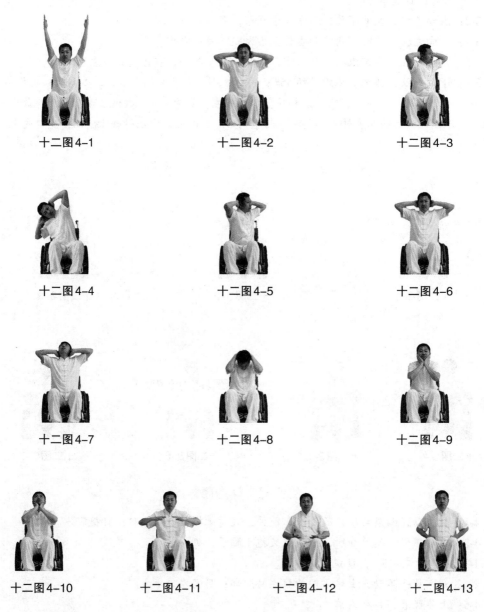

十二图4-1　　　　　　十二图4-2　　　　　　十二图4-3

十二图4-4　　　　　　十二图4-5　　　　　　十二图4-6

十二图4-7　　　　　　十二图4-8　　　　　　十二图4-9

十二图4-10　　　十二图4-11　　　十二图4-12　　　十二图4-13

第五式　摇转辘轳

5-1：接上动，两拳后移置于腰后肾俞穴处，拳心向后；目视前方。

5-2：上体左转约45°；同时左拳屈腕上提至左肩前；目视左拳。

5-3：上动不停，上体右转，随之向左侧倾；同时，左腕下压向左前方约45°前伸，肘关节微屈；目视左拳。

5-4：上动不停，上体左转立起；同时，左拳回拉收至腰间，屈腕拳心向后；目视左侧。

5-5：本式动作2～4连续做6遍，即左摇转辘轳。当第6遍结束时，上体向右转正，左拳收至腰后肾俞穴处，拳心向后。

重复本式动作2～4，唯左右相反，连续做6遍，即右摇转辘轳。当第6遍结束时，上体向左转正，右拳收至腰后肾俞穴处，拳心向后；目视前方。

5-6～5-8：展肩扩胸，向上提肩，再向前合肩含胸、沉肩；目视前方。如此共向前绕肩6遍，第6遍结束后，还原成正身端坐。

5-9：接上动，反方向向后绕动双肩6遍。第6遍结束后，还原成正身端坐。

5-10：两拳变掌，指尖向下，虎口贴肋上提置于肩上，沉肩坠肘；目视前方。

5-11：两手不动，上体左转；以肩为轴，右臂前摆，左臂后摆；目视左侧。

5-12：上动不停，上体向右转正，两臂继续上摆，肘尖向上；目视前方。

5-13：上动不停，上体向右转；左臂前摆，右臂后摆；目视右侧。

5-14：上动不停，上体向左转正，两臂下落，肘尖向下；目视前方。

重复本式动作10～13，连续前后交叉绕肩6遍，唯左右相反。

十二图5-1

十二图5-2

十二图5-3

十二图5-4

十二图5-5

十二图5-6

十二图5-7

十二图5-8

十二图5-9

十二图5-10

十二图5-11

十二图5-12

十二图5-13

十二图5-14

第六式　托天按顶

6-1：接上动，两肘上提与肩平；目视前方。

6-2：上动不停，两手虎口贴肋下插至髋关节处；目视前方。

6-3：上动不停，两臂外旋，两掌心贴大腿外侧移至膝关节处向上托膝；目视前方。

6-4：上动不停，两臂外旋，两掌收至腹前，随后十指交叉；目视前方。

6-5：上动不停，两手上托至胸部，随后臂内旋，翻掌直臂上托；目视前方。

6-6：沉肩屈肘，两掌心翻转向下落至头顶，两手稍用力下压；目视前方。

两掌上托下按为1遍，共做9遍。

十二图6-1

十二图6-2

十二图6-3

十二图6-4

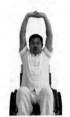

十二图6-5

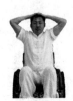

十二图6-6

第七式 俯身攀足

7-1：接上动，两手分开直臂上举，掌心相对；踝关节放松，脚尖向上；目视前方。

7-2：上动不停，上体前俯；同时，两手前伸；目视脚尖。

7-3：两手回拉，脚尖勾紧；同时塌腰、抬头，动作稍停；目视上方。

7-4：上动不停，上体前俯；下颌内收，抻拉脖颈，两手前伸，动作稍停；目视脚尖。

7-5：上体立起，颈部竖直；同时，两手松开，手心向下，沿腿上屈肘回收，经腰间直臂后伸，掌心向后；目视前方。

7-6：上动不停，上体前俯；下颌内收，抻拉脖颈，两手前伸，动作稍停；目视脚尖。

7-7：重复本式动作1～6六遍。第六遍结束后，上体立起，颈部竖直；同时两手松开扶于膝关节处；目视前方。

7-8：左臂外旋，掌心翻转向上，向右平行划弧；同时，右掌掌心向下，从左臂上方向左平行划弧，两臂合于腹前；目视右掌。

7-9：上动不停，左臂内旋，左掌按于左大腿根部；同时，上体前俯，右臂内旋，右掌向左脚方向前伸；目视左脚。

7-10：右臂外旋，右掌心朝上向左划弧；同时，左掌从右臂上方向右平行划弧，两臂合于腹前；目视左掌。

7-11：上动不停，右臂内旋，右掌按于右大腿根部；同时，上体前俯，左臂内旋，左掌向右脚方向前伸；目视右脚。

7-12：上体立起，颈部竖直；同时两手松开扶于膝关节处；目视前方。

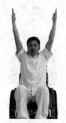

十二图7-1

十二图7-2

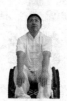

十二图7-3

十二图7-4

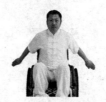

十二图7-5

十二图7-6

十二图7-7

十二图7-8

十二图7-9

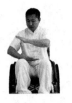
十二图7-10

十二图7-11

十二图7-12

第八式　背摩精门

8-1：接上动，上体前俯；两掌后伸，掌心向上；目视前下方。

8-2：上动不停，两掌向体侧平摆，掌心向上；目视前下方。

8-3：上动不停，上体立起；同时，两臂外旋，两掌弧形前摆成前平举，掌心向下；目视前方。

8-4：上动不停，两臂屈肘合掌于胸前，指尖向上；目视前方。

8-5：上动不停，两掌合紧，拧翻落于腹前，左手在上；目视前方。

8-6：上动不停，两掌合紧，稍向上抬起，继续拧翻落于腹前，右手在上；目视前方。

8-7：左臂外旋，右臂内旋，两手贴腹部两侧向后摩运至后腰处，转手指向下；目视前方。

8-8：两掌贴往后腰，做上下连续摩擦动作；目视前方。此动作一下一上为1遍，共做24遍。

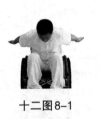
十二图8-1

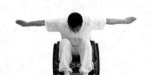
十二图8-2

十二图8-3

十二图8-4

十二图8-5

十二图8-6

十二图8-7

十二图8-8

第九式 前抚脘腹

9-1：接上动，两掌稍向上提，转掌指向前，贴肋前摩至乳下，指尖相对；目视前方。

9-2：上动不停，转指尖向下顺腹前向下摩运；目视前方。

9-3：上动不停，两掌向两侧摩运，转指尖斜相对；目视前方。

9-4：上动不停，两掌转指尖斜向下沿胁肋部向上摩运，指尖相对置于乳下，最后五指相对；目视前方。

9-5 ~ 9-9：本式摩运一上一下为1遍，共做6遍。第6遍最后一动时，两掌沿腹前继续向下摩运，转指尖向下；目视前下方。接着再由下向上做反方向摩运6遍。第6遍最后一动时，两掌置于胁肋部，指尖相对。

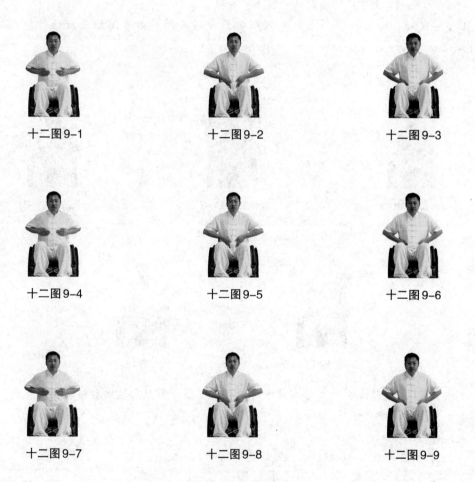

十二图9-1　　　　　　十二图9-2　　　　　　十二图9-3

十二图9-4　　　　　　十二图9-5　　　　　　十二图9-6

十二图9-7　　　　　　十二图9-8　　　　　　十二图9-9

第十式 温煦脐轮

10-1：接上动，两掌叠于肚脐处，左掌在里；两眼垂帘，意守肚脐2 ~ 5分钟。

10-2：两眼睁开；两掌做顺时针摩腹3周，接着再做逆时针摩腹3周；目视前下方，图略。

十二图10-1

第十一式　摇身晃海

11-1：接上动，两掌分开前伸扶于膝上；目视前方。

11-2～11-5：两眼垂帘，上体左倾顺时针绕转6圈。第6圈结束后继续绕至体前，立身端坐。

十二图11-1　　　　　　　　十二图11-2　　　　　　　　十二图11-3

十二图11-4　　　　　　　　十二图11-5

11-6～11-10：接上动，上体右倾逆时针绕转6圈。第6圈结束后继续绕至体前，立身端正；两眼睁开，目视前方。

十二图11-6　　　　　　　　十二图11-7　　　　　　　　十二图11-8

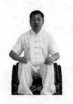

十二图11-9

十二图11-10

第十二式　鼓漱吞津

12-1：接上动，两臂内旋，两掌回收经腰间向两侧划弧，掌心向后；目视前方。

12-2：上动不停，两臂外旋，两掌划弧向腹前合抱，指尖相对，与肚脐同高；目视前方。

12-3：上动不停，屈肘两掌回收接近肚脐时握固，落于大腿根部，拳眼向上；目视前方。

唇口轻闭，舌尖在口腔内由右向上、向左、向下绕转1圈；接着舌尖移到牙齿外，贴牙龈由右向上、向左、向下绕转1圈。一内一外为1遍，共做6遍。接上动，动作相同，舌尖向相反方向绕转，一内一外为1遍，共做6遍。接上动，两腮做鼓漱36次；目视前下方。

12-4：接上动，两臂外旋，两拳变掌，上举至胸前；目视前方。

12-5：上动不停，两臂内旋直臂上举，掌心向外；目视前方。

12-6：两臂外旋，两手握固，拳心相对；目视前方。

12-7：上动不停，两拳下拉置于大腿根部，拳眼向上；同时，在两拳下拉时，吞咽口中1/3的津液，用意念送至丹田；目视前方。口中津液分3次全部咽下。

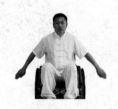

十二图12-1

十二图12-2

十二图12-3

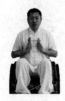

十二图12-4

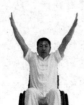

十二图12-5

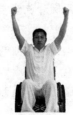

十二图12-6

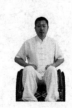

十二图12-7

收势

13-1：接上动，两拳收至腰间，同时吸气、展肩、扩胸，随之闭气约2秒，两臂前伸，左臂在内，两腕在胸前交叉，拳心向内，稍用力前撑；同时胸部微含，背向后倚，动作略停；目视前方。

13-2：两拳变掌，下落置于膝上，掌心向上；目视前方。

13-3：两掌向体前45°斜上方托起，肘关节微屈；随之抬头，目视上方。

13-4：下颏内收，两臂内旋，下落至前平举，与肩同宽，掌心向下；目视前方。

13-5：上动不停，两掌由身前下按，扶于膝关节上，略停；目视前方。

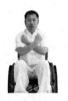

十二图13-1

十二图13-2

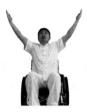

十二图13-3

十二图13-4

十二图13-5

三、导引养生功十二法

视频：导引养生功
十二法演示

预备势

端正坐好，周身放松；两手叠于丹田，男、女均左手在里；口诀默念毕，将两手垂于体侧；眼平视前方。

第一式　乾元启运

1-1：随着吸气，提肛收腹；两掌随两臂内旋分别向左右分摆至约与肩平，掌心朝后，两臂自然伸直；眼看左掌。

1-2：动作不停，两掌随两臂外旋使掌心朝下向身前摆平，两掌之间距离与肩同宽，两臂自然伸直；眼视两掌。

1-3：随着呼气，松腹松肛；两掌随两肘稍回收下沉至与脐平，掌心朝下，手指朝前；眼平视前方。

1-4：随着吸气，提肛收腹；两掌随两臂内旋分别向左右分摆至约与肩平，掌心朝后，两臂自然伸直；眼看右掌。

1-5：动作不停，两掌随两臂外旋使掌心朝下向身前摆平，两掌之间距离与肩同宽，两臂自然伸直；眼视两掌。

1-6：随着呼气，松腹松肛，两掌轻轻下按至与脐相平后，分别垂于体侧；眼平视前方。

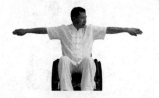
导引图1-1

导引图1-2

导引图1-3

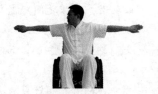
导引图1-4

导引图1-5

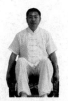
导引图1-6

第二式　双鱼悬阁

2-1：随着吸气，提肛收腹，两掌随两臂内旋分别向左右两侧摆起，两臂伸直，掌高低于肩，掌心朝后；眼平视左前方。

2-2：随着呼气，松腹松肛，左掌随左臂外旋收于右小腹前，掌心朝上；右掌内收下落于左腕之上，无名指指腹置于太渊穴处呈切脉状；眼之余光看手。

2-3：随着吸气，提肛收腹；两手仍呈切脉状顺势划弧前摆至身体左前方，左臂尽量伸直，左掌心朝上；眼视两掌。

2-4：随着呼气，左臂内旋，右臂外旋，右掌指随之捻转太渊穴后，与左掌相叠于胸前，两掌心相合，劳宫对劳宫，左掌心朝外，掌距胸部约20厘米；眼之余光看双掌。

2-5：随着吸气，提肛收腹，两掌稍横向对摩，继而左掌随左臂内旋下按至左胯旁，离胯约20厘米，左臂成弧形，左掌指朝右；右掌随右臂内旋上架于头右前上方，右臂成弧形，右掌指朝左；眼向左平视。

2-6：随着呼气，松腹松肛；同时，左手不动，右掌随右臂沉肘向右前方稍下按；眼转视右掌。

2-7：动作不停，右掌下落与左掌一起分别垂于体侧，眼平视前方。

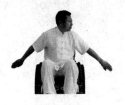
导引图2-1

导引图2-2

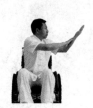
导引图2-3

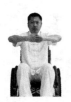
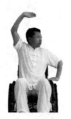
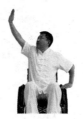
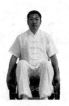

导引图2-4　　　　　　导引图2-5　　　　　　导引图2-6　　　　　　导引图2-7

第三式　老骥伏枥

3-1：随着吸气，提肛收腹；两掌随两臂外旋前摆至与肩平，掌心朝上，两掌之间距离与肩同宽；眼视两掌。

3-2：随着呼气，松腹松肛；同时，两掌逐渐握拳随两臂屈肘收于胸前，肘尖下垂，拳高与下颌齐平；眼平视前方。

3-3：随着吸气，提肛收腹；两拳变掌随两臂内旋向前上方伸出，掌心朝前，两臂自然伸直，两掌之间距离稍宽于肩；眼平视前方。

3-4：随着呼气，松腹松肛；同时，两掌逐渐成勾分别从体侧向身后勾挂，勾尖朝上，两臂伸直；眼向左平视。

3-5：随着吸气，提肛收腹；两勾手变掌随两臂内旋于腹前使掌背相靠，掌指朝下；眼平视前方。

3-6 ～ 3-7：动作不停，两掌由腕掌骨、第一指骨、第二指骨、第三指骨一次卷曲，顺势弹甲（指甲）变掌向左右分开置于体侧，两臂自然伸直，手指朝上，手腕高与肩平；眼平视前方。

3-8 ～ 3-9：随着呼气，松腹松肛；两掌从体侧轻轻下落；眼平视前方。

3-10：上述动作做一个8拍。第8拍，两手握拳收于腰侧，为第四式"纪昌贯虱"做好准备。

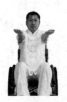

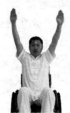

导引图3-1　　　　　　导引图3-2　　　　　　导引图3-3

导引图3-4　　　　　　导引图3-5　　　　　　导引图3-6

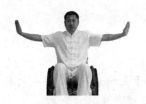 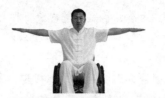 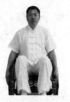 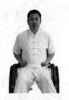

导引图3-7　　　　　　导引图3-8　　　　　　导引图3-9　　　　　　导引图3-10

第四式　纪昌贯虱

4-1：随着吸气，提肛收腹；两拳变掌坐腕前推，两臂自然伸直，手腕大抵与肩齐平，两掌之间的距离与肩同宽，手指朝上；眼看双掌。

4-2：随着呼气，松腹松肛；两手先轻握拳，随身体左转平移至身后，左臂放松，高与肩平；右臂弯曲，右肘屈于左胸前；眼看左拳。动作不停，身体继续稍左转；两拳紧握，手抠劳宫，左臂伸直，左拳侧伸；右拳拉至左胸前，沉髋舒胸；眼看左拳。

4-3：随着吸气，提肛收腹；两拳变掌随两臂内旋顺势平移至身前，两臂伸直，高与肩平，掌心朝下；眼看两掌。

4-4：随着呼气，松腹松肛；同时，两掌下落随后握拳收于腰侧，拳心朝上；眼平视前方。

导引图4-1　　　　　　导引图4-2　　　　　　导引图4-3　　　　　　导引图4-4

第五式　躬身掸靴

5-1：随着吸气，提肛收腹；舒胸展体，身体左转；同时左拳变掌随左臂内旋后伸；眼看左掌。

5-2：动作不停，左掌随左臂内旋后伸后上举，眼看左掌。

5-3：动作不停，左掌落于右肩前（拇指背和食指桡侧面贴右肩），屈肘翘指；眼余光看左掌。

5-4：随着呼气，松腹松肛；上体直起；同时，左拳收于腰侧，拳心朝上，中冲点抠劳宫；眼平视前方。

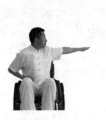 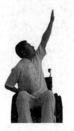 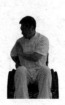 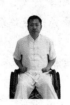

导引图5-1　　　　　　导引图5-2　　　　　　导引图5-3　　　　　　导引图5-4

第六式　犀牛望月

6-1：随着吸气，提肛收腹；同时，两拳变掌随两臂内旋下按后撑；眼平视前方。

6-2：动作不停；同时，两臂继续内旋，两臂由坐腕随之放松分别向两侧偏后弧形摆起；眼平视前方。

6-3：随着呼气，松腹松肛；两掌顺势分别从两侧向上摆起，停于头的前侧上方，两臂均成弧形，掌心朝前上方，掌指相对，同时身体左转；眼看左上方，呈望月状。

6-4：随着吸气，提肛收腹；两掌下沉随两臂外旋弧形摆至胸前，两臂自然伸直，掌心朝上，手指朝前，两掌之间的距离与肩同宽；眼视两掌。

6-5：随着呼气，松腹松肛；两掌随两臂内旋下落垂于体侧后，继而握拳收于腰侧，拳心朝上；眼平视前方。

6-6：两拳变两掌垂于体侧，眼平视前方。

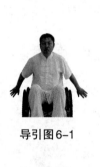
导引图6-1

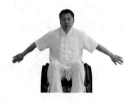
导引图6-2

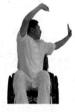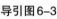
导引图6-3

导引图6-4

导引图6-5

导引图6-6

第七式　芙蓉出水

7-1：随着吸气，提肛收腹；两掌背相靠于腹前，掌指朝下；眼平视前方。

7-2～7-3：动作不停，两掌由腕掌骨、第一指骨、第二指骨、第三指骨依次卷曲，顺势弹甲（指甲）变掌分别向左右分开达于体侧，掌高与肩平，两臂自然伸直，掌心朝上；眼平视前方。

7-4：随着呼气，松腹松肛；左掌随左臂内旋屈肘、屈拳稍下落，拳心朝下；右掌随右臂内旋握拳顺势平摆至身体左前方，拳心朝下；身体稍向左转，眼看右拳。

7-5：动作不停，左拳下落左胯旁，左臂成弧形，翘腕使拳眼朝后，拳距离胯约30厘米；右拳随身体稍右转，和右臂内旋回屈收于右胸前，翘腕使拳心朝前，拳离胸约30厘米。眼向左平视。

7-6：随着吸气，提肛收腹；两拳变掌，右臂下沉，左臂上伸使两掌根相靠呈莲花开放状；眼视双掌。动作不停，两掌继续向上顺势托起，两臂自然伸直；眼看双掌。

7-7 ~ 7-8：随着呼气，松腹松肛；两掌分别向左右下落，最后垂于体侧；眼平视前方。

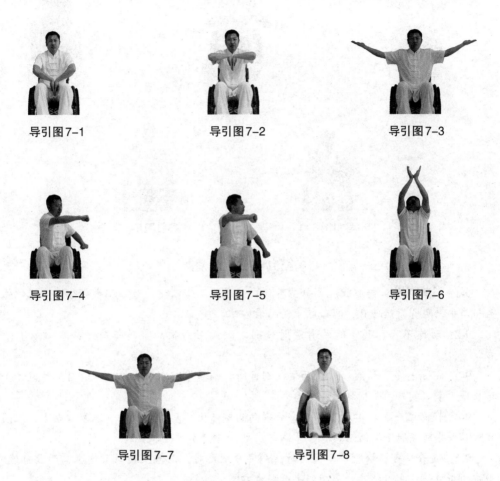

导引图7-1 　　　　　　　导引图7-2 　　　　　　　导引图7-3

导引图7-4 　　　　　　　导引图7-5 　　　　　　　导引图7-6

导引图7-7 　　　　　　　导引图7-8

第八式　金鸡报晓

8-1：随着吸气，提肛收腹；两掌逐渐变勾手（又称"六井相会"）分别从两侧向上摆起，两臂自然伸直，两腕约与肩平；眼看左勾手。

8-2：随着呼气，松腹松肛；同时，两勾手变掌随沉肘弧形下按于体侧，两臂自然伸直，掌心朝下，手指朝外；眼平视前方。

8-3：随着吸气，提肛收腹；同时，两掌随两臂内旋向里划弧至腹前时变成勾手，直臂向前、向上提至头的前侧上方，勾尖朝下；眼平视前方。

8-4：随着呼气，松腹松肛；同时，两勾手变掌下按于胯旁，掌心朝下，手指朝前；眼平视前方。

8-5：上述动作做一个8拍。当做完第8拍时，两掌垂于体侧；眼平视前方。

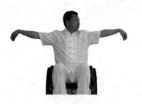
导引图8-1

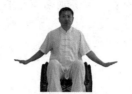
导引图8-2

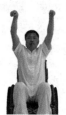
导引图8-3

导引图8-4

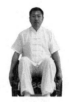
导引图8-5

第九式　平沙落雁

9-1：随着吸气，提肛收腹；舒胸展体；同时，两掌以腕关节顶端带领分别向两侧弧形摆至与肩平，两臂自然伸直，掌心朝下；眼看右掌。

9-2：动作不停，两掌随两臂屈肘分别下沉弧形回收，掌高与肩平，掌心朝下；眼看右掌。

9-3：随着呼气，松腹松肛；两臂分别伸肘，两掌坐腕弧形侧推，两臂自然伸直，手腕约与肩平，掌心朝外，手指朝上；眼看右掌。

9-4：随着吸气，提肛收腹；两掌分别向两侧伸出，两臂自然伸直，掌心朝下。继而，两掌随两臂分别屈肘下沉弧形回收，掌高与肩平，掌心朝下；眼看右掌。

9-5：随着呼气，松腹松肛；同时，两臂分别伸肘，两掌坐腕弧形侧推，两臂自然伸直，手腕约与肩平，掌心朝外，掌指朝上；眼看右掌。

9-6：随着吸气，提肛收腹；两手稍侧伸上移摆至与肩平，两臂自然伸直，掌心朝下；眼看右掌。

9-7：随着呼气，松腹松肛；两掌垂于体侧；眼转视正前方。左右交换做动作。左右交换做6拍。

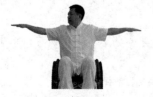
导引图9-1

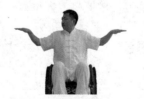
导引图9-2

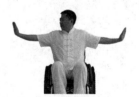
导引图9-3

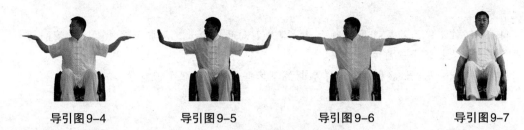

导引图9-4 　　　　导引图9-5 　　　　导引图9-6 　　　　导引图9-7

第十式 　云端白鹤

10-1：随着吸气，提肛收腹；同时，两手随两臂内旋沿体侧向上摩运至大包穴附近；眼平视前方。

10-2：动作不停，两掌随两臂外旋以合谷为轴旋转使手指朝后；眼平视前方。

10-3：随着呼气，松腹松肛；同时，两掌背挤压大包穴，继而靠叠于胸前，两臂屈肘，手指朝里；眼平视前方。

10-4：动作不停，两手叠腕、卷指分别向左右分摆，两臂自然伸直，高与肩平，掌心朝前；眼平视前方。

10-5：随着吸气，提肛收腹；两掌随两臂内旋分别摆至头的左右前上方，斗腕亮掌，两臂成弧形；眼平视前方。

10-6：随着呼气，松腹松肛；两掌分别从两侧下落垂于体侧；眼平视前方。

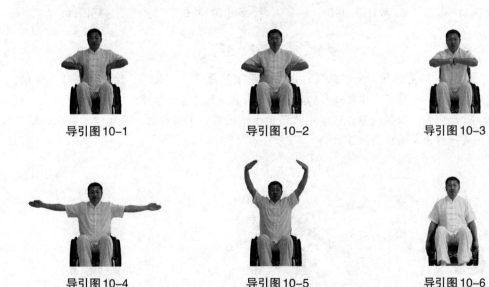

导引图10-1 　　　　　　导引图10-2 　　　　　　导引图10-3

导引图10-4 　　　　　　导引图10-5 　　　　　　导引图10-6

第十一式 　凤凰来仪

11-1 ～ 11-2：随着吸气，提肛收腹；两掌随两臂先内旋、后外旋分别由两侧摆至与肩平，两臂自然伸直，两掌之间的距离与肩同宽，掌心朝上；眼平时左前方。

11-3 ～ 11-4：随着呼气，松腹松肛；两掌随两臂内旋逐渐变成勾手（少商与商阳相接）分别向身后勾挂，两臂伸直，勾尖儿朝上；眼平时左前方。

11-5：随着吸气，提肛收腹；两勾手变掌经腰侧交叉于胸前，左掌在里，掌心朝里；眼平视前方。

11-6：动作不停，两掌随两臂内旋经面前分别向两侧分开，两臂自然伸直，手腕高约与肩平，手指朝上；眼平视前方。

11-7：随着呼气，松腹松肛；两掌从两侧下落垂于体侧；眼平视前方。

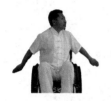导引图11-1　　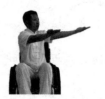导引图11-2　　导引图11-3

导引图11-4　导引图11-5　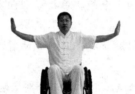导引图11-6　导引图11-7

第十二式　气息归元

12-1～12-2：随着吸气，提肛收腹；同时，两掌随两臂先内旋、后外旋分别摆至体侧，掌心由朝后转为朝前，臂与上体之夹角约为60°，两臂自然伸直；眼平视前方。

12-3：随着呼气，松腹松肛；两掌内收回抱于小腹前，手指相对，将气归于关元；眼平视前方。一吸一呼为1次，共做3次。

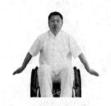导引图12-1　　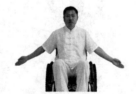导引图12-2　　导引图12-3

收势

13-1～13-2：随着吸气，提肛收腹；同时，两掌随两臂先内旋、后外旋分别摆至体侧，掌心由朝后转为朝前，臂与上体之夹角约为60°，两臂自然伸直；眼平视前方。

13-3：随着呼气，松腹松肛；两掌内收抱叠于关元，男性左手在里，女性右手在里；眼轻闭。

13-4：做"赤龙搅海❶"，左右各3次，以增加琼浆玉液，并分3口咽下。做完后，两掌垂于体侧，缓缓收功，结束全套动作。

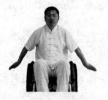
导引图13-1

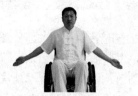
导引图13-2

导引图13-3

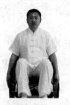
导引图13-4

❶ 赤龙搅海："赤龙"指舌头，"搅"指舌头的搅动，"海"指口腔。所谓"赤龙搅海"是指让舌头在口腔内搅动，促进口腔里的唾液腺分泌唾液，再慢慢咽下，达到保健的目的。

任务3　指导并协助半自理老年人学练中国传统体育

【任务情境】

　　某高端养老社区里，生活着20余位80岁左右的老年人，大部分是离退休干部或高级知识分子；平时出行需要借助轮椅，无重特大疾病，上肢活动能力无太大障碍，具备基本的交流能力。通过前期深入了解中国传统体育的原理与功效，以及现场观摩功法动作，老年人们对学习十二段锦、导引养生功十二法产生了浓厚的兴趣。康体指导师现要进行现场教学与技术指导。

【任务实施】

一、任务流程

任务分析 ⟶ 工作准备 ⟶ 步骤操作 ⟶ 效果评价

二、实施步骤

（一）任务分析

1. 主要身心状况及健康问题

序号	主要身心状况及健康问题
1	生活处于半自理状态，出行借助轮椅，上肢活动能力无太大障碍
2	喜欢中国传统文化
3	非常关心自己的身体健康
4	自我感觉身体各项机能下降较快，迫切希望通过力所能及的方法改善身体健康状况
5	有学练中国传统体育健身功法的愿望
6	做好了学习中国传统体育的准备

2. 主要目标措施及依据

序号	主要目标措施	依据和措施
1	指导并协助半自理老年人进行单个动作的练习	（1）掌握动作技能是长期自主练习中国传统体育功法的前提条件
2	指导并协助半自理老年人进行整体动作的练习	（2）半自理老年人坚持长期自主练习中国传统体育可以增进身心健康 （3）通过各种教学方法和手段，指导老年人掌握中国传统体育

（二）工作准备

1. 物品准备

序号	名称	单位	数量	备注
1	音响、背景音乐	套	1	
2	投影仪及电脑	套	1	播放教学视频
3	座椅	把	若干	供老年人观摩休息

2. 环境与人员准备

序号	环境与人员	准备
1	环境	干净、整洁、安全，空气清新、无异味
2	康体指导师	（1）着装整齐、宽松 （2）熟悉并掌握中国传统体育增进半自理老年人健康的原理和功效的相关知识 （3）提前与老年人家属或护理员进行沟通，了解老年人健康状况
3	半自理老年人	神志清醒，情绪稳定，身心放松；着装宽松，穿运动休闲防滑鞋
4	护理员	全程关注老年人动态，协助康体指导师开展老年人服务工作

（三）步骤操作

步骤	内容	指导并协助半自理老年人学练中国传统体育技能操作与要求
工作前准备	沟通与观察	（1）沟通。康体指导师来到老年人群体旁边，说明来意："各位老年朋友！接下来我来指导大家学习中国传统体育，可以吗？"老年人回答："可以。" （2）观察。通过观察，评估老年人神志是否清楚、意愿是否明显、是否做好各项准备
步骤1	准备活动	（1）要求老年人坐在轮椅上，前后左右相隔各1.5米 （2）提前告知老年人，感觉不能坚持练习的老年人一定要及时告知康体指导师或护理员 （3）带领老年人进行准备活动 ①双臂侧面打开—上举—下按—侧面再打开（循环反复4～6组） ②双臂前平举—上举—下按—前平举（循环反复4～6组） ③身体左右转动4～6组 ④抬头—低头—转头（循环反复3～4组，缓慢进行；护理员在身边照护）
步骤2	指导老年人模仿练习	（1）康体指导师坐到队伍前面，保证每一名老年人都能看到自己 （2）要求老年人跟随自己模仿动作进行练习 （3）康体指导师进行完整中国传统体育展示（正面、背面） （4）观察老年人技能基础和运动能力
步骤3	分解教学指导	（1）康体指导师讲解并示范每一个完整动作，要求老年人跟随模仿 （2）康体指导师讲解并示范每一个完整动作的分解步骤，要求老年人跟随模仿，同时指出老年人出现的错误，表扬老年人态度认真、动作标准、姿态端正，增强老年人学习的信心和动力 （3）康体指导师利用动作口令和路线表述引导老年人自主练习，并适当进行动作示范，初步建立老年人的动作本体感觉
步骤4	指导分组练习	（1）对老年人进行分组，以自由组合为主 （2）要求各组老年人交替练习，并互相指出问题及时改正 （3）护理员协助康体指导师组织安排老年人之间的互动交流 （4）康体指导师不断巡视各组，并进行及时指导与纠正，同时协助老年人完成完整动作
步骤5	集体纠错	康体指导师根据共性问题集中进行讲解，并配合音乐集体练习
步骤6	分组展示	各组进行展示，康体指导师对每组进行点评
步骤7	整理活动	（1）带领老年人进行全身拍打放松练习 （2）总结本堂课的学习内容和老年人表现 （3）布置作业：复习所学技能，预习下节动作技能
注意事项		（1）讲解要言简意赅，点评以正面表扬和鼓励为主 （2）根据老年人动作、表情、脸色和言语等情况，及时安排老年人休息

（四）效果评价

（1）通过技能指导，老年人初步掌握了所学技能，能够进行较标准的动作展示。

（2）老年人初步建立了学习中国传统体育的信心。

指导半自理老年人学练中国传统体育的相关知识

指导半自理老年人学练中国传统体育健身功法的原则、方法和注意事项与指导自理老年人基本一致。但由于被服务个人或群体的身体状况、学习能力和交流活动能力等都有所下降，同时半自理老年人主要以坐姿进行练习，学练过程基本没有位移改变，所以指导半自理老年人有一些需要特别注意的方面。

一、需要护理员或医护人员的全程参与

康体指导师在指导半自理老年人开展中国传统体育功法学练的时候，需要护理员在现场，并参与整个学练过程，同时关注被服务老年人的接受程度和健康变化。因为个别半自理老年人不能正确表达自己的学习感受和身体状况，与康体指导师对话交流过程中容易出现信息失真，故护理员的参与十分必要。护理员的学练也能带动被服务老年人的学习热情和参与主动性，形成共同进步的良好氛围。

二、降低技术动作的难度和标准

虽然康体指导师指导半自理老年人所采用的中国传统体育功法线路比较简单、学练难度比较低，但半自理老年人由于存在感觉功能下降、运动功能逐渐失调、学习和记忆功能减退、负面精神情绪多发等问题，动作模仿能力、本体动作感受能力和神经肌肉协调配合能力显著降低，在学练过程中很难达到功法的标准要求。康体指导师要反复强调，老年人学练中国传统体育健身功法不需要每个动作都准确到位，但意念要到位，要感觉到动作使身体放松舒服。

三、尽量做到"精讲多练"

康体指导师在指导半自理老年人学练中国传统体育功法过程中，要尽量减少对技术动作规格、路线或形态的全面细致讲解，尽量用简单的词语或短语强调动作要求，用老年人易于接受的语言传递信息，省掉细节性描述。康体指导师要反复带领老年人练习各功法的分解和组合动作，要求老年人尽量模仿练习，尽快建立老年人自己对动作的正确本体感觉。

四、更加关注老年人人群队形，保证每一个人都能方便地看到康体指导师做动作

半自理老年人跟随康体指导师学练中国传统体育功法过程中，主要采用坐姿形式，如坐在轮椅上，或者坐在椅子上，一般位置固定下来就不再调整。所以，学练功法前，康体指导师要安排好老人们的位置，保证每一名老年人都能清楚方便地观看示范动作。一般将老年人的队形按弧形排列，两两之间以打开双臂不会互相干扰为适宜距离。如果老年人过多，建议分组教学，保证每一名老年人都能方便观看并模仿康体指导师的示范动作。

五、更加注重"一对一"的针对性指导

每一个半自理老年人的身体状况和运动技能接受能力都存在一定差异性，康体指导师要注重"一对一"的指导，针对老年人慢性疾病带病状况，以及身体功能出现的问题，选择具有相应保健养生功能的动作进行指导。如肠胃功能偏弱的老年人，建议学练五禽戏中的"熊运"动作；有背、腰等部位疼痛的老年人，可选择学练导引养身功十二法中的"犀牛望月"动作。

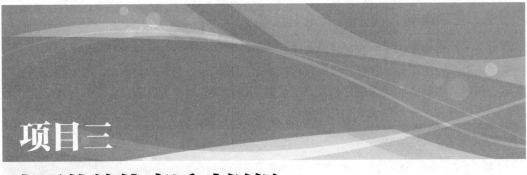

项目三

中国传统体育活动组织

任务1 为半自理老年人制订中国传统体育健康学练计划

【任务情境】

某高端养老社区里面，生活着 20 余位 80 岁左右的老年人，大部分是离退休干部或高级知识分子；平时出行需要借助轮椅，无重特大疾病，上肢活动能力无太大障碍，具备基本的交流能力。每个人都提前预交了三年社区专业健康服务的费用，要求康体指导师根据老年人情况，制订一份中长期（1 年）学练中国传统体育的活动计划。

【任务实施】

一、任务流程

任务分析 ——→ 工作准备 ——→ 步骤操作 ——→ 效果评价

二、实施步骤

（一）任务分析

1. 主要身心状况及健康问题

序号	主要身心状况及健康问题
1	文化水平较高，能深刻认识到健康的重要性
2	均能积极主动地提出健康维护需求，非常关心自己的身体健康
3	老年人相互之间互动交流顺畅

2. 主要目标措施及依据

主要目标措施	目标依据
为半自理老年人制订中国传统体育健康活动中长期计划	（1）提前预交专业健康服务费用，老年人的健康需求及康体活动学练意愿较高 （2）中国传统体育健康活动能够满足老年人的康体需求 （3）老年人对于中国传统体育文化的认同感较高 （4）长期坚持中国传统体育健康学练能够调节老年人的心理状态，增进心理健康

（二）工作准备

1. 物品准备

序号	名称	单位	数量
1	电脑	台	1
2	打印机	台	1

2. 环境与人员准备

序号	环境与人员	准备
1	环境	干净、整洁、安全，空气清新、无异味
2	康体指导师	（1）着装整齐、宽松 （2）熟悉并掌握老年人健身意愿调研的有关知识和技能 （3）提前与老年人家属或护理员进行沟通，了解老年人健康状况
3	半自理老年人	神志清醒，情绪稳定，身心放松

（三）步骤操作

步骤	内容	制定活力老年人群学练中国传统体育长期计划书（1年）技能与要求
步骤1	前期调研	（1）老年人意愿调研。康体指导师来到老年人群体中，说明来意："各位爷爷奶奶们好！中国传统体育是咱们社区的特色健康服务项目，爷爷奶奶们坚持学练下来，效果逐渐显现，也更加清楚只有长期科学练习养生功法才能起到保持健康、延年益寿的作用。所以，我打算为各位制订一份长期练习中国传统体育的计划，大家会遵照计划坚持科学健康运动吗？"各位老年人回答："一定会的！" （2）老年人其他方面调研。查阅院内老年人健康档案，了解各位老年人的身体健康状况，是否满足长期练习中国传统体育的要求；了解老年人的运动基础、运动习惯及运动史 （3）环境和物资调研。调研人员对长期开展此项传统体育养生功法学练的场地进行现场勘查，对于空间大小、安全性、光线强弱、通风条件、音响设备、休息区域划分、饮用水等条件进行评估
步骤2	撰写计划书	（1）整理前期调研资料，结合老年人身体状况及康体学练需求，制订半自理老年人长期学练中国传统体育的总目标及各阶段的子目标 （2）根据确定的老年人传统体育养生功法的目标，结合老年人的健康状况、运动基础、运动习惯，确定适合开展的传统体育养生项目主题及活动内容（包含学练养生功法的频率与强度） （3）结合本社区的实际情况，确定开展中国传统体育的场地（备用场地）、时间安排、主要组织人员安排和整体活动预算
步骤3	评估与反馈	（1）召集社区康体指导师集体评估计划书的安全性、适用性及有效性，并根据意见作出调整 （2）将调整过后的老年人群体学练中国传统养生功法计划书反馈给老年人及其家人
注意事项		（1）半自理老年人学练中国传统体育的计划应充分考虑老年人的健康状况和不同老年人的健康差异，以及老年人的运动基础与运动习惯，确保养生功法学练过程的安全性 （2）长期计划中各阶段计划的目标应循序渐进、相互衔接 （3）阶段性计划完成情况应及时总结反馈，以便调整计划的实际实施进度 （4）本学练计划应与社区内其他活动计划相结合，丰富老年人精神生活

（四）效果评价

通过对半自理老年人有关中国传统体育活动计划制订方面的前期调研，以及开展活动计划书的策划与撰写等工作，为中国传统体育活动长期在半自理老年人群体中的推广与实施提供了科学指导与保障，为养老机构或社区长期开展老年人活动提供了重要参考。

半自理老年人群体学练中国传统体育活动计划书的相关知识同"自理老年人群体学练中国传统体育活动计划书"的相关知识基本一致。

案例一

龙山社区半自理老年人学练中国传统体育活动
2022年度计划书

一、活动背景

本社区作为本市高端养老社区之一，常年开展的老年人康体活动指导是社区养老特色服务项目，深受社区内老年朋友的喜爱。本项目以学练中国传统体育为主要手段，根据老年人的不同身体健康状况，给予有针对性的活动安排，辅以社区内体质监测、营养配餐、休闲娱乐等项目，在维持和改善老年人身体健康方面取得明显效果。老年人在获得身体健康的同时，可愉悦心情、增加社会活动的参与度、提升个人价值、提高晚年的生活质量。

据统计，本社区内有 20 余位 80 岁左右的老年人，由于肌力下降和膝关节骨性关节炎疾病等原因，下肢活动不便，常年乘坐轮椅出行，通过康体锻炼维持健康的目的明确。老年人们的子女多为高收入人士，每户子女为老年人提前预交了三年的社区专业健康服务费用。本社区的康体指导师根据这部分老年人的身体情况，特制订此计划书。

二、活动理论依据

中国传统体育主要是指八段锦、五禽戏、太极拳、十二段锦、导引养生功十二法等，是中华民族的文化瑰宝，也是治病养生、强身健体的重要手段。其中坐势太极拳、十二段锦、坐势导引养生功十二法等非常适合下肢功能活动障碍的老年人群体。长期坚持学练不仅能维持半自理老年人的运动功能，减缓肌力的下降速度，还能增强老年人的自信心，增进半自理老年人的获得感与幸福感。

三、活动目标

序号	目标	分目标
1	熟练掌握三套常见的中国传统体育	（1）掌握十二段锦的学练 （2）掌握坐势太极拳的学练 （3）掌握导引养生功十二法的学练
2	维持半自理老年人的上肢肌力水平与关节活动度	（1）维持半自理老年人的上肢肌肉力量 （2）维持和改善半自理老年人的关节活动度 （3）提高半自理老年人健侧部位神经系统的反应能力 （4）预防半自理老年人心血管疾病
3	增强半自理老年人的社会参与积极性和个人获得感	（1）培养半自理老年人主动学练传统养生功法的意识和习惯 （2）为半自理老年人建立运动自信 （3）增强家属与半自理老年人的沟通和交流 （4）维持半自理老年人的认知水平

四、活动安排及经费预算

序号	活动主题	活动时间	工作任务分解	负责人	活动场地	工作要求	经费预算	备注
1	社区半自理老年人传统养生功法——十二段锦的学练	2022.03～2022.05	活动前期调研和宣传	A	社区内及入户调研	(1) 与老年人进行有效沟通和需求调研，时间不宜过长 (2) 重视老年人和家属的意见和想法 (3) 应充分调查并记录半自理老年人身体状况、运动经历与兴趣等情况	(1) 半自理老年人学练传统养生功法服装费用 (2) 半自理老年人学练传统养生功法环境布置费用 (3) 半自理老年人学练养生功法饮水及其营养补充（如水果）费用 (4) 前期调研、活动资料整理、管理费用及其他办公费用 (5) 定期活动开展费用（含交通） (6) 医务监督费用 (7) 活动定期邀请嘉宾费用 (8) 其他费用	
			活动场地布置及物资管理	B	社区广场、社区中心二楼活动室（备选）	(1) 场地的选择应符合老年人的活动半径 (2) 场地的空间能满足活动要求 (3) 场地面和周边设施符合活动的安全需求		
			传统养生功法的教授与指导	B		(1) 教授过程循序渐进，进度安排不宜过急，以辅助老年人练习为主要形式 (2) 应充分考虑半自理老年人身体状况、运动经历与习惯的差异性及运动经历与习惯 (3) 学练过程中多给予老年人鼓励，增强其自信		
			活动安全监督与医务监督	ABCD		(1) 时刻关注老年人身心健康状态 (2) 如发现异常情况，应立即停止活动 (3) 情况严重时，应及时送医并联系家属		
			活动计划编写	C	社区服务中心	整体活动安排切实可行		
			阶段性效果评估	D		(1) 阶段性效果评估应充分考虑半自理老年人身体状况的差异性及运动经历与习惯 (2) 对于效果不及预期或超预期的情况，应及时修改进度		
			经费预算与财务管理	E		经费保障与监督		

序号	活动主题	活动时间	工作任务分解	负责人	活动场地	工作要求	经费预算	备注
2	社区半自理老年人传统养生功法——坐势太极拳的学练	2022.06～2022.08	活动前期调研和宣传	A	社区内及入户调研	（1）与老年人进行有效沟通和需求调研，时间不宜过长（2）重视老年人和家属的意见和想法（3）应充分调查并记录半自理老年人身体状况、运动经历与兴趣等情况	（1）半自理老年人学练传统养生功法服装费用（2）半自理老年人学练传统养生功法环境布置费用（3）半自理老年人学养生功法饮用水及营养补充（如冰果）费用（4）前期调研、活动资料整理，活动费用及其他办公管理费用（5）交通费（含交通）（6）医务监督费用（7）活动定期邀请嘉宾费用（8）其他费用	
			活动场地布置及物资管理	B	社区广场、社区中心二楼活动室（备选）	（1）场地的空间能满足活动的要求（2）场地的选择应符合老年人的活动半径（3）场地的地面和周边设施符合活动的安全需求		
			传统养生功法的教授与指导			（1）教授过程循序渐进，进度安排不宜过急，以辅助老年人练习为主要形式（2）应充分考虑半自理老年人身体状况的差异性及运动经历与习惯（3）学练过程中多给予老年人鼓励，增强其自信		
			活动安全监督与医务监督	ABCD	社区服务中心	（1）时刻关注老年人身心健康状态（2）如发现异常情况，应立即停止活动（3）情况严重时，应及时送医并联系家属		
			活动计划编写	C		整体活动安排切实可行		
			阶段性效果评估	D		（1）阶段性效果评估应充分考虑半自理老年人身体状况的差异性及运动经历与习惯（2）对于效果不及预期或超预期的情况，应及时修改进度		
			经费预算与财务管理	E		经费保障与监督		

序号	活动主题	活动时间	工作任务分解	负责人	活动场地	工作要求	经费预算	备注
3	社区半自理老年人传统养生功法——导引养生功十二法的学练	2022.09~2022.11	活动前期调研和宣传	A	社区内及入户调研	(1) 与老年人进行有效沟通和需求调研，时间不宜过长 (2) 重视老年人和家属的意见和想法 (3) 应充分调查并记录老年人身体状况、运动经历与兴趣等情况	(1) 半自理老年人学练传统养生功法服装费用 (2) 半自理老年人学练传统养生功法费用 (3) 半自理活动饮用水及营养补充（如水果）费用 (4) 前期调研、活动资料整理、管理费用及其他办公费用 (5) 交通费用（含交通） (6) 医务监督费用 (7) 定期活动定期邀请嘉宾费用 (8) 其他费用	
			活动场地布置及物资管理	B	社区广场、社区中心二楼活动室（备选）	(1) 场地的选择应符合活动的半径要求 (2) 场地的空间能满足活动的安全需求 (3) 场地的地面和周边设施设备符合活动的安全需求		
			传统养生功法的教授与指导			(1) 教授过程循序渐进，进度安排不宜过急 (2) 应充分考虑半自理老年人身体状况的差异性及运动经历与习惯 (3) 学练过程中多给予老年人鼓励，增强其自信，以辅助老年人练习为主要形式		
			活动安全监督与医务监督	ABCD		(1) 时刻关注老年人身心健康状态 (2) 如发现异常情况，应立即停止活动 (3) 情况严重时，应及时送医并联系家属		
			活动计划编写	C	社区服务中心	整体活动安排切实可行		
			阶段性效果评估	D		(1) 阶段性效果评估应充分考虑半自理老年人身体状况的差异性及运动经历与习惯 (2) 对于效果不及预期或超预期的情况，应及时修改进度		
			经费预算与财务管理	E		经费保障与监督		

五、注意事项

（1）每次活动都应与老年人家属或社区医护人员确认在半自理老年人身体状况允许的前提下开展。

（2）半自理老年人每次学练中国传统体育活动都要掌握好时间，避免运动过量。

（3）应随时与半自理老人交流习练的掌握情况，定期进行效果评估，根据情况安排下一次习练计划。

（4）定期为半自理老年人开展体质健康监测，观察各数据变化的幅度。

案例二

龙山社区半自理老年人群学练中国传统体育活动月度计划书
（2022年4月）

一、活动背景

本社区作为本市高端养老社区之一，常年开展的老年人康体活动指导是社区养老特色服务项目，深受社区内的爷爷奶奶们喜爱，项目以学练中国传统体育为主要手段，根据老年人的不同身体健康状况给予有针对性的活动安排，辅以社区内体质监测、营养配餐、休闲娱乐等项目，在维持和改善老年人身体健康方面取得明显效果。老年人在获得身体健康的同时，愉悦心情、增加社会活动的参与度、提升了个人价值、提高了晚年的生活质量。

据统计，本社区内有20余位80岁左右的老年人，由于肌力下降和膝关节骨性关节炎疾病等原因，下肢活动不便，常年乘坐轮椅出行，通过康体锻炼维持健康的目的明确。老年人们的子女属于高收入群体，每户子女为老年人提前预交了三年的社区专业健康服务费用。社区康体指导师现根据这部分老年人的身体情况，制订计划书。

二、活动理论依据

中国传统体育主要是指八段锦、五禽戏、太极拳、十二段锦、坐势导引养生功十二法等，是中华民族的文化瑰宝，也是治病养生、强身健体的重要手段，其中坐势太极拳、十二段锦、坐势导引养生功十二法等非常适合下肢功能存在活动障碍的老年人群体。长期坚持学练不仅能够很好地实现半自理老年人现有运动功能的维持，减缓肌力的下降速度，还能给予老年人自信，使其能够更好地融入其他的活动当中，增强半自理老年人的获得感与幸福感。

三、活动目标

序号	目标	分目标
1	半自理老年人传统养生功法——十二段锦的学练	（1）十二段锦前8式的复习与动作纠错 （2）十二段锦后4式的学练
2	维持半自理老年人的上肢肌力水平与关节活动度	（1）维持半自理老年人的上肢肌肉力量 （2）能够维持和改善半自理老年人的关节活动度 （3）能够提高半自理老年人健侧部位神经系统的反应能力 （4）预防半自理老年人心血管疾病

序号	目标	分目标
3	增强半自理老年人的社会参与积极性和个人获得感	（1）培养半自理老年人主动学练传统养生功法的意识和习惯 （2）为半自理老年人建立运动自信 （3）增强家属与半自理老年人的沟通和交流 （4）维持半自理老年人的认知水平

四、活动安排及经费预算

序号	活动主题	活动时间	活动内容	工作任务分解及负责人	活动场地	工作要求	经费预算	备注
1	社区半自理老年人传统养生功法——十二段锦的学练（后四节）	第1周	（1）半自理老年人学练"前抚脘腹、温煦脐轮"（十二段锦9～10节） （2）半自理老年人学练"摇身晃海、鼓漱吞津"（十二段锦11～12节） （3）半自理老年人十二段锦的连续性完整习练 （4）为半自理老年人设计十二段锦表演阵形并进行表演排练	（1）活动场地布置及物资管理（A） （2）传统养生功法的教授与指导（B） （3）活动安全监督与医务监督（ABCD） （4）活动计划编写（C） （5）阶段性效果评估（D） （6）经费预算与财务管理（E）	社区广场、社区中心二楼活动室（备选）	（1）场地的选择应符合老年人的活动半径 （2）场地的空间能满足活动要求 （3）场地的地面和周边设施符合活动的安全需求 （4）教授过程循序渐进，进度安排不宜过急，以辅助老年人练习为主要形式 （5）应充分考虑半自理老年人身体状况的差异性及运动经历与习惯 （6）学练过程中多给予老年人鼓励，增强其自信 （7）时刻关注老年人精神状态 （8）时刻关注老年人精神状态 （9）如发现异常情况应立即停止活动 （10）情况严重时，应及时送医并联系家属	（1）环境布置费用（500元） （2）活动开展老年人及工作人员因素及营养补充（500元） （3）月度活动资料整理及办公材料费用（500元） （4）专人医务监督费用（400元） （5）邀请嘉宾指导（600元） （6）其他费用（500元）	
2		第2周						
3		第3周						
4		第4周						

五、注意事项

（1）每次都应与老年人家属或社区医护人员确认在半自理老年人身体状况允许的前提下开展。

（2）半自理老年人每次习练中国传统体育活动都要掌握好时间，避免运动过量。

（3）应随时与半自理老人交流习练的掌握情况，定期进行效果评估，根据情况安排下一次习练。

（4）定期为半自理老年人开展体质健康监测，观察各数据变化的幅度。

案例三

龙山社区半自理老年人一周活动安排表

日期	活动项目	时间	活动地点	负责人
4月4日 周一	半自理老人十二段锦的学练	上午 10:00～11:00	社区广场	A
4月5日 周二	唱响中华小曲库	下午 3:00～4:00	社区文娱活动室	F
4月6日 周三	半自理老人十二段锦的学练	上午 10:00～11:00	社区广场	A
4月7日 周四	绘画达人	下午 3:00～4:00	社区文娱活动室	F
4月8日 周五	半自理老人十二段锦的学练	上午 10:00～11:00	社区广场	A
4月9日 周六	网络遨游	上午 10:00～11:00	社区文娱活动室	F
4月10日 周日	摄影小课堂	上午 10:00～11:00	社区广场	F

任务2　为半自理老年人撰写中国传统体育活动策划方案

【任务情境】

某高端养老社区里面，生活着 20 余位 80 岁左右的老年人，大部分是离退休干部或高级知识分子，平时出行需要借助轮椅，无重特大疾病，上肢活动能力无太大障碍，具备基本的交流能力。现社区负责人要求康体指导师根据老年人情况，撰写一份老年人学练中国传统体育健康养生功法活动的策划方案。

【任务实施】

一、任务流程

任务分析 → 工作准备 → 步骤操作 → 效果评价

二、实施步骤

（一）任务分析

1. 主要身心状况及健康问题

序号	主要身心状况及健康问题
1	文化水平较高，能深刻认识到健康的重要性
2	非常关心自己的身体健康
3	对中国传统体育文化的有较深刻的认知与认同
4	参与健康养生功法活动的目的为增进健康、愉悦身心

2. 主要目标措施及依据

主要目标措施	依据
为半自理老年人撰写一份中国传统体育活动的策划方案	（1）老年人对于中国传统体育健康养生文化的认同感高 （2）规律、科学地组织开展中国传统体育健康养生功法活动，能够有效地维持和促进老年人健康、调节老年人的心理状态 （3）中国传统体育健康养生功法活动能够满足老年人康体学练的安全性和有效性要求

（二）工作准备

1. 物品准备

序号	名称	单位	数量
1	电脑	台	1
2	打印机	台	1

2.环境与人员准备

序号	环境与人员	准备
1	环境	干净、整洁、安全，空气清新、无异味
2	康体指导师	（1）着装整齐、宽松 （2）熟悉并掌握老年人健身意愿调研以及策划书撰写的有关知识和技能 （3）提前与老年人家属或护理员进行沟通，了解老年人健康状况
3	半自理老年人	神志清醒、情绪稳定、身心放松

（三）步骤操作

步骤	内容	为半自理老年人撰写一份中国传统体育健康养生功法活动的策划方案技能与要求
步骤1	前期调研	（1）老年人调研。康体指导师来到老年人群体中，说明来意："各位老年朋友！咱们社区要组织开展一次关于老年人的中国传统体育健康养生功法活动，各位爷爷奶奶们，请大家给我5分钟的时间介绍一下咱们社区这项传统体育养生功法活动，可以吗？" "中国传统体育主要是指八段锦、五禽戏、太极拳等，是中华民族的文化瑰宝，也是治病养生、强身健体的重要手段，长期科学规律地练习传统体育养生功法，能够增强老年人肌力、提高关节活动度，还可以增加机体的平衡与协调能力。大家愿意参加吗？"老年朋友们回答："愿意。" （2）其他人员调研。查阅院内老年人健康档案，了解各老年人的身体健康状况，是否满足练习中国传统体育的要求；了解老年人的运动基础、运动习惯及运动史；现场进行老年人参与中国传统体育健康养生功法的安全性评估 （3）环境和物资调研。调研人员需对长期开展此项传统体育健康养生功法活动的场地进行现场勘查，对于空间大小、安全性、光线强弱、通风条件、音响设备、休息区域划分、饮用水等进行评估
步骤2	撰写策划方案	（1）整理前期调研资料，结合老年人身体状况及康体运动基础与之前活动开展的策划方案，确定本次半自理老年人参与中国传统体育健康养生功法活动的主题与活动目的 （2）根据本次组织半自理老年人开展中国传统体育健康养生功法活动的目的，结合社区内各老年人的身体健康状况、康体运动基础及康体运动习惯，确定本次组织健康养生功法的活动内容 （3）结合本社区的实际情况，确定开展中国传统体育的场地（备用场地）、时间安排、主要组织人员安排和整体活动预算
步骤3	评估	（1）召集社区康体指导师集体评估此次活动方案的安全性、有效性及适用性，并根据意见作出调整 （2）将老年人参与中国传统体育健康养生功法的策划方案反馈给老年人及家人，征求大家的意见，并将最终方案贴于宣传栏
注意事项		半自理老年人参与中国传统体育健康养生功法活动的策划方案设计应充分考虑老年人的健康状况、不同老年人的健康差异，以及老年人的运动基础与运动习惯，确保养生功法学练过程的安全性

（四）效果评价

（1）活动方案能够有效指导半自理老年人进行中国传统体育活动。

（2）活动方案的制订步骤和过程具有较强的推广价值。

— 【相关知识】 —

为半自理老年人撰写中国传统体育活动策划方案的相关知识与为自理老年人撰写中国传统体育活动策划方案的相关知识基本一致。

案例一

"暖冬腊八导引功法"活动策划方案

1. 活动主题：暖冬腊八 导引功法
2. 活动目的：通过将中国传统体育健身活动有效融入中国传统节庆系列庆祝活动，进一步增进半自理老年人身心健康，增强半自理老年人互动交流，弘扬中国文化中尊老、孝老、敬老的优良传统。

3．活动对象：社区内 10 名半自理老年人及其家属，志愿者 10 名。

4．活动时间：当天上午 9:30 ~ 11:00。

5．活动地点：龙山社区活动室 1、活动室 2。

6．主办单位：龙山社区康体指导中心。

7．前期准备

（1）活动前期的宣传工作及场地主题布置。

（2）准备好活动所需道具、饮用水、水果及活动奖品。

（3）做好参与活动老年人的健康监测和数据采集。

8．活动流程

环节一：腌制腊八蒜

（1）将社区准备好的蒜、醋和玻璃罐分发给各家庭单位。

（2）由家庭成员和老年人共同剥蒜，并进行腌制。

环节二：导引功法

（1）参与导引养生功十二法（坐势）学练的 10 名老人身着统一服装，坐于轮椅、凳子或坐垫上，志愿者站于老人右后侧，以随时观察老人身体状况。

（2）完整展示中国传统体育——导引养生功十二法（坐势）。

（3）邀请现场观众及家属跟学、跟做，促进交流与沟通。

环节三：情浓意浓

将社区提前熬制好的腊八粥分给各家庭单位，大家同食腊八粥，共过腊八节。

9．注意事项

（1）活动全程做好医务监督，消除安全隐患。

（2）工作人员的工作任务要明确分工。

（3）对因身体原因不宜进食腊八粥的老年人，应为其提前准备其他食物。

10．经费预算

序号	项目	单价/元	单位	数量	总价/元	备注
1	蒜	5	斤	30	150	
2	醋	10	瓶	15	150	
3	志愿者费用	100	人	10	1000	
4	宣传（含活动资料）	500	套	1	500	
5	腊八粥原材料	20	斤	10	200	
6	应急药品	500	套	1	500	
7	备用经费	500			500	
	经费总计				3000	

案例二

中秋节坐势太极拳养生功法组织方案

1．活动主题：月圆家圆　太极情缘

2．活动目的：通过中秋节进一步了解中国的传统文化，通过练习坐势太极拳进一步体会中国传统体育的文化内涵，增进老年人身心健康，愉悦心情。

3．活动对象：10 名半自理老年人及家人、10 名志愿者等。

4．活动时间：中秋节当天，下午 14:00～16:00（实际活动不超过一个半小时）。

5．活动地点：龙山社区中心广场。

6．主办单位：龙山社区康体指导中心。

7．前期准备

（1）活动前期的宣传工作及场地主题布置。

（2）准备好活动所需道具、饮用水、水果及活动奖品。

（3）做好参与活动老年人的健康监测数据采集。

8．活动流程

环节一：猜灯谜

（1）以家庭为单位，取一个喜闻乐见的队伍名称，每个家庭配备 1 名志愿者。

（2）进入到花灯下面随机竞猜灯谜，并将答对的灯谜取下，交给志愿者，5 分钟后截止，按照答对灯谜数量依次排名。

（3）根据活动计划，为相应等次的家庭颁发奖品。

环节二：坐势太极拳

（1）参与传统体育养生功法学练的 10 名老人身着统一服装（自备），坐于轮椅或凳子上，志愿者站于老人右后侧，以随时观察老人的身体状况。

（2）完整展示中国传统体育——坐势太极拳。

（3）搬凳子，邀请家人及其他观众跟学、跟做，促进家庭交流与沟通。

环节三：吃"月"赏月

（1）将事先准备好的食材和月饼模具按照家庭单位进行分发。

（2）工作人员教授制作月饼的方法。

（3）由社区对各家庭制作的月饼进行统一烘焙，并于活动结束后送月饼上门。

9．注意事项

（1）活动全程，做好医务监督，消除安全隐患。

（2）工作人员的工作任务要明确分工。

（3）奖品准备要充分，分配时，避免老人间冲突，灵活处理。

10．经费预算

序号	项目	单价/元	单位	数量	总价/元	备注
1	小花灯	20	盏	100	2000	
2	月饼食材（鸡蛋、面粉、糖、各种馅料）	10	套	50	500	

序号	项目	单价/元	单位	数量	总价/元	备注
3	奖品	100	份	15	1500	
4	志愿者	100	人	10	1000	
5	宣传（含活动资料）	500	套	1	500	
6	应急药品	500	套	1	500	
7	备用经费	600			600	
经费总计					6600	

案例三

半自理老年人十二段锦主题活动组织方案

1. 活动主题：喜迎国庆　祝福中华

2. 活动目的：通过此次半自理老年人十二段锦主题活动的组织与开展，传播中华民族优秀的传统养生文化；通过传统养生功法的练习，增强半自理老年人的体质健康，增进半自理老年人在社区层面的交流互动。

3. 活动对象：社区半自理老年人10名、志愿者10名，部分社区儿童（可联合社区幼儿园）。

4. 活动时间：国庆节当天

5. 活动地点：龙山社区活动室1。

6. 主办单位：龙山社区康体指导中心。

7. 前期准备

（1）活动前期的宣传工作及场地主题布置。

（2）准备好活动所需道具、饮用水、水果及活动奖品。

（3）做好参与活动老年人的健康监测数据采集。

8. 活动流程

环节一：铭记历史 继往开来

（1）组织参加此次活动的部分老年人回忆工作往事、奋斗往事。

（2）组织开展老年人先进事迹交流活动。

环节二：十二段锦功法练习

（1）参与十二段锦养生功法学练的10名老人身着统一服装（自备），坐在轮椅、凳子或坐垫上，志愿者站于老人右后侧，随时观察老人身体状况。

（2）完整展示中国传统体育——十二段锦。

（3）邀请现场观众及小朋友跟学、跟做，促进交流与沟通。

环节三：红歌飘飘　歌唱祖国

（1）组织现场老年人、小朋友及现场观众齐唱《歌唱祖国》。

（2）送上社区对参与人员的祝福和小礼品。

9．注意事项

（1）活动全程，做好医务监督，消除安全隐患。

（2）工作人员的工作任务要明确分工。

（3）奖品准备要充分，分配时避免老人间冲突，灵活处理。

10．经费预算

序号	项目	单价/元	单位	数量	总价/元	备注
1	宣传（含活动资料）	500	套	1	500	
2	志愿者活动经费	100	人	10	1000	
3	奖品1（老年人）	100	人	10	1000	
4	奖品2（观众、小朋友）	50	人	20	1000	
5	应急药品	500	套	1	500	
6	备用经费	500			500	
	经费总计				4500	

任务3　为半自理老年人组织中国传统体育类健康活动

某养老社区生活着十几位半自理老人。他们出行主要靠轮椅，无重大疾病，上肢活动能力无明显障碍。现社区负责人请康体指导师根据老年人情况及活动策划方案，组织并实施一次老年人中国传统体育类健康促进活动。

【任务实施】

一、任务流程

任务分析 ➞ 工作准备 ➞ 步骤操作 ➞ 效果评价

二、实施步骤

（一）任务分析

1. 主要身心状况及健康问题

序号	主要身心状况及健康问题
1	能深刻认识到运动健康重要性
2	非常关心自己的身体健康
3	老人之间相互熟悉、关系融洽
4	参与活动的目的明确、愿望迫切

2. 主要目标措施及依据

主要目标措施	依据
为半自理老年人组织开展中国传统体育健康养生功法活动	（1）老年人对于中国传统体育健康养生文化的认同感高 （2）规律、科学地组织开展中国传统体育健康养生功法活动能够有效地维持和促进老年人身体健康，调节老年人心理状态 （3）活动策划方案已经编写完毕

（二）工作准备

1. 物品准备

序号	名称	单位	数量	备注
1	音响、背景音乐	套	1	
2	座椅	把	若干	供老年人观摩休息
3	大镜子	面	1	2米×4米及以上
4	其他物资		若干	根据活动主题，准备相关物质

2. 环境与人员准备

序号	环境与人员	准备
1	环境	干净、整洁、安全，空气清新、无异味
2	康体指导师	（1）着装整齐、宽松 （2）熟悉并掌握老年人活动组织与指导的有关知识和技能 （3）提前与老年人家属或护理员进行沟通，了解老年人健康状况
3	半自理老年人	神志清醒、情绪稳定、身心放松
4	护理员	提前熟悉活动相关内容和要求，愿意主动配合康体指导师

（三）步骤操作

步骤	内容	为半自理老年人组织一次中国传统体育健康养生功法活动的技能与要求
步骤1	前期调研	（1）老年人调研。查阅老年人健康档案，了解各老年人的身体健康状况，是否满足练习中国传统体育的要求；观察老年人当天身心状况，确定老年人能够参加体育活动 （2）环境调研。康体指导师对开展此项传统体育健康养生功法活动的场地进行现场勘查，对于空间大小、安全性、光线强弱、通风条件、音响设备、休息区域划分、饮用水等进行评估
步骤2	物资与应急准备	（1）做好活动前期的宣传工作及场地主题布置 （2）准备好活动所需道具、饮用水、水果及活动奖品 （3）做好参与活动老年人的健康监测数据采集 （4）做好应急突发预案
步骤3	现场组织	（1）控制好活动的各要素 （2）做好现场记录与监控
步骤4	整理与反馈	（1）活动结束后，做好场地物品归位 （2）针对此次活动组织过程中出现的问题和不足进行总结，并研究相应解决办法，为后期组织活动提供参考和借鉴 （3）做好相关宣传与汇报工作

（四）效果评价

（1）活动组织达到预期效果，各项工作进展顺利。

（2）半自理老年人收获了健康和快乐。

————————【相关知识】————————

半自理老年人学练中国传统体育活动的组织原则和注意事项

一、半自理老年人学练中国传统体育活动组织原则

（1）半自理老年人的学练中国传统体育活动的整体活动量安排不宜过大。

（2）半自理老年人的活动组织不宜单调，需多种形式交叉开展。

（3）组织开展学练中国传统体育活动要考虑到每位老年人的身体状态差异。

（4）学练中国传统体育活动的难度要循序渐进。

（5）半自理老年人每周学练中国传统体育活动的次数宜控制在 3～5 次，每次以 30～50 分钟为宜；若是体能较差或年龄较大的老年人，每次锻炼 20～30 分钟即可。

（6）老人参加活动效果的有效心率范围是其本人最大心率的 65%～85%。

二、半自理老人学练中国传统体育活动组织的注意事项

（1）每次都应与老年人家属或社区医护人员在确认半自理老年人身体状况允许的前提下开展。

（2）半自理老年人每次习练中国传统体育活动都要掌握好时间，避免运动过量。

（3）学练过程中应注意保护好老年人的安全，全程进行医务监督，观察半自理老年人的活动状态，发现异常应立即停止活动。

（4）应随时与半自理老年人交流习练的掌握情况，定期进行效果评估，根据情况安排下一次习练。

（5）定期为半自理老年人开展体质健康监测，观察各数据变化的幅度。

参 考 文 献

[1] 王瑞元, 苏全生.运动生理学[M]. 北京: 人民体育出版社, 2012.

[2] 张沙骆. 老年运动与保健[M]. 北京:机械工业出版社, 2016.

[3] 王正珍, 徐俊华.运动处方[M]. 北京: 高等教育出版社, 2018.

[4] 唐东霞. 老年活动策划与组织[M]. 南京: 南京大学出版社, 2019.

[5] 郗亚坤, 曲孝民. 员工培训与开发[M]. 大连: 东北财经大学出版社, 2015.

[6] 张沙骆. 老年人活动策划与组织[M]. 北京: 北京师范大学出版社, 2015.

[7] 袁慧玲. 老年人活动策划与组织[M]. 北京: 海洋出版社, 2017.

[8] 国家体育总局健身气功管理中心. 健身气功五禽戏[M]. 北京: 人民体育出版社, 2008.

[9] 国家体育总局健身气功管理中心. 健身气功八段锦[M]. 北京: 人民体育出版社, 2008.

[10] 周世荣. 马王堆导引术[M]. 长沙: 岳麓书社, 2005.

[11] 牛爱军. 八段锦养生智慧[M]. 北京: 人民体育出版社, 2020.

[12] 牛爱军. 五禽戏养生智慧[M]. 北京: 人民体育出版社, 2020.

[13] 牛爱军. 呼吸的养生智慧[M]. 北京: 人民体育出版社, 2020.

[14] 王建华. 简易太极拳健身功[M]. 北京: 人民体育出版社, 2003.

[15] 万朝顺. 中华体育养生学[M]. 昆明: 云南大学出版社, 2010.

[16] 天下无疾. 零起点学针灸[M]. 北京: 人民卫生出版社, 2016.

[17] 鄢行辉, 王嵘, 凌昆.24式太极拳[M]. 福州: 福建科学技术出版社, 2014.

[18] 尚莉. 心电图屏气试验的诊断价值[J]. 实用医技杂志, 2016, 23(07):746-747.

[19] 刘娟, 罗岚. 中国传统功法针对老年人不同体质的应用研究[C]// 第六届国际中医心理学大会, 2019.

[20] 李永超, 李晓东, 张熙, 等. 传统养生功法锻炼改善老年人肢体灵活性的效果及运动处方研究[J]. 自然科学(文摘版), 2016, 3:192-194.

[21] 陈朋, 张云崖, 王长伟, 等. 老年人对体育传统养生功法健身需求的调查研究——以上海市养老机构老年人为例[C]// 2015第十届全国体育科学大会论文摘要汇编(三), 2015.

[22] 国家体育总局健身气功管理中心. 健身气功·十二段锦[M]. 北京:人民体育出版社, 2010.

[23] 国家体育总局健身气功管理中心. 健身气功·导引养生功十二法[M]. 北京:人民体育出版社, 2010.

[24] 方子龙, 陆一帆. 老年体育活动指导师实务培训[M]. 北京: 中国社会出版社, 中国劳动社会保障出版社, 北京大学医学出版社, 2015.

[25] 李建军. 老年人康复服务指南[M]. 北京: 中国社会出版社, 中国劳动社会保障出版社, 北京大学医学出版社, 2015.

[26] 翁士勋. 古导引术题解[J]. 体育文化导刊, 1995.

[27] 穆长帅, 王震. 从经络学说的视角探研健身气功·马王堆导引术的健身原理[J]. 中国运动医学杂志, 2011, 30(002): 189-191.

[28] 范铜钢, 虞定海. 健身气功四套功法技术衍变研究[J]. 中华中医药杂志, 2019, 34(02): 299-303.

[29] 马英, 郭鹤. 八段锦的中医养生原理[J]. 辽宁中医杂志, 2018, 045(007): 1403-1405.

[30] 罗媛媛, 安丙辰, 郑洁皎. 八段锦在脑卒中康复中的应用进展[J]. 中国康复理论与实践, 2019, 25(09): 71-73.

[31] 李小燕, 云洁, 何杰, 等. 八段锦对骨质疏松症患者干预效果的Meta分析[J]. 中国骨质疏松杂志, 2020, 26(001): 37-43, 84.

[32] 刘静, 石雯, 曹雅娜, 等. 传统功法治疗原发性骨质疏松症临床研究进展[J]. 中国骨质疏松杂志, 2019, 25(012): 1817-1820.

[33] 崔永胜, 王美娟, 杨慧馨. 健身气功·八段锦改善脑卒中恢复期患者运动功能的效果分析[J]. 山东体育学院学报, 2018, 34(3): 97-100.

[34] 曾云贵, 周小青, 王安利, 等. 健身气功·八段锦锻炼对中老年人身体形态和生理机能影响的研究[J]. 北京体育大学学报, 2005, 28(9): 1207-1209.

[35] 韩娟娟, 张新安. 八段锦对脑外伤康复期患者认知功能和负性情绪的疗效[J]. 中国康复理论与实践, 2019, 25(9): 1084-1088.

[36] 叶青, 周亚东. 华佗五禽戏养生机理[J]. 辽宁中医药大学学报, 2018, 20(4): 121-123.

[37] 方磊, 严隽陶, 孙克兴. 传统养生功法五禽戏研究现状与展望[J]. 中华中医药杂志, 2013(3): 837-840.

[38] 李静伟, 潘定权, 何康宏, 等. 五禽戏防治原发性骨质疏松症的研究探讨[J]. 中国骨质疏松杂志, 2014, 20(7): 849.

[39] 王富鸿, 张金梅, 徐涵潇. 新编五禽戏练习对老年女性平衡能力和骨密度的影响[J]. 中国骨质疏松杂志, 2018, 24(12): 1577-1581.

[40] 杨玉赫, 冷德生, 张荣兴, 等. 中医养生功法对大学生抑郁症影响的研究进展[J]. 中国中医基础医学杂志, 2020, 26(08): 176-179.

[41] 高亮, 王岗, 张道鑫. 太极拳健康智慧论绎[J]. 上海体育学院学报, 2020, 7: 77-84.

[42] 常书婉, 周继和, 洪友廉, 等. 长期太极拳练习对老年女性平衡能力的影响[J]. 成都体育学院学报, 2014, 4: 46-51.

[43] 马纯洁, 洪怡, 施晨, 等. 太极拳对社区冠心病患者心功能和6分钟步行距离的影响[J]. 中国运动医学杂志, 2020, 39(1): 26-32.

[44] 杨慧馨, 虞定海, 赵影. 中老年人简化太极拳锻炼的气体代谢与能量消耗研究[J]. 中国运动医学杂志, 2012, 31(2): 106-108.

[45] 侯志鹏. 易筋经治疗亚健康状态的机理探讨及展望[J]. 辽宁中医药大学学报, 2009, 11(2): 69-70.

[46] 杜少武, 程其练, 王珩, 等. 健身气功易筋经锻炼对中老年人心功能的作用[J]. 中国运动医学杂志, 2006, 25(6): 721-722.

[47] 石爱桥, 李安民, 王广兰, 等. 参加健身气功·易筋经锻炼对中老年人心理、生理影响的研究[J]. 成都体育学院学报, 2005, 31(3): 95-97.

教育部第四批 1+X 证书制度
老年康体指导职业技能等级证书系列教材

老年康体指导
职业技能教材（中级）

运动健身服务

北京中民福祉教育科技有限责任公司 组织编写

杨根来 邹文开 王胜三 赵红岗 总主编

冯景明 刘永强 主 编

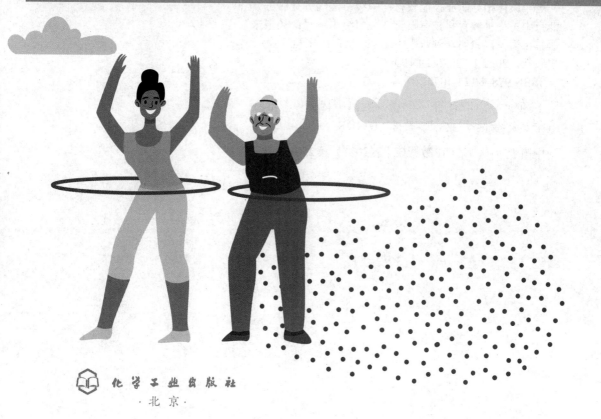

化学工业出版社

·北京·

图书在版编目（CIP）数据

老年康体指导职业技能教材：中级．运动健身服务 /
北京中民福祉教育科技有限责任公司组织编写；杨根来
等总主编；冯景明，刘永强主编 .—北京：化学工业
出版社，2022.1（2025.2重印）

ISBN 978-7-122-40421-3

Ⅰ.①老…　Ⅱ.①北…②杨…③冯…④刘…　Ⅲ.
①老年人-保健-职业培训-教材　Ⅳ.①R161.7

中国版本图书馆CIP数据核字（2021）第250122号

"运动健身服务"分册编写人员名单

主　　编　　冯景明　刘永强

副 主 编　　方子龙

编写人员　　冯景明　刘永强　方子龙　刘　倩

　　　　　　李　楠　李　轶　占文利

运动健身服务

　　我国的半自理老年人大多没有接受过科学系统的运动健康管理指导，并未具备真实有效的现代运动保健理论和技能，因此经常会出现认知理念不足或歪曲、运动过量或不足、运动健康技术缺乏或错误、运动项目选择不合适、运动危险自我把控不够等问题，从而难以实现利用运动保持或促进自身健康的目标。与自理老年人相比，半自理老年人对健康的需求更加迫切，对运动健身服务能带来的健康促进和调理养生更加向往。本分册将详细阐述为半自理老年人进行运动健身活动健康评估、技术指导以及活动组织的内容。

知识目标

　　1. 掌握为半自理老年人学练运动健身项目进行健康评估的相关知识。
　　2. 掌握为半自理老年人学练运动健身项目进行理论讲解的相关知识。
　　3. 掌握为半自理老年人学练运动健身项目进行技术示范的相关知识。
　　4. 掌握为半自理老年人学练运动健身项目进行技能指导的相关知识。
　　5. 掌握为半自理老年人组织运动健身项目健康活动的相关知识。

技能目标

　　1. 能为半自理老年人学练运动健身项目进行健康评估。
　　2. 能为半自理老年人学练运动健身项目进行理论讲解。
　　3. 能为半自理老年人学练运动健身项目进行技术示范。
　　4. 能为半自理老年人学练运动健身项目进行技能指导。
　　5. 能为半自理老年人组织运动健身项目健康活动。

思政与职业素养目标

　　1. 树立全面正确的半自理老年人运动健身理念，培养理解、尊重老年人的价值观。
　　2. 具备分析半自理老年人身体健康状况的能力，掌握半自理老年人运动健身的知识和技能，帮助半自理老年人保持良好的身体健康状态。

目　录

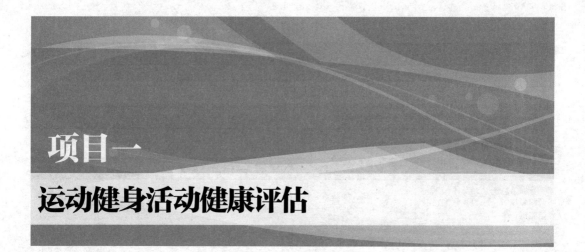

项目一

运动健身活动健康评估

任务1 评估半自理老年人学练运动健身项目的安全性

―――――【任务情境】―――――

　　在北京某社区居住的刘爷爷年龄 70 岁左右，10 年前患脑卒中导致肢体右侧能力受限；初始时表现为右侧上下肢不能动，紧急治疗之后，老年人接受了约 1 年的康复治疗，身体功能有所恢复，可以拄拐行走，右手可做简单动作；后续老年人开始长期用药，生活中人也开始变懒，不爱动弹。近些日子，老年人出行开始需要依靠轮椅，右手能力也较之前有所下降，老伴和儿女想带老年人去医院看看，但是老年人坚决不去。一位做医生的朋友了解之后，认为老年人不是病情加重，而是缺乏活动，建议老年人多运动运动。今天午睡过后，老伴推着刘爷爷到小区广场转悠，正好看到广场上在开展"动起来"老年健身运动，刘爷爷很感兴趣，也想参加健身运动，就让老伴推着他去找活动的负责人康体指导师小王咨询。小王经过了解，建议刘爷爷先进行安全性评估。

―――――【任务实施】―――――

一、任务流程

任务分析 ⟶ 工作准备 ⟶ 步骤操作 ⟶ 效果评价

二、实施步骤

（一）任务分析

1. 主要身心状况及健康问题

序号	主要身心状况及健康问题
1	老年人的身体状况为半自理
2	半自理老年人有十年脑血管病史

序号	主要身心状况及健康问题
3	半自理老年人右侧上、下肢能力受损，功能受限
4	半自理老年人体力下降
5	半自理老年人较为关心自己的身体健康

2. 主要目标措施及依据

主要目标措施	依据
基本信息记录、身体状况安全问卷调查、一般身体形态机能测试	了解老年人的基本身体状况是开展健身运动的前提，也是开展健身运动有效性的重要数据支撑，通过评估可以将运动强度控制在有效范围，尽可能地降低运动风险

（二）工作准备

1. 物品准备

序号	名称	单位	数量	备注
1	基本信息记录表	份	1	纸质版
2	身体状况安全问卷调查表（PAR-Q）	份	1	纸质版
3	一般身体形态机能测试记录表	份	1	纸质版
4	身高计	台	1	
5	体重秤	台	1	
6	皮尺	个	1	
7	血压计	台	1	
8	听诊器	个	1	
9	计时器（秒表）	个	1	
10	签字笔	支	1	
11	记录本	本	1	
12	一次性水杯	个	1	
13	标准急救箱	套	1	
14	测试对象所必备的急救药物		若干	

2. 环境与人员准备

序号	环境与人员	准备
1	环境	室内环境，一张桌子、两把椅子、一台饮水机，干净、整洁、安全，空气清新、无异味
2	康体指导师	着装整齐，熟练掌握身体测试的方法、为半自理老年人运动安全评估的方法
3	半自理老年人	神志清醒，情绪稳定，身心放松

（三）步骤操作

步骤	内容	为半自理老年人学练运动健身项目进行安全性评估
步骤1	接待老年人	迎接刘爷爷进入评估室，帮助老年人坐稳，为老年人准备好热水，放置好老年人自备的药物和急救药品 问询刘爷爷的基本状况，安抚老年人，观察刘爷爷的身体外观情况

步骤	内容	为半自理老年人学练运动健身项目进行安全性评估
步骤2	填写基本信息	问询并帮助老年人填写"基本信息记录表"
步骤3	身体测量	测量身高、体重、腰围、臀围、静息心率、静息血压
步骤4	填写问卷	指导老年人填写"身体状况安全问卷调查表（PAR-Q）"，对不理解或不清楚的问题加以解释，注意避免诱导性的言语
步骤5	整理记录	整理记录有关问题
注意事项		讲解要言简意赅，结合老年人的实际情况，着重了解与健身运动相关的健康状况

（四）效果评价

（1）通过调查老年人的基本信息，测量身体基本指标，评估老年人的身体状况，得出老年人是否可以进行健身锻炼，并且对老年人身心状况有了更加深刻和清晰的认知。

（2）通过安全性评估，为半自理老年人后期开展学练运动健身项目提供更加全面的保障服务基础。

【相关知识】

为半自理老年人测量身体指标时，根据半自理老年人的身体状况，选择合适的测量方法。如测量体重时可将测量平台加宽、加大，并放置稳定的座椅，再进行测量；测量身高时对受测者进行必要的辅助。

附件1

基本信息记录表

姓名：

性　　别	1 男　2 女	出生日期		年　　月　　日	
本人电话		联系人姓名		联系人电话	
身份证号			民　　族		
职　　业			文化程度		
婚姻状况	1 未婚　2 已婚　3 丧偶　4 离婚　5 其他				
医疗费用 支付方式	1 城镇职工基本医疗保险　2 城镇居民基本医疗保险　3 新型农村合作医疗 4 贫困救助　5 商业医疗保险　6 全公费　7 全自费				
现 病 史	1 无　2 有　疾病名称_____药物名称_____药物用量_____ 1 无　2 有　疾病名称_____药物名称_____药物用量_____ 1 无　2 有　疾病名称_____药物名称_____药物用量_____ 1 无　2 有　疾病名称_____药物名称_____药物用量_____				
过敏史	1 无　2 有：青霉素　磺胺　链霉素　其他_____				
暴露史	1 无　2 有：化学品　毒物　射线				

既往病史	疾病	1无 2高血压 3糖尿病 4冠心病 5慢性阻塞性肺疾病 6脑卒中 7重性精神疾病 8结核病
		9肝炎 10其他法定传染病 11恶性肿瘤_____ 12职业病_____ 13其他_____
		确诊时间 _____年_____月_____日
		确诊时间 _____年_____月_____日
		确诊时间 _____年_____月_____日
	手术	1无 2有：名称1_____时间_____/名称2_____时间_____
	外伤	1无 2有：名称1_____时间_____/名称2_____时间_____
家族史		1无 2高血压 3糖尿病 4冠心病 5慢性阻塞性肺疾病 6恶性肿瘤 7脑卒中 8重性精神疾病
		9结核病 10肝炎 11先天畸形 12其他_____
遗传病史		1无 2有：疾病名称_____
个人史		吸烟：1无 2有：____支/天 饮酒：1无 2有：____毫升/天
		其他：_____
残疾情况		1无残疾 2视力残疾 3听力残疾 4言语残疾 5肢体残疾 6智力残疾 7精神残疾 8其他残疾
		_____

填表说明

1. 出生日期：根据居民身份证的出生日期，按照年（4位）、月（2位）、日（2位）顺序填写。

2. 联系人姓名：填写关系紧密的亲友姓名。

3. 过敏史：有其他表中未列出的药物过敏史和食物过敏史，请在其他栏中写明名称，可以多选。

4. 既往病史：在"疾病"一栏中，填写现在和过去曾经患过的某种疾病，包括建档时还未治愈的慢性或某些反复发作的疾病，并写明确诊时间。如有恶性肿瘤，请写明具体的部位或疾病名称；如有职业病，请填写具体名称。在"手术"一栏中，填写曾经接受过手术治疗的名称和时间。在"外伤"一栏中，填写曾经发生的后果比较严重的外伤名称和时间。

5. 家族史：指直系亲属（父母、兄弟姐妹、子女）中是否患过具有遗传性或遗传倾向的疾病或症状，有则写明具体疾病名称，可以多写。

附件2

身体状况安全问卷调查表（PAR-Q）
（15～69岁人士问卷）

姓名：   编号：

为了您的安全，请回答以下问题（在适用处打"√"）

是	否	问题
		您的医生是否说过您的心脏有问题，并要求您只能在医生的建议下进行体力活动
		在您进行体力活动时，是否感觉胸部疼痛
		在过去的一个月里，当您没有进行体力活动时，是否有过胸部疼痛
		您是否曾经因为头晕而失去平衡，或失去知觉
		您是否因改变运动计划而出现过骨骼或关节问题恶化的情况
		您的医生现在是否为您的血压或心脏问题开药方
		您是否知道有什么其他原因导致您不能进行体力活动
我已阅读、理解并尽我所能完成这份调查问卷。		
签字： 日期：		

一般身体形态机能测试

一、测量身高

（1）目的　用于计算老年人的身体成分指数（BMI）。

（2）器材　身高计（精度为 0.1 厘米）。

（3）测量　测量时，受试者赤脚，背向立柱，呈立正姿势站立在身高计的底板上。躯干挺直，头部正直，两眼平视前方，保持耳屏上缘与眼眶下缘最低点呈水平位。上肢自然下垂，两腿伸直，两足跟并拢，足尖分开约 60°。足跟、骶骨部、两肩胛间与身高计的立柱相接触。测量人员单手将水平压板沿立柱下滑至受试者头顶。读数时，测量人员双眼与水平压板水平面等高。记录以厘米为单位，保留小数点后一位。

二、测量体重

（1）目的　用于计算老年人的身体成分指数（BMI）。

（2）器材　体重计（精度为 0.1 千克）。

（3）测量　测量时，受试者着尽可能少的衣物，自然站立在体重计中央，保持身体平稳，读数即可。记录以千克为单位，保留小数点后一位。注意上、下体重计时，动作要轻缓。

三、计算身体成分指数（BMI）

（1）目的　评价老年人的身体成分。

（2）公式　BMI（千克 / 米^2）= 体重 / 身高^2。

（3）评价

成年人体重分类

分类	BMI/（千克 / 米^2）
体重过低	<18.5
体重正常	18.5 ～ 23.9
超重	24.0 ～ 27.9
肥胖	≥28

四、测量腰围

（1）目的　测量和评价老年人腰部脂肪堆积（中心型肥胖），并用于计算腰围 / 臀围（WHR）。

（2）器材　尼龙带尺。

（3）测量　受试者自然站立，双肩放松，双臂交叉抱于胸前。测量人员面对受试者，将带尺经脐上 0.5~1.0 厘米处（肥胖者可选择腰部最粗处）水平绕一周。带尺围绕腰部的松紧度要适宜（使皮肤不产生明显凹陷）。带尺上与"0"点相交的数值即为测量值。记录以厘米为单位，保留小数点后一位。

（4）注意　测量人员应当严格控制带尺的松紧度。测试时，受试者的被测部位要充分裸露或着单薄衣服，不能有意挺腹或收腹。

（5）评价　老年男性的腰围应当控制在 <85 厘米，老年女性的腰围应当控制在 <80 厘米。

成人中心型肥胖分类

分类	腰围值/厘米
中心型肥胖前期	85≤男性腰围<90
	80≤女性腰围<85
中心型肥胖	男性腰围≥90
	女性腰围≥85

五、测量臀围

（1）目的　用于计算腰围/臀围（WHR）。

（2）器材　尼龙带尺。

（3）测量　受试者自然站立，双肩放松，双臂交叉抱于胸前。测量人员立于受试者侧前方，将带尺沿臀大肌最突起处水平围绕一周。带尺围绕臀部的松紧度要适宜（使皮肤不产生明显凹陷）。带尺上与"0"点相交的数值即为测量值。记录以厘米为单位，保留小数点后一位。

（4）注意　测量人员应当严格控制带尺的松紧度。测试时，男性受试者只能穿短裤，女性受试者穿短裤、背心或短袖衫。测量时，受试者不能有意识地挺腹或收腹。

六、计算腰围/臀围（WHR）

（1）目的　评价老年人的身体成分，判断发生心血管疾病等慢性病的风险。

（2）公式　WHR= 腰围/臀围。

（3）评价　60～69 岁的老年人，判断患病危险性的标准是：男性 WHR ≥ 1.03，女性 WHR ≥ 0.90。

七、测量静息心率

（1）目的　了解心率是否正常。

（2）器材　秒表。

（3）步骤　受试者静坐 10 分钟以上。测量人员将食指、中指和无名指放在受试者一侧手腕桡动脉（或颈动脉）搏动处，至少测量 30 秒动脉脉搏，然后换算成 1 分钟脉搏记录，以此间接代表心率。此为心率的间接测量法。

（4）评价　成年人一般为 60～100 次/分钟，节律整齐；低于 60 次/分钟为窦性心动过缓，高于 100 次/分钟为窦性心动过速。

八、测量静息血压

（1）目的　了解血压是否正常。

（2）器材　水银血压计、听诊器。

（3）步骤　测量前嘱受试者安静休息 10 ～ 15 分钟。令受试者坐于测量人员的右侧，右臂自然前伸平放于桌面上，手掌向上，使血压计零位与受试者心脏和右臂袖带处于同一水平。然后将袖带松紧适宜地缠绕在被测量者的上臂上，离肘窝 2 ～ 3 厘米。取听诊器的体件（感音胶质薄膜）平放在肘窝肱动脉搏动处，轻轻地压住动脉，使测量人员可听到脉搏声音。拧紧螺栓，打气入袋使水银柱上升，直到听不到肱动脉搏动声时，再打气升高 20 ～ 30 毫米汞柱。扭开螺栓开关，缓慢放气，下降速率以 2 ～ 6 毫米汞柱 / 秒为宜，放气至第一次听到"嗵、嗵"声的动脉音，此时水银柱上的数值（高度）即为收缩压。继续放气，使压力继续下降，可以听到原来的动脉音逐渐增强，并变得清晰，不久又突然减弱或消失。动脉音减弱或消失的一瞬间，血压计水银柱上的数值即为舒张压。

（4）注意　袖带缠绕松紧要合适，并与心脏处于同一水平上；如需重复测量时，须将压脉带内的空气放尽，使压力降至零（水银柱到零），而后再加压测量。

（5）评价　成年人正常收缩压为 90 ～ 140 毫米汞柱，舒张压为 60 ～ 90 毫米汞柱。

成年人血压评价标准　　　　　　　　　　　　　　单位：毫米汞柱

类别	收缩压	舒张压
正常血压	<120	<80
正常高值	120 ～ 139	80 ～ 89
高血压 1级高血压（轻度） 2级高血压（中度） 3级高血压（重度）	≥140 140 ～ 159 160 ～ 179 ≥180	≥90 90 ～ 99 100 ～ 109 ≥110
单纯收缩期高血压	≥140	<90

注：当测量的收缩压和舒张压分属不同的级别时，则以较高的分级为准。

九、一般身体形态机能测试记录表

一般身体形态机能测试记录表	
测试者姓名	
测量项目名称	测试结果
身高/米	
体重/千克	
身体成分指数（BMI）	
腰围/厘米	
臀围/厘米	
腰围/臀围比（WHR）	
静息心率/（次/分钟）	
静息血压/毫米汞柱	

任务2 评估半自理老年人学练运动健身项目的强度与环境

【任务情境】

刘爷爷经过运动健身的安全性评估后，康体指导师小王认为刘爷爷可以参加运动健身活动，接下来向老年人讲解在锻炼过程中，如何通过心率、自我感觉等简单指标监控自身的身体状况，一旦出现不良征象需要及时进行处理。另外，康体指导师会在训练中加强保护，防止发生跌倒等运动伤害事故。

【任务实施】

一、任务流程

任务分析 ⟶ 工作准备 ⟶ 步骤操作 ⟶ 效果评价

二、实施步骤

（一）任务分析

1. 主要身心状况及健康问题

序号	主要身心状况及健康问题
1	老年人的身体状况为半自理
2	半自理老年人有十年脑血管病史
3	半自理老年人右侧上、下肢能力受损，功能受限
4	半自理老年人体力下降
5	半自理老年人经过运动健身的安全性评估

2. 主要目标措施及依据

序号	主要目标措施	依据
1	评估运动环境	通过检查运动器械是否安全、功能是否完整等，确认运动环境是否安全、空间和器械的分布是否合理，以保障半自理老年人使用器械时的安全性
2	评估运动强度	通过测试老年人运动心率，观察交谈难度和出汗状况、面色的改变等方面，评估运动强度，以保障半自理老年人运动强度处于合理范围

（二）工作准备

1. 物品准备

序号	名称	单位	数量
1	健身器材		若干
2	秒表	个	1

序号	名称	单位	数量
3	训练方案（计划）	份	1
4	情况记录表	份	1
5	签字笔	支	1
6	记录本	本	1
7	一次性水杯	个	1
8	氧气袋	个	1
9	急救箱	个	1
10	体外心脏除颤仪	台	1
11	测试对象所必备的急救药物		若干

2.环境人员准备

序号	环境与人员	准备
1	运动环境	室内环境，一张桌子、若干把椅子、一台饮水机，干净、整洁、安全，空气清新、无异味。运动器材设施完好，布局合理，场地平整无杂物
2	康体指导师	着装整齐 熟练掌握老年人健身运动指导的方法、运动医务监督的方法
3	急救人员	必要时，需要安排具有资质的急救人员在场，并配备急救设备或制订急救预案，开辟急救通道
4	半自理老年人	神志清醒，情绪稳定，身心放松，自带毛巾、水杯 需要穿适合的运动鞋、运动服，并确定运动前身体状况良好，无不适

（三）步骤操作

步骤	内容	为半自理老年人学练运动健身项目进行强度与环境评估
工作前准备	沟通与观察	（1）沟通 迎接刘爷爷进门，帮助坐下，告知接下来要进行的活动安排 （2）观察 观察刘爷爷的面色、交谈是否顺畅、身体是否有其他问题等，确保刘爷爷身体健康
步骤1	测试登记	测试静息心率和血压
步骤2	热身活动	根据训练计划的内容实施
步骤3	正式训练	在实施过程中，测试运动心率，观察交谈难度和出汗状况，注意场地设施的安全状况，进行必要的运动保护
步骤4	放松活动	根据训练计划的内容实施，结束时测试心率
步骤5	整理记录	整理记录有关表格和问题
步骤6	沟通	叮嘱老年人回家后注意体重、食欲、睡眠状况，第二天早晨测试晨脉和血压，并做好相关记录
注意事项		讲解要言简意赅，结合老年人的实际情况，在训练过程中给予语言提示和必要的辅助，着重注意老年人的安全保护，观察老年人运动过程中的身体反应 如老年人有任何不适感觉，应立即停止运动并及时处置

（四）效果评价

通过对半自理老年人进行强度与环境评估，确保老年人能安全、舒适运动，掌握老年人身体所能承受的运动强度，确保未来在进行长期锻炼时能够尽可能地保持身体健康，又可以达到锻炼效果的最大化。

【相关知识】

根据中国老龄科学研究中心课题组的界定标准，老年人在 ADL 量表的 6 项指标中，回答"所有都能做，但有困难，需要人帮助"，即被定义为"部分失能"或半自理状态。老年人日常活动能力受限，并不代表不能进行运动健身活动，从增强老年人日常活动能力、提高生活自理能力、增进健康等方面来看，运动健身对半自理老年人来说具有充分必要性。在辅助半自理老年人开展运动健身活动的同时，要选择简单易行、安全有效的方法，科学评估老年人运动强度对自身健康和生活的影响，合理设定中低强度的运动健身项目服务老年人健康发展，此外半自理老年人对开展运动健身活动的环境也有一些特殊需求。

一、半自理老年人运动健身强度测评法

运动强度是指运动时用力的大小和身体的紧张程度，是决定运动负荷的主要因素之一。影响运动强度的因素主要有：练习的密度、练习的间歇时间、动作速度、练习所负的重量以及动作的难度和复杂性。运动强度对人体的刺激作用较大。适宜的运动强度能有效地促进身体机能的提高、增强体质。但如果强度过大，超过身体的承受能力，反而会使身体机能减退，甚至损害身体健康。

自我感知运动强度分级表（RPE）

级别	强度	本体感受
0级	没感觉	没有任何疲惫，呼吸平缓，如休息时的状态
1级	很弱	没有任何疲惫，呼吸平缓，如看书时的状态
2级	弱	没有任何疲惫，呼吸平缓，如穿衣服时的状态
3级	温和	没有任何疲惫，呼吸缓慢而自然，如从卧室走到客厅的状态
4级	稍强	呼吸略微加重，如散步时的状态
5级	强	明显能感受到呼吸，如快走时的状态
6级	中强	呼吸急促，如追赶公交车时的状态
7级	很强	感到疲惫，喘气，勉强能和人说话
8级	非常强	极度疲惫，呼吸非常急促，不能和人说话
9级	超强	呼吸困难，不能和人说话，接近人体运动的极限
10级	极强	精疲力尽

1. 评估方法

"自我感知运动强度分级表（RPE）"在医学界已广泛应用了近四十年，运动生理学家和医生们在为患者做运动测验时，都利用这张表与患者保持沟通；患者可以立即描述出当时主观上感觉的吃力程度。康体指导师在指导半自理老年人运动健身时也可以采用这个方法，它可以单独使用，也可以和测量心率的方法同时使用，以监测运动强度是否适当。

2. 注意事项

（1）每个康体指导师每次负责一名半自理老年人的强度评估，同时配备护理员了解情况。

（2）康体指导师主要采用老年人局部身体锻炼方式作为强度评估的项目。

（3）评估过程与老年人运动健身过程同步，要求康体指导师做到时时评估、全程关注。

（4）半自理老年人运动强度主要保持在 3 ~ 5 级为主。

（5）康体指导师在完成评估的第二天，及时询问并记录老年人当天睡眠、进食和控制排便等的变化。

二、评估半自理老年人学练运动健身项目环境的要点

评估半自理老年人学练运动健身项目或开展运动健身活动所需环境与评估自理老年人基本一致，但在评估过程中有两点需要高度重视。

（1）在开展老年人运动健身服务过程中，要多次询问老年人对空间、灯光、地面、声音等方面的情况是否满意，并做及时调整与记录。

（2）在进行团队运动健身过程中，要观察和单独询问老年人是否介意当前环境状态，如有需要可进行个别老年人运动状态的隐私性保护处理，并及时记录不同老年人的心理需求。

三、几种常见应急事件的处理方法

在处理应急事件时，应根据老年人实时的身体状况、病史、用药史等情况进行相应的处理。

1. 运动中的心率监测

运动中的心率（脉搏）监测需要有一个短暂的停顿，然后找到脉搏测量位置（桡动脉或颈动脉，建议采用桡动脉），轻轻按压即可感到波动。一般采用记录 10 秒脉搏，然后乘以 6 的方式计数。为提高准确度，如果在开始计数和停止计数时都摸到一次波动，只记录一次，而不要算作两次。如果所测得的心率在所设定的靶心率范围内，表明运动强度是合理的。

2. 运动中发生呼吸困难的处理方法

运动中的呼吸困难可以表现为气短、喘息、剧烈咳嗽，原因可能是运动过于剧烈、运动性哮喘、心脏病发作等。因此，运动中出现呼吸困难首先需要判断其发生的原因，如果排除运动强度的因素，往往可能是比较严重的情况，需要及时找医生或专业急救人员进行处理。

如果是由于运动导致的呼吸困难，往往是因为呼吸过浅、频率过快、寒冷刺激。这时可以通过降低呼吸频率，采用"两步一吸、两步一呼"的方式进行呼吸。如果是在寒冷季节进行户外运动采用嘴呼吸时，要注意将舌头抵住上腭，让空气从舌头两侧流过，其目的在于增加吸入空气的温度和湿度，降低对胃肠道的刺激，减少发生呼吸肌痉挛的可能。

3. 运动中发生头晕的处理方法

运动中出现头晕多见于中暑。如果在炎热季节锻炼，突然感到头晕、不出汗、出现恶心呕吐现象时，要考虑中暑的可能，这时需要尽快到阴凉处休息；如果头晕加重，需要及时找专业急救人员进行处理。

导致运动中头晕的常见原因是大脑供血不足，最为常见的状况是在运动后突然停止活动

（如坐下），导致下肢静脉血液不能有效回流，大脑暂时性供血不足。一定要记住：运动后，特别是剧烈运动后，不能立即坐下、蹲下、躺下或站立不动，要通过慢走、慢跑使下肢肌肉收缩来保证血液回流，减少运动后头晕情况的发生。

4. 运动中发生肌肉痉挛的处理方法

导致运动中肌肉痉挛（抽筋）的常见原因有寒冷刺激、疲劳、出汗过多、用力过猛。发生肌肉痉挛时可以适当补充运动饮料，然后对痉挛肌肉进行缓慢用力地牵拉，使痉挛肌肉维持在持续拉长的状态 15～20 秒，多数痉挛会缓解。随后再对痉挛肌肉进行按摩、热敷等，做进一步放松处理。

5. 运动中发生中暑先兆的处理方法

中暑先兆发生在炎热季节，是由高温环境引起的，以体温调节中枢功能障碍、汗腺功能衰竭和水、电解质丢失过多为特点。根据发生机制不同可以分为热射病、热痉挛和热衰竭。主要处理方法是脱离热源或热环境，降低体温，补充水和电解质。根据类型不同还需要降低头部和体内温度、缓解肌肉痉挛、促进血液回流。

6. 运动中发生心绞痛的处理方法

运动中发生心绞痛的原因可以分为两大类：稳定型和非稳定型。稳定型心绞痛只在运动时发生，停止运动或减轻运动强度，症状会明显缓解；非稳定型心绞痛则是无发生规律，在安静时也会发生，往往是心脏病发作的前兆。心绞痛的个体差异很大，现场处理需要专业人员，锻炼者最好通过体检来进行确认，根据医生建议安排锻炼方式。

心绞痛和心脏病发作的感觉很像，但是心绞痛可以通过停止运动或服用硝酸甘油而缓解，因为这是由于动脉供给心肌的血液不足；心脏病发作是由于动脉硬化导致狭窄，若处理不当，后果严重。

7. 运动中发生腹痛的处理方法

腹痛是运动过程中一种常见的症状，在耐力项目中发生率较高，其中 1/3 的人查不出发病原因，而仅与运动训练有关。其发生与缺乏锻炼、准备活动不充分、身体疲劳、呼吸过浅过快、饥饿有关。

运动性腹痛的发生原因复杂，与肝脏淤血、呼吸肌痉挛、胃肠道痉挛、腹内疾病（如肝炎、溃疡病、慢性阑尾炎）有关，还有一部分原因不明。

对运动性腹痛的处理取决于发生的性质，对能查明原因的需要及时消除病因。对运动中发生的腹痛首先应当减速，并加深呼吸，用手持续按压疼痛部位。如果仍然疼痛，应当暂时停止运动，按压合谷、内关等穴位，多数腹痛会缓解。

8. 运动中发生关节扭伤的处理方法

关节扭伤可能会伤及韧带、肌肉、关节软骨，在锻炼中要积极预防这类损伤，因为这些组织一旦损伤愈合很困难。通过关节相关部位的静力性练习可以提高关节的稳定性，减少这类损伤的发生。

如果发生扭伤，首先需要进行 15～20 分钟的冷敷（可用自来水、冰袋等），然后一定要进行加压包扎（采用弹力绷带进行24小时有一定压力的缠绕，以减轻肿胀），休息2～3天，在休息时要把受伤肢体抬高放置。

任务3 评估半自理老年人学练运动健身项目的有效性

刘爷爷经过运动健身的安全性、强度与环境评估后，康体指导师小王认为刘爷爷可以参加健身运动。为了解刘爷爷的运动素质能力，小王特意安排刘爷爷进行一次体适能测试，以便使运动干预具有针对性以及规避一些运动风险。经过一段时间的运动健身后，定期再进行相关测试，目的是对运动健身计划进行调整，从而保证运动健身的有效性。

【任务实施】

一、任务流程

任务分析 ⟶ 工作准备 ⟶ 步骤操作 ⟶ 效果评价

二、实施步骤

（一）任务分析

1. 主要身心状况及健康问题

序号	主要身心状况及健康问题
1	老年人的身体状况为半自理
2	半自理老年人有十年脑血管病史
3	半自理老年人右侧上、下肢能力受损，功能受限
4	半自理老年人体力下降
5	半自理老年人身体状态较差，评估时需要注意安全性

2. 主要目标措施及依据

主要目标措施	依据
评估半自理老年人的上下肢力量、核心力量、有氧耐力、柔韧性等	对半自理老年人进行体适能水平的评估，是制订训练计划的首要条件，也是检验运动强度和运动效果的参照指标

（二）工作准备

1. 物品准备

序号	名称	规格	单位	数量	备注
1	木制椅子		把	1	
2	秒表		个	1	
3	哑铃（男性用）	8磅（3.6千克）	副	1	
4	哑铃（女性用）	5磅（2.3千克）	副	1	

序号	名称	规格	单位	数量	备注
5	直尺	50厘米长	把	2	
6	卷尺		个	1	
7	圆锥体		个	1	
8	握力计		个	1	
9	背力计		台	1	
10	老年人体适能测试记录表		份	1～2	
11	签字笔		支	1	
12	记录本		本	1	
13	一次性水杯		个	1	
14	氧气袋		个	1	
15	急救箱		个	1	
16	体外心脏除颤仪		台	1	
17	测试对象所必备的急救药物			若干	

2.环境人员准备

序号	环境与人员	准备
1	环境	室内环境，一张桌子、若干把椅子、一台饮水机，干净、整洁、安全，空气清新、无异味
2	康体指导师	着装整齐，熟练掌握老年人体适能测试和评估的方法
3	急救人员	需要安排具有资质的急救人员在场，并配备急救设备或制订急救预案，开辟急救通道
4	半自理老年人	神志清醒，情绪稳定，身心放松。需要穿适合的运动鞋、运动服，并确定测试时身体状况良好，无不适

（三）步骤操作

步骤	内容	为半自理老年人学练运动健身项目进行有效性评估
工作前准备	沟通与观察	（1）沟通　迎接刘爷爷进门，帮助坐下，告知接下来要进行的活动安排 （2）观察　观察刘爷爷的面色、交谈是否顺畅、身体是否有其他问题等，确保刘爷爷身体健康
步骤1	测试登记	填写"老年人体适能测试记录表"的基本信息部分
步骤2	评估下肢力量	背力计拉
步骤3	评估上肢力量	握力测试
步骤4	评估下肢柔韧性	坐位体前屈测试
步骤5	评估平衡能力	闭目单足站立
步骤6	评估核心力量	背力测试
步骤7	评估有氧耐力	2分钟踏步测试
步骤8	对比 （非初次评估时需增加此步骤）	与初次评估结果进行对比，记录好两次的数值差，以便进行运动方案的修改和补充。并向半自理老年人进行讲解，让半自理老年人进行下一阶段时能够有针对性地练习，帮助半自理老年人建立自信，增强收获感
步骤9	整理记录	整理记录有关表格和问题
注意事项		讲解要言简意赅，结合老年人的实际情况，在测试过程中给予语言提示和必要的辅助，着重注意老年人的安全保护，观察老年人运动过程中的身体反应。如老年人有任何不适感觉，应立即停止测试并及时处置

（四）效果评价

半自理老年人通过一个训练周期的练习，身体基础体能较初始时有明显提高，再次对半自理老年人身体指标进行测量，掌握半自理老年人新的身体状态，为后续个性化运动健身计划的制订和运动健身项目的选择提供数据支撑和理论依据，达到为半自理老年人提供更高质量的运动健身服务的目的。

【相关知识】

老年人体适能测试系统

一、主要目标

对半自理老年人进行体适能测试的目的是测试老年人是否具备安全独立地开展日常活动所应有的身体能力。并以此作为运动健身有效性的客观指标和改进纠正运动方案的重要依据。

二、主要用途

（1）作为评估半自理老年人的运动能力基础数据。

（2）通过评估，得出半自理老年人身体优势和劣势信息，以便制订个性运动计划。

（3）增加动力，改善运动的依从性。

（4）激励半自理老年人参与运动。

三、时间选择

评估身体指标时，按照训练周期安排进行，一般分为四个阶段进行评估：初次评估、1/3期评估、2/3期评估、最终评估，如有需要可增加临时性测试。初次评估结果作为参考依据，1/3期评估结果用于确定是否需要改进运动方案，2/3期评估结果起到激励作用，最终评估结果除了用于激励作用之外，也起到下一阶段运动方案设计的"初次评估"作用。

四、注意事项

（1）参与测试的老年人为半自理状态，需要进行辅助测量。

（2）康体指导师在测试过程中时刻注意观察半自理老年人，发现有呼吸急促、面色惨白等不良情况时，应马上停止测试。让老年人及时休息、用药等，如不能缓解，需马上就医。

（3）康体指导师在测试过程中积极问询半自理老年人的感受，提醒半自理老年人如有不适，应马上停止测试，及时休息、用药等，如不能缓解，需马上就医。

（4）康体指导师不能强制要求参与测试的半自理老年人进行超出能力范围的测试项目。

老年人体适能测量方法

一、背力计拉

目的：测量下肢力量。

设备：背力计。

方法：利用背力计测试站立或侧躺、屈膝 115°～125° 时腿部肌肉的伸展力量。测试前，受试者自然站立于背力计踏板的指定位置，然后使受试者屈膝 115°～125°，调好背力计握柄的高度。测试时，受试者双手紧握把柄，上体正直，用最大的力量直臂上拉背力计，测量 2 次取最大值记录。

注意事项：测试前应做好充分的一般准备活动和专项准备活动，以免拉伤肌肉。测试时，上拉背力计时不得屈体、屈臂或身体后倒。如老年人无法完成测试，可记录老年人当时的具体情况。

二、握力测试

目的：测量上肢力量。

设备：握力计。

方法：使用电子握力计，两脚自然分开成直立姿势，两臂自然下垂。一手持握力计全力紧握，电子握力计显示数字为测试数据。用有力手握 2 次，取最大值，以"千克"为单位。测试时保留 1 位小数。

注意事项：测试过程中，受试者用力时不准曲臂、挥臂、弯腰，不能接触衣服和身体等。

三、坐位体前屈测试

目的：测量下肢（主要是腘绳肌）的柔韧性。

设备：两把 50 厘米的直尺。

方法：

（1）让受试者平坐在硬质垫子上，两脚间距 10～15 厘米，将两把尺子的 0 刻度放置于脚后跟处。

（2）将两腿向前尽量伸直，脚后跟平放在地板上，踝关节向上弯曲 90°。

（3）双手交叠中指对齐，从髋关节慢慢向前倾，尽量用手够到或将手伸过脚趾头。

（4）让受试者进行 2 次练习、进行 2 次测试，记录得分，精确到最近的 1 厘米。脚趾端的位置代表零点，如果正好够到这个点，则计为 0；如果没有够到脚趾端，得分记为负数（－）；如果能够伸过脚趾端，得分计为正数（＋）。最终结果取最大值。

（5）伸直腿的膝盖必须保持挺直。

注意事项：

（1）提醒受试者，当他们身体慢慢向前时呼气，不要屏住呼吸，同时避免身体晃动。

（2）提醒受试者，伸展的程度应仅仅是稍感不适，而不是伸展到感到疼痛的程度。

（3）如果伸直的膝盖开始弯曲，那么让受试者慢慢返回上一动作，直到膝盖伸直为止。最大伸直状态必须保持 2 秒钟。

（4）患有骨质疏松症、近期做过膝关节或髋关节置换术或者向前伸会感到疼痛的人不能进行此项测试。

（5）测试人员应在受试者伸直的那条腿的一侧蹲下，将一只手放在受试者膝盖上（轻轻地）。这样，如果测试人员感到受试者的膝盖开始弯曲时，她可以让受试者停止测试或者必要时将受试者身体向后拉。

（6）对于不能伸直膝盖的人，用测角仪量取膝关节的屈曲值，在备注栏标明。如果使用测角仪，应放置在伸直的那条腿的外侧，使中心轴位于膝关节的中点。将测角仪一臂与股骨位于一条直线上，测角仪另一臂与小腿中心位于一条直线上。

（7）受试者应两条腿都进行练习，看哪条腿是自己的优势腿（即得分高的那条腿）。用得分最佳的腿进行测试。确定了优势腿后，要让受试者练习 2 次，热热身。

四、闭目单足站立

目的：测量平衡能力。

设备：秒表。

方法：

测试时，受试者自然站立，闭眼，当听到"开始"口令后，抬起任意一只脚，两手叉腰，闭眼单足站立，直到平衡破坏、支撑脚移动或睁眼为止，记录站立时间。测试 2 次，取最好成绩，记录以"秒"为单位，保留小数点后一位，小数点后第二位数按"非零进一"的原则进位。

注意事项：

（1）测试时，计时员站在半自理老年人的正前方，下达"开始"口令的同时，作出开始手势动作。

（2）测试时，负责进行保护的辅助测试员，需要站在半自理老年人的背后，伸出双手，时刻准备保护半自理老年人。

五、背力测试

目的：测量机体核心力量。

设备：背力计。

方法：测试半自理老年人时，可采用坐姿势背力测试，测试时将背力计固定于地面，将椅子固定于背力计前。受试者坐在椅子上，然后使受试者上体前倾30°的位置，调好背力计握柄的高度。测试时，受试者双手紧握把柄，用最大的力量直臂上拉背力计，测量 2 次取最大值记录。

注意事项：测试时注意保护受试者安全，及时纠正错误的测试动作。

六、2 分钟踏步测试

目的：测量有氧耐力。

设备：秒表。

方法：在平坦的地面上，进行 2 分钟的原地踏步，踏步时腿要尽可能地抬高。

注意事项：

（1）记录右膝盖抬起的次数。

（2）在测试过程中，有受试者重踏地板，要想办法促使他们轻轻地落脚，以避免膝盖疼痛。

（3）仔细观察受试者，是否有过度劳累的迹象。若有，随时停止测试。

（4）测试结束后，让受试者慢慢地走一会儿来放松。

（5）如果受试者无法进行则记录为 0。

（6）如果受试者无法将膝盖抬到正确的高度，或者仅是一侧能抬到正确的高度，则记录一侧数量即可。

（7）如果受试者身体不稳或是有视觉障碍，可以允许他们扶着桌子或者是靠墙站立，在这种状况下完成测试，在备注栏中标明。

附件2

老年人体适能测试记录表（初次、1/3期、2/3期、最终次）

基本信息	姓名		性别		年龄		民族	
	出生年月		疾病史		联系电话			
测试结果	测试项目	测试结果				最终结果		
	背力计拉/千克							
	握力测试/千克							
	坐位体前屈测试/厘米							
	闭目单足站立/秒							
	背力测试/千克							
	2分钟踏步测试/次							
测试员签名		受试者签名			测试时间			

案例介绍

老年人身体状况评估案例

潘爷爷今年 70 岁，近期感觉身体机能有所下降，找到熟悉的康体指导师李佳进行咨询。李佳为潘爷爷进行身体机能评估，以帮助老年人制订有针对性的、科学合理的练习计划，达到增强潘爷爷身体机能的目的。

一、老年人身体状况评估过程

（1）填写基本信息记录表　迎接潘爷爷进入接待室，落座在客户接待椅子上，拿出"基本信息记录表"，陪潘爷爷共同填写表中的内容，边交谈、边填写。

（2）进行一般身体形态机能测试　在潘爷爷身体情况允许并准备好相应的必需药品和急救用品的情况下，按照一般身体形态机能测试程序方法，为潘爷爷测量身高、体重、腰围、臀围、静息心率、静息血压，通过测量结果计算出身体成分指数（BMI）和腰围／臀围比

（WHR），做好记录工作。

（3）进行老年人体适能测试　按照老年人体适能测试程序和方法，为潘爷爷测量下肢力量、上肢力量、下肢（主要是腘绳肌）的柔韧性、平衡能力、机体核心力量、有氧耐力等，做好记录工作。

二、老年人身体状况评估结果

1. 询问并帮助老年人填写"基本信息记录表"

基本信息记录表

姓名：潘××

性　别	√男　2女	出生日期		1941年10月1日	
本人电话	15××××××××	联系人姓名	潘××	联系人电话	18××××××××
身份证号	110××××××××××××××		民　族	汉族	
职　业	教师		文化程度	本科	
婚姻状况	1未婚 2√已婚 3丧偶 4离婚 5其他				
医疗费用 支付方式	1√城镇职工基本医疗保险　2城镇居民基本医疗保险　3新型农村合作医疗 4贫困救助　5商业医疗保险　6全公费　7全自费				
现病史	1无 2√有　疾病名称 高血压　　药物名称　　　　　药物用量 1无 2有　疾病名称　　　　　药物名称　　　　　药物用量 1无 2有　疾病名称　　　　　药物名称　　　　　药物用量 1无 2有　疾病名称　　　　　药物名称　　　　　药物用量				
过敏史	1√无 2有：青霉素　磺胺　链霉素　其他				
暴露史	1√无 2有：化学品　毒物　射线				
既 往 病 史	疾病	1无 2√高血压　3糖尿病　4冠心病　5慢性阻塞性肺疾病　6√脑卒中　7重性精神疾病　8结核病 9肝炎　10其他法定传染病　11恶性肿瘤　　　　　12职业病　　　　　13其他　　　　　 确诊时间　 2000 年　7 月　8 日（高血压） 确诊时间　 2010 年　3 月　22 日（脑卒中） 确诊时间　　年　　月　　日				
	手术	1√无 2有：名称1　　　　时间　　　　/名称2　　　　时间				
	外伤	1√无 2有：名称1　　　　时间　　　　/名称2　　　　时间				
家族史	1无 2√高血压　3糖尿病　4冠心病　5慢性阻塞性肺疾病　6恶性肿瘤　7√脑卒中　8重性精神疾病 9结核病　10肝炎　11先天畸形　12其他				
遗传病史	1√无 2有：疾病名称				
个人史	吸烟：1无 2√有： 5 支/天　饮酒：1无 2有： 50 毫升/天 其他：				
残疾情况	1√无残疾　2视力残疾　3听力残疾　4言语残疾　5肢体残疾　6智力残疾　7精神残疾　8其他残疾 				

填表说明

1. 出生日期：根据居民身份证的出生日期，按照年（4位）、月（2位）、日（2位）顺序填写。

2. 联系人姓名：填写关系紧密的亲友姓名。

3. 过敏史：有其他表中未列出的药物过敏史和食物过敏史，请在其他栏中写明名称，可以多选。

4. 既往病史：在"疾病"一栏中，填写现在和过去曾经患过的某种疾病，包括建档时还未治愈的慢性或某些反复发作的疾病，并写明确诊时间。如有恶性肿瘤，请写明具体的部位或疾病名称；如有职业病，请填写具体名称。在"手术"一栏中，填写曾经接受过手术治疗的名称和时间。在"外伤"一栏中，填写曾经发生的后果比较严重的外伤名称和时间。

5. 家族史：指直系亲属（父母、兄弟姐妹、子女）中是否患过具有遗传性或遗传倾向的疾病或症状，有则写明具体疾病名称，可以多写。

2. 一般身体形态机能测试结果

一般身体形态机能测试记录表	
测试者姓名	潘××
测量项目名称	测试结果
身高/米	1.7
体重/千克	80
身体成分指数（BMI）	27.68
腰围/厘米	102
臀围/厘米	90
腰围/臀围比（WHR）	1.13
静息心率/（次/分）	80
静息血压/毫米汞柱	160/110

3. 老年人体适能测试结果

老年人体适能测试记录表（初次）

基本信息	姓名	潘××	性别	男		年龄	70	民族	汉族
	出生年月	1941 年 10 月 01 日	疾病史	高血压、脑卒中		联系电话		15××××××××	
测试结果	测试项目	测试结果						最终结果	
	背力计拉/千克	60		68				68	
	握力测试/千克	50		55				55	
	坐位体前屈测试/厘米	−15		−11				−11	
	闭目单足站立/秒	14		18				18	
	背力测试/千克	45		46				46	
	2 分钟踏步测试/次	150		140				150	
测试员签名	李佳	受试者签名		潘××		测试时间		2021 年 10 月 18 日	

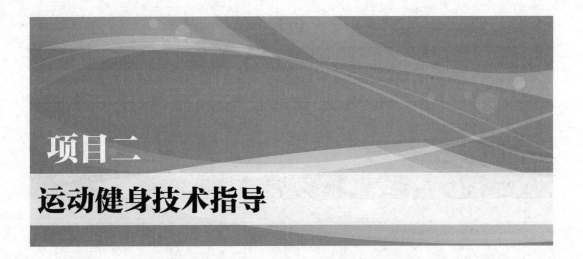

项目二

运动健身技术指导

任务1　为半自理老年人讲解运动健身技术增进健康的原理和功效

————【任务情境】————

刘爷爷经过运动健身的安全性评估后，康体指导师小王认为刘爷爷可以参加运动健身活动，且经过体适能客观指标的测量，了解了刘爷爷的运动能力。刘爷爷想要了解下，运动健身是如何帮助提升自己的运动能力的。接下来，小王要为刘爷爷讲解运动健身增进健康的原理和功效。

————【任务实施】————

一、任务流程

任务分析 ⟶ 工作准备 ⟶ 步骤操作 ⟶ 效果评价

二、实施步骤

（一）任务分析

1. 主要身心状况及健康问题

序号	主要身心状况及健康问题
1	老年人的身体状况为半自理
2	半自理老年人有十年脑血管病史
3	半自理老年人右侧上、下肢能力受损，功能受限
4	半自理老年人体力下降
5	经过评估，半自理老年人已经对自己的身体运动能力状况有了一定的了解
6	半自理老年人对运动能力需要提升的部分有所了解
7	半自理老年人想要了解增进健康的原理和功效

2. 主要目标措施及依据

主要目标措施	依据
为半自理老年人讲解运动健身技术增进健康的原理和功效	通过讲解运动健身技术增进健康的原理和功效，帮助半自理老年人建立对运动健身原理的初步概念，以便其后续更好地掌握

（二）工作准备

1. 物品准备

序号	名称	规格	单位	数量	备注
1	人体骨骼带神经血管模型	85厘米高	个	1	模型
2	人体肌肉骨骼解剖挂图	100厘米长	张	1	纸质版
3	签字笔		支	1	
4	记录本		本	1	
5	一次性水杯		个	1	

2. 环境人员准备

序号	环境与人员	准备
1	环境	室内环境，一张桌子、两把椅子、一台饮水机，干净、整洁、安全，空气清新、无异味
2	康体指导师	着装整齐，熟练掌握运动健身增进半自理老年人健康的原理和功效的相关知识
3	半自理老年人	神志清醒，情绪稳定，身心放松

（三）步骤操作

步骤	内容	为半自理老年人讲解运动健身增进健康的原理和功效
工作前准备	沟通与观察	（1）沟通　迎接刘爷爷进门，帮助坐下，告知接下来要进行的活动安排 （2）观察　观察刘爷爷的面色、交谈是否顺畅、身体是否有其他问题等，确保刘爷爷身体健康
步骤1	讲解老年人正常衰老过程的身体形态和机能变化	分别从肌肉功能、心血管功能、肺功能、身体活动能力、身体成分和新陈代谢等方面进行讲解 再从生理学角度、运动解剖学角度、运动医学角度、心理学角度等方面讲解和分析老年人正常衰老过程的身体形态和机能变化
步骤2	讲解运动健身增进半自理老年人健康的原理和功效	分别从上下肢力量、核心力量、下肢柔韧性、平衡能力、有氧耐力等方面讲解各种运动健身增进半自理老年人健康的原理和功效
步骤3	整理记录	整理记录有关问题
注意事项		讲解要言简意赅，利用挂图和模型进行讲解，结合老年人的实际情况，着重表述运动健身对保持和增进半自理老年人的健康效果

（四）效果评价

通过讲解运动健身原理，丰富了老年人的理论知识，提升对技术动作的认识，促进老年人对技术动作的掌握，提高锻炼效果。

一、从运动生理学角度分析老年人运动健身的原理与功效

从生理学角度看，新陈代谢是生命的基本特征，新陈代谢的迟滞、衰退可引起衰老现象的发生。人进入老年后，机体新陈代谢降低，各器官功能逐渐发生退行性变化。合理有效的运动健身能够使人体向着健康的方向发展，产生趋向健康的生理变化。

科学家们发现生物体在活动的刺激下有 3 种可能结局：一是少动萎缩，即长期少用的机体由于代谢不足而导致退化；二是过动损伤，即长期过度使用机体，由于劳累而磨损；三是能动发展，即适度地科学锻炼，新陈代谢旺盛达到超量恢复。不锻炼对于健康没有任何好处，是一种非健康状态的体现。生命在于运动，对于老年人这样一个特殊的群体，更确切地讲生命在于科学运动。适宜地运动才是促进健康的重要手段。过度运动只能适得其反，往往导致疲劳加深、机体受损，不仅影响运动能力，甚至出现不正常的生理状态和心理症状，给老年人身心健康带来伤害。

二、从运动解剖学角度分析老年人运动健身的原理与功效

随着年龄的增长，人体运动系统会发生明显变化。中年以后，骨骼的变化主要表现为骨质和无机盐逐渐丧失，出现骨质疏松，而肌肉会发生退行性变化。研究发现，从 30 岁开始，人的肌肉就会逐年减少，50 岁时肌肉就开始快速减少。主要表现为肌纤维变细，肌肉的弹性变差，耐力、控制力减弱，肌肉的力量开始衰退，易出现疲劳。肌肉、骨骼的老化造成老年人行动不便，很容易出现肌肉拉伤、骨折等情况。除此之外，肌肉数量和强度的减少加重了身体对关节造成的负担，使人易患关节疾病。人体运动系统的老化过程因人而异，自然老化所占的比例较小，主要原因是缺乏运动或运动不当。因此，对老年人而言应高度重视肌肉的保持，经常参加适当的体育锻炼可有助于强健骨骼和肌肉，保持或增强肌肉力量，减缓肌肉的萎缩；还能改善血液循环，提高骨骼的抗断能力，预防和减少骨质疏松的发生。

三、从运动医学角度分析老年人运动健身的原理与功效

（一）对老年人呼吸系统机能的影响

衰老使人的呼吸系统发生重要的变化，主要表现在老年人的呼吸肌日趋萎缩、肋软骨钙化、肺泡壁弹性降低、胸廓的活动减少、气管发生退行性改变、气体交换功能下降、肺活量明显减少，导致呼吸系统机能下降、对氧的利用率降低，因此，老年人容易出现气促、气喘现象，更容易缺氧，严重时出现休克，甚至危及生命。老年人参加体育锻炼可以延缓呼吸机能的老化过程。对促进新陈代谢，增加最大摄氧量，提高全身组织器官的氧气供应，改善呼吸、循环，加大胸廓的活动幅度，预防肋骨软钙化，减缓肺及气管的退行性改变，促进心肺功能的提高，以及防治老年人性气管炎和哮喘有良好的作用。

（二）对老年人心血管系统机能的影响

衰老引起心脏和血管发生明显的变化，主要表现心肌萎缩、细胞纤维化、最大心率下降、

心输出量减少；循环血量减少、血管的弹性减退、动脉管壁硬化、管腔变窄、血流阻力增大，使动脉血压升高、心脏负担加重，使心血管系统的生理功能减弱、脉搏频率逐渐下降、供血不足，发生心血管意外的机会明显增加。科学合理的体育锻炼有助于改善血液循环，降低最大强度运动时的心肌耗氧量，提高心脏和血管功能，使心肌收缩力加强、血管弹性增强、降低血脂、稳定血压、延缓血管硬化。使整个心血管系统处于代谢良好状态。

（三）对老年人神经系统机能的影响

衰老在神经系统方面的特点是感受器退化，大量神经细胞萎缩和死亡。神经纤维出现退行性改变，神经系统的稳定性下降，大脑皮质神经活动过程的灵活性减弱，兴奋和抑制的转换减慢，神经调节能力较差，难以形成新的条件反射，对外界刺激的反应迟钝。这些变化使老年人记忆力减退、健忘、失眠，注意力以及分析综合、推理判断等能力都有所减退，神经细胞工作耐力差，容易疲劳，疲劳后恢复较慢。老年人通过体育锻炼，可促进血液循环，使神经细胞获得更充足的能量物质和氧气的供应，从而使大脑和神经系统在紧张的工作过程中获得充分的能量物质保证，使大脑的兴奋与抑制过程合理交替，延缓中枢神经系统的衰老过程，保持充沛的精力。运动使神经系统的兴奋性加强，能量消耗增大，有利于睡眠，还能避免神经系统过度紧张，消除疲劳。

四、从心理学角度分析老年人运动健身的原理与功效

国内学者认为，中等运动量的体育锻炼与最低的应激水平有相应关系，可减轻焦虑状态、抵抗抑郁、提升个人的自尊心。通过健身运动消除老年人的不良心理状态的作用机制和功效，对保障老年人的幸福生活具有重要的意义。

对于半自理老年人来说，在身体功能与活动能力等方面与普通老年人相比存在较大差异，但运动健身促进不同状态老年人健康的原理是一致的；在选择运动健身项目过程中，半自理老年人更加适合对"改善身体功能、预防跌倒、提高生活质量"有针对性促进作用的项目。之外，半自理老年人适当地做一些被动或主动的运动健身活动，有利于恢复肌肉强度，保持机体功能，预防一些并发症的发生。

任务2 为半自理老年人独立连贯地展示标准的运动健身技术

【任务情境】

刘爷爷经过运动健身的安全性评估后，康体指导师小王认为刘爷爷可以参加运动健身活动，且经过体适能客观指标的测量，了解了刘爷爷的运动能力，刘爷爷也了解一定的运动增进健康的原理和功效，接下来康体指导师要为刘爷爷展示训练的项目和技术。

【任务实施】

一、任务流程

任务分析 ⟶ 工作准备 ⟶ 步骤操作 ⟶ 效果评价

二、实施步骤

（一）任务分析

1. 主要身心状况及健康问题

序号	主要身心状况及健康问题
1	老年人的身体状况为半自理
2	半自理老年人有十年脑血管病史
3	半自理老年人右侧上、下肢能力受损，功能受限
4	半自理老年人体力下降
5	半自理老年人经过运动健身的安全性评估和体适能客观指标测试
6	半自理老年人了解运动增进健康的原理和功效
7	半自理老年人想要了解运动健身会对自己有哪些帮助

2. 主要目标措施及依据

主要目标措施	依据
为半自理老年人独立连贯地展示标准的运动健身技术动作，使其对动作和实施流程有整体认知	帮助半自理老年人建立运动健身技术动作的整体观非常重要，有助于半自理老年人进行模仿和习得运动健身项目，在此基础之上再进行分解展示和重难点展示，帮助半自理老年人真正地掌握运动健身技术

（二）工作准备

1. 物品准备

序号	名称	规格	单位	数量
1	瑜伽垫	长200厘米、宽85厘米	个	1
2	弹力带		套	1

序号	名称	规格	单位	数量
3	哑铃	3磅（1.4千克）	个	1
4	波速球	直径58厘米	个	1
5	辅助平衡杆	长150厘米	个	1
6	健身用椅子	高50～70厘米	个	1
7	体操垫	长200厘米，宽120厘米	个	1
8	记号笔	黑色	支	1
9	一次性水杯		个	1
10	轮椅		台	1

2. 环境与人员准备

序号	环境与人员	准备
1	环境	室内环境，一张桌子、两把椅子、一台饮水机，干净、整洁、安全，空气清新、无异味
2	康体指导师	着运动装，熟练掌握增进半自理老年人健康的运动健身技术动作
3	半自理老年人	神志清醒，情绪稳定，身心放松

（三）步骤操作

步骤	内容	为半自理老年人独立连贯地展示标准的运动健身技术
工作前准备	沟通与观察	（1）沟通　康体指导师接待刘爷爷，请刘爷爷坐下，倒半杯水递给老年人，通过沟通评估老年人神志清楚，沟通无障碍 （2）观察　从老年人进屋开始，观察老年人行走是否正常、坐下时是否顺畅、接水杯时动作是否正常，观察老年人说话时呼吸是否顺畅等，确定老年人的身体状态
步骤1	讲解和展示耐力性运动训练项目	
步骤2	讲解和展示抗阻性运动训练项目	首先观看视频动画或现场完整示范，为老年人建立一个完整的工作过程，然后进行现场的分解展示，最后强调动作的重点和容易出错的地方
步骤3	讲解和展示平衡性运动训练项目	
步骤4	讲解和展示柔韧性运动训练项目	
步骤5	整理记录	整理记录有关问题
注意事项		讲解要言简意赅，体现人文关怀

（四）效果评价

通过讲解展示，使老年人建立对耐力性运动训练项目、抗阻性运动训练项目、平衡性运动训练项目和柔韧性运动训练项目技术动作的初步印象，提高半自理老年人科学健身素养水平，为后续的指导练习做准备。

一、耐力性运动训练项目

1. 沙滩行走

半自理老年人可以依靠拐杖或其他辅助行走设备，在沙滩上行走，走路的时候，躯干尽量伸直、头部自然直立。呼吸方法为鼻吸气、嘴呼气。刚开始练习时，每次练习时长保持在10～15分钟即可，每周2～3次，最好是选择在天气舒适的时候进行。运动强度以个人主观感觉为主，以觉得不难受、不喘粗气、不面红耳赤，能边走边顺畅地交流为宜。随着能力的提升可以增加距离或时长等。如无沙滩也可在软垫上行走。

2. 沙滩负重行走

在沙滩行走的基础上，半自理老年人可以背负适当的重物进行。初始时以稍稍能感觉到重量为宜，每次练习时长为5～10分钟，每周1～3次，最好是选择在天气舒适的时候进行，运动强度以个人主观感觉为主，以觉得不难受、不喘粗气、不面红耳赤，能边走边顺畅地交流为宜。随着能力的提升可以增加距离、重量或时长等。如无沙滩也可在软垫上行走。

3. 水中行走

半自理老年人在有固定扶手的水池中行走，主要依靠行进中身体对抗水的阻力，进而增强身体耐力。初始练习时，可选择在水较浅的区域开始，每次练习时长为10～15分钟，每周2～3次，运动强度以个人主观感觉为主，以觉得不难受、不喘粗气、不面红耳赤，能边走边顺畅地交流为宜。随着能力的提升可以增加距离、水深、时长等。

4. 手摇轮椅定时行进

乘坐轮椅的半自理老年人，在地面平坦的地方进行即可。一般行进约30分钟，轮椅的行进速度略快于正常速度。一定要注意练习前检查轮椅的安全性，做好个人防护。

二、抗阻性运动训练项目

（一）上肢肌肉练习

1. 坐姿哑铃弯举前伸

主要锻炼肌肉：上肢肌肉。

起始动作：坐在椅子、固定于原地的轮椅或床上，上身保持直立，大小腿夹角90°，目视前方，双脚分开，身体略微前倾，单臂抓住哑铃，另一手扶在膝盖上以稳定身体。

过程动作：以肘关节为轴心，将哑铃向肩膀弯举，然后前伸。前伸的同时手臂内旋，然后按照原路径，还原成起始动作。上肢有一侧活动受限的半自理老年人在做的时候，哑铃选择适当的重量，患侧手可由健侧手辅助完成动作。上肢双侧均为活动受限的半自理老年人在做的时候，可由康体师辅助完成。

结束动作：恢复成起始动作。

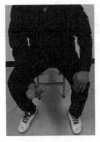 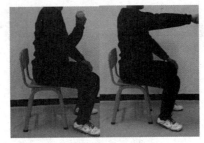 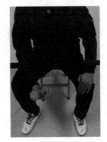

起始动作 过程动作 结束动作

2. 坐姿弹力带下拉

主要锻炼肌肉：上肢肌肉的肱三头肌。

起始动作：坐在椅子、固定于原地的轮椅或床上，上身保持直立，大小腿夹角90°，目视前方，大臂靠近躯干，掌心朝内相对，前臂与大臂保持90°垂直，弹力带中段高位固定，双手抓住弹力带两端。

过程动作：以肘关节为轴，手臂向下、向后拉伸弹力带。上肢有一侧活动受限的半自理老年人在做的时候，弹力带选择适当的规格，患侧手可由健侧手辅助完成动作。上肢双侧均为活动受限的半自理老年人在做的时候，可由康体师辅助完成。

结束动作：恢复成起始动作。

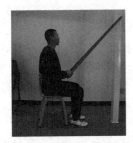 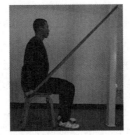 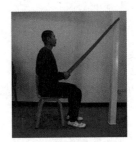

起始动作 过程动作 结束动作

3. 坐姿哑铃绕

主要锻炼肌肉：前臂肌。

起始动作：坐在椅子、固定于原地的轮椅或床上，上身保持直立，大小腿夹角90°，目视前方，大臂靠近躯干，前臂于大臂保持90°垂直，右手握住左肘，左手持哑铃，掌心朝内。

过程动作：以腕关节为轴，手部做"∞"形运动，先顺时针方向然后再逆时针方向。上肢有一侧活动受限的半自理老年人在做的时候，哑铃选择适当的重量，患侧手可由健侧手辅助完成动作。上肢双侧均为活动受限的半自理老年人在做的时候，可由康体师辅助完成。

结束动作：恢复成起始动作。

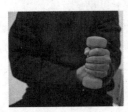 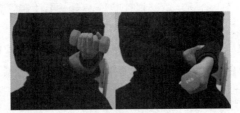 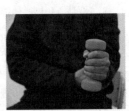

起始动作 过程动作 结束动作

4. 坐姿哑铃锤式弯举并上举

主要锻炼肌肉：上肢肌肉。

起始动作：坐在椅子、固定于原地的轮椅或床上，上身保持直立，大小腿夹角90°，目视前方，双脚分开。双手锤式握住两个哑铃，两手掌心向身体躯干。

过程动作：先以肘关节为轴，弯曲手臂，以抬高哑铃。抬高的过程中，前臂外旋，在哑铃快到肩部位置时，掌心向上，然后以肩关节为轴，双手同时上举哑铃，到最高点时保持手肘微曲，拳眼相对，然后按照原路径，还原成起始动作。上肢有一侧活动受限的半自理老年人在做的时候，哑铃选择适当的重量，患侧手可由健侧手辅助完成动作。上肢双侧均为活动受限的半自理老年人在做的时候，可由康体师辅助完成。

结束动作：恢复成起始动作。

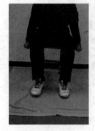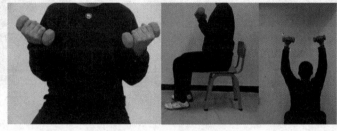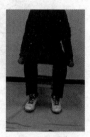

起始动作　　　　　　　　　　　　　　　过程动作　　　　　　　　　结束动作

（二）躯干核心肌肉练习

1. 坐姿端腹

主要锻炼肌肉：腹部肌肉。

起始动作：坐在椅子或者固定于原地的轮椅上，上身保持直立，大小腿夹角90°，双手置于身体两侧。

过程动作：保持大小腿夹角，收腹，脚尖向前伸直，两手前伸，保持该姿势10～30秒，慢慢恢复到初始位置，然后重复动作。下肢有一侧活动受限的半自理老年人在做的时候，患侧腿可由健侧手臂辅助完成动作。下肢双侧活动受限的半自理老年人可由健侧上肢辅助完成或由康体师辅助完成。

结束动作：恢复成起始动作。

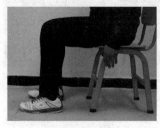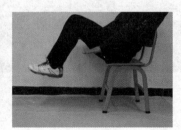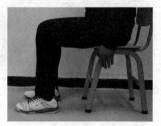

起始动作　　　　　　　　　　过程动作　　　　　　　　　结束动作

2. 坐姿弹力带左右转体

主要锻炼肌肉：腹内斜肌和腹横肌。

起始动作：坐在椅子、固定于原地的轮椅或床上，上身保持直立，大小腿夹角90°，目视前方，双手伸直于头顶握住弹力带一端，双手间距约与肩同宽，弹力带另一端固定。

过程动作：保持身体姿态，腰部发力转体，保持转体姿势 3～5 秒，然后慢慢恢复到初始位置。依次往复进行，做完一侧再换另一侧。上肢有一侧活动受限的半自理老年人在做的时候，可以减少弹力带的磅数。上肢双侧均为活动受限的半自理老年人在做的时候，可以减少弹力带的磅数，并由康体师辅助完成。

结束动作：恢复成起始动作。

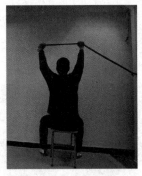 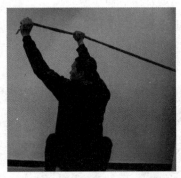 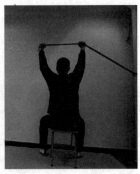

| 起始动作 | 过程动作 | 结束动作 |

3. 坐姿双手直臂弹力带拉

主要锻炼肌肉：背部肌肉。

起始动作：坐在椅子、固定于原地的轮椅或床上，上身保持直立，大小腿夹角 90°，目视前方，双手伸直握住弹力带两端，高度与胸部持平，双手间距与肩同宽，弹力带中段于身体前方固定。

过程动作：保持身体姿态，以肩关节为轴，双手直臂由两侧向后，背部肌肉充分收缩，保持姿势 3～5 秒，然后慢慢恢复到初始位置，依次往复进行。上肢有一侧活动受限的半自理老年人在做的时候，可以减少弹力带的磅数。上肢双侧均为活动受限的半自理老年人在做的时候，可以减少弹力带的磅数，并由康体师辅助完成。

结束动作：恢复成起始动作。

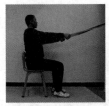 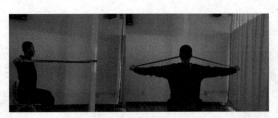 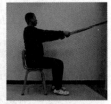

| 起始动作 | 过程动作 | 结束动作 |

4. 坐姿双手弹力带前推

主要锻炼肌肉：胸肌。

起始动作：坐在椅子、固定于原地的轮椅或床上，上身保持直立，大小腿夹角 90°，目视前方，双手大小臂夹角为 90°，握住弹力带两端，置于身体两侧，高度与胸部持平，双手间距与肩同宽，弹力带中段于身体后方固定。

过程动作：保持身体躯干姿态，以肩关节为轴，双手向前、向内伸，双手大小臂微屈，保持姿势 3～5 秒。动作过程中，胸部肌肉充分收缩，然后慢慢恢复到初始位置，依次往复进行。上肢有一侧活动受限的半自理老年人在做的时候，可以减少弹力带的磅数。上肢双侧均为活动受限的半自理老年人在做的时候，可以减少弹力带的磅数，并由康体师辅助完成。

结束动作：恢复成起始动作。

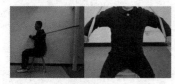 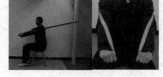 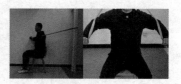

起始动作　　　　　　　过程动作　　　　　　　结束动作

（三）下肢肌肉练习

1. 坐姿伸膝

主要锻炼肌肉：股四头肌。

起始动作：坐在椅子或者固定于原地的轮椅上，上身保持直立，大小腿夹角 90°，双手置于身体两侧。

过程动作：单腿或双腿充分抬高至大小腿伸直状态，脚尖向躯干方向，慢慢恢复到初始位置，然后重复动作。下肢有一侧活动受限的半自理老年人在做的时候，患侧腿可由健侧手臂辅助完成动作。下肢双侧活动受限的半自理老年人可由健侧上肢辅助完成或由康体师辅助完成。

结束动作：恢复成起始动作。

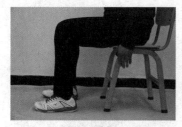 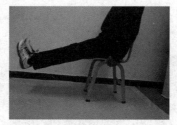 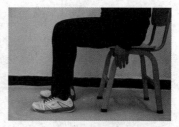

起始动作　　　　　　　过程动作　　　　　　　结束动作

2. 坐姿弹力带髋外展

主要锻炼肌肉：臀大肌与大腿外侧肌肉。

起始动作：坐在椅子或者固定于原地的轮椅上，上身保持直立，大小腿夹角 90°，双手置于身体两侧，弹力带固定于膝盖以上约 5 厘米处。

过程动作：左腿固定不动，右腿向右侧平移约一脚的距离，然后慢慢恢复到初始位置，再换左腿进行，依次往复。下肢有一侧活动受限的半自理老年人在做的时候，患侧腿可由健侧手臂辅助完成动作。下肢双侧活动受限的半自理老年人可由健侧上肢辅助完成或由康体师辅助完成。

结束动作：恢复成起始动作。

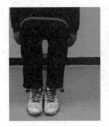 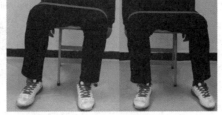 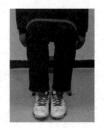

起始动作　　　　　　　　　　　过程动作　　　　　　　　　结束动作

3. 坐姿弹力带后拉

主要锻炼肌肉：臀大肌与大腿后侧肌肉。

起始动作：坐在椅子或者固定于原地的轮椅上，上身保持直立，大小腿伸直，双手置于身体两侧；弹力带一端固定于脚踝，另一端低固定，保持弹力带一定的张力。

过程动作：以膝关节为轴，双腿尽量向后拉伸弹力带，再慢慢恢复到初始位置，依次往复。下肢有一侧活动受限的半自理老年人在做的时候，患侧腿可由健侧手臂辅助完成动作。下肢双侧活动受限的半自理老年人可由健侧上肢辅助完成或由康体师辅助完成。

结束动作：恢复成起始动作。

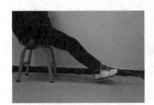 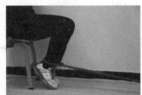 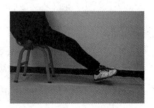

起始动作　　　　　　　　　　过程动作　　　　　　　　结束动作

4. 哑铃坐姿提踵

主要锻炼肌肉：小腿肌肉。

起始动作：坐在椅子或者固定于原地的轮椅上，椅子的高度约与小腿等高，将哑铃放在膝盖上，用手扶好哑铃。康体师可帮助老年人扶好哑铃。

过程动作：尽可能地提起脚后跟，然后放下，放下时速度稍慢，且待脚后跟将要着地时马上做下一次。下肢有一侧活动受限的半自理老年人在做的时候，患侧腿可由健侧手臂辅助尽量完成动作。下肢双侧活动受限的半自理老年人可由健侧上肢辅助完成或由康体师辅助完成。（此处辅助动作，均不需要完成标准动作，但是鼓励老年人尽量按标准完成；双下肢有障碍的，可由康体师进行被动活动。其他动作同理。）

结束动作：恢复成起始动作。

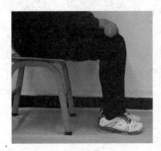 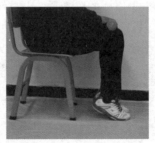 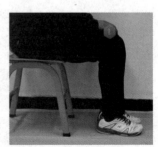

起始动作　　　　　　　　　　过程动作　　　　　　　　结束动作

三、平衡性运动训练项目

1.旋转运动

练习者坐在安全固定的转椅上进行旋转，初始时速度稍慢些，以练习者不觉得头晕为宜。该运动主要是刺激前庭神经，每次练习时长以练习者的主观感受而定，一般每次练习时长不超30秒。半自理老年人在进行练习的时候，需用束缚带辅助固定。

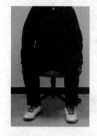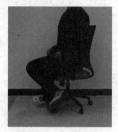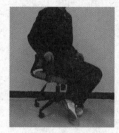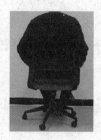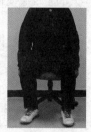

2.不稳定抛接球练习

将椅子放置于软垫上，练习者坐在上面。辅助练习者将软球抛给练习者，练习者接球后再抛给辅助练习者。每次练习时长可根据老年人的主观感受而定，建议刚开始的时候不宜过长。半自理老年人在练习的时候，需用束缚带辅助固定。上肢有单患侧情况的可将球更换成布球，上肢为双患侧则不适宜本练习。

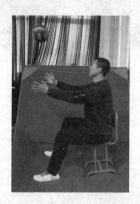

3.波速球平板撑

将波速球软面朝上，脚放置于波速球上面，身体俯卧，肘关节弯曲支撑在地面上，肩膀和肘关节垂直于地面，躯干伸直，头、肩、髋、踝在一条直线上，并保持在同一平面，保持均匀呼吸。初始练习时，每次3～5组，每组30秒左右。半自理老年人在练习时，降低动作难度，将波速球换成枕头，降低高度，同时在胸腔位置也放置一个枕头或软垫。

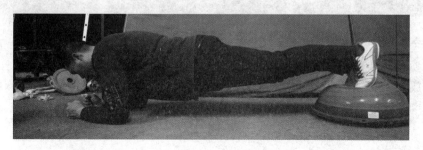

4. 秋千摆荡

选择适合成人的秋千，每次练习时长可根据老年人的主观感受而定。半自理老年人在练习的时候，需用束缚带辅助固定。

5. 成人摇椅

选择稳定的成人摇椅，练习者依靠自身动力，保持摇椅的摆动，每次练习时长可根据老年人的主观感受而定。半自理老年人在练习的时候，需用束缚带辅助固定。

四、柔韧性运动训练项目

1. 坐姿颈部伸展

身体姿态为坐姿，躯干保持正直，右手经过肩、头顶上方，手心朝内放置于左耳处，头部随着右手适度向右侧弯曲，保持1个八拍，然后换左侧进行，依次交替进行，共计4个八拍。上肢有一侧活动受限的半自理老年人、上肢双侧均为活动受限的半自理老年人在做的时候，由康体师辅助完成。

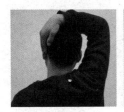 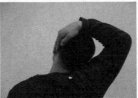 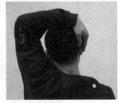 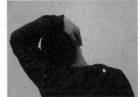

2. 坐姿抱头前屈

身体姿态为坐姿，躯干保持正直，双手经侧十指交叉放置于脑后部枕骨处，头部随手向前屈拉伸背部肌肉，保持1个八拍，放松5秒，共计4个八拍。上肢有一侧活动受限的半自理老年人、上肢双侧均为活动受限的半自理老年人在做的时候，由康体师辅助完成。

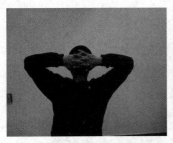 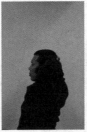 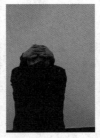 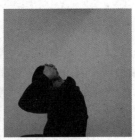

3. 坐姿压肩

身体姿态为坐姿，躯干保持正直，两手臂前伸，扶住高处固定物体，向前压肩，保持1个八拍，放松5秒，共计4个八拍。上肢有一侧活动受限的半自理老年人、上肢双侧均为活动受限的半自理老年人在做的时候，由康体师辅助完成。

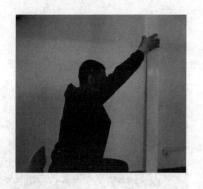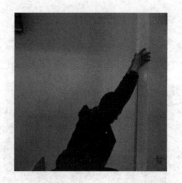

4. 坐姿身体侧屈

身体姿态为坐姿，躯干保持正直，两手拉直毛巾或木棍，置于头顶正上方，上半身向右侧屈，保持 1 个八拍，然后换左侧进行，依次交替进行，共计 4 个八拍。上肢有一侧活动受限的半自理老年人、上肢双侧均为活动受限的半自理老年人在做的时候，由康体师辅助完成。

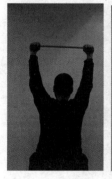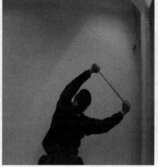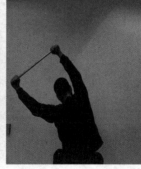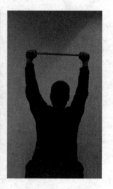

5. 坐姿小腿拉伸

身体姿态为坐姿，躯干保持正直，两手臂后伸撑住身体，两腿保持平直，两脚全脚掌平置于垂直的墙面，将有一定弹性的高约 5 厘米的瑜伽砖放置于前脚掌处，然后腿部尽量向墙侧踩压。动作过程中，两膝盖紧贴地面，双脚后跟不能离开墙面。保持 1 个八拍，放松 5 秒，再进行，共计 4 个八拍。下肢有一侧活动受限的半自理老年人、下肢双侧活动受限的半自理老年人可由康体师辅助完成。

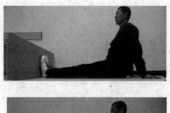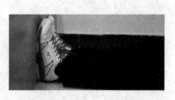
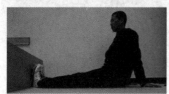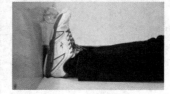

6. 坐姿体前屈

身体姿态为坐姿，躯干保持正直，屈髋，两手臂尽力向前方伸展，保持 1 个八拍，放松 5 秒，共计 4 个八拍。上下肢活动受限的半自理老年人可由康体师辅助完成。

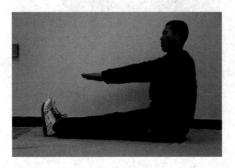 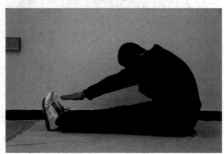

任务3 指导并协助半自理老年人学练运动健身技术

　　刘爷爷经过运动健身的安全性评估、体适能客观指标的测量，也了解了一定的运动增进健康的原理和功效，并观看了康体指导师展示的技术动作，接下来康体指导师要指导和协助老年人进行相关技术动作的练习。

【任务实施】

一、任务流程

任务分析 → 工作准备 → 步骤操作 → 效果评价

二、实施步骤

（一）任务分析

1. 主要身心状况及健康问题

序号	主要身心状况及健康问题
1	老年人的身体状况为半自理
2	半自理老年人有十年脑血管病史
3	半自理老年人右侧上、下肢能力受损，功能受限
4	半自理老年人体力下降
5	半自理老年人已进行安全性评估，可以参加运动健身活动
6	半自理老年人已进行体适能客观指标的测量
7	半自理老年人已了解了运动增进健康的原理和技术动作

2. 主要目标措施及依据

主要目标措施	依据
指导半自理老年人主动学练运动健身技术	康体师需要具备良好的关于运动健身的相关理论知识，具备较强的实践操作能力

（二）工作准备

1. 物品准备

序号	名称	规格	单位	数量
1	运动计划表		份	1
2	秒表		个	1
3	白色手套		副	1

序号	名称	规格	单位	数量
4	黑色签字笔		支	1
5	A4记录纸		张	若干
6	标准急救医药箱		组	1
7	免洗洗手液		瓶	1
8	便携式除颤仪		组	1
9	记号笔	黑色	只	1
10	一次性水杯		个	1
11	运动所需器材		个	若干

2. 环境人员准备

序号	环境与人员	准备
1	环境	室内环境，一张桌子、两把椅子、一台饮水机，干净、整洁、安全、空气清新、无异味，运动项目器材完备
2	康体指导师	着运动装，熟练掌握增进半自理老年人健康的运动健身技术动作
3	半自理老年人	神志清醒，情绪稳定，身心放松

（三）步骤操作

步骤	内容	为半自理老年人指导、协助学练运动健身技术
步骤1	运动前筛查	测量老年人血压、心率等客观指标，询问用药史
步骤2	热身活动	带老年人进行必要的热身活动
步骤3	指导和协助老年人进行练习	根据制订的锻炼计划，按照老年人锻炼的项目，指导和协助老年人进行动作纠正、辅助练习、安全保护等，及时提醒老年人组间休息和补充水分
步骤4	整理记录	整理记录有关问题
	注意事项	展示要动作标准，讲解要言简意赅，指导动作时抓住重点，协助练习要眼快手快，安全保护意识要强

（四）效果评价

通过指导和协助老年人练习，使老年人更准确地掌握练习技术要点，保证训练动作的正确性，从而提升训练效果，避免发生伤病，增强老年人的基础体能。

【相关知识】

半自理老年人的身体状态较为特殊，在指导并协助半自理老年人学练运动健身技术时，康体指导师需要注意采用适合的指导方法、示范位置、讲解关键点等。

一、指导和协助半自理老年人运动健身的注意事项

（1）针对老年人的身体特点，锻炼一定要遵循"轻""柔""慢""短"原则，即强度要轻、

动作要柔、速度要慢、时间要短。

（2）指导和协助半自理老年人进行运动健身练习目的要明确、程序要严谨、过程要简练、内容要容易操作。

（3）指导和协助半自理老年人进行运动健身练习的方向和位置要合理，可尝试镜面、背面、侧面多角度示范，让老年人能够看清楚动作，协助练习时要能及时保护老年人。

（4）指导和协助半自理老年人运动健身练习时，讲解要突出技术动作的关键点，突出地讲解关键技术动作。

（5）指导用语要通俗易懂，描述技术动作时要准确规范，声音高低根据老年人听力情况而定，做到老年人能听清、听懂。

（6）指导和协助练习时，特别要进行安全注意事项的教育，强化老年人的安全意识，掌握安全、注意要点。

二、为患病状态的半自理老年人开展运动健身练习的注意事项

长期处于半自理状态的老年人大部分伴有一种或几种慢性疾病，大多心肺功能减退，呼吸和循环系统受到一定程度的影响，适当的锻炼有利于保持机体功能，但要循序渐进，不可急功近利，以免造成肌肉、关节的损伤。根据发病的阶段不同，采取的锻炼方法也有所不同。

（1）发病初期　本阶段，除了接受医学治疗之外，可以结合被动活动，护理人员帮助老年人进行功能锻炼。锻炼活动时不可过度用力，鼓励老年人和护理人员一起对患侧肢体进行锻炼，以全身大肢体动作练习为主，每次锻炼在 30 分钟以内。注意锻炼中患侧肢体运动角度和运动幅度，初期时不必完全强调动作标准。

（2）部分功能恢复阶段　本阶段是在上一阶段的基础上进行的，要坚持上一阶段的各项锻炼。增加肢体的功能性动作锻炼，如上肢的屈伸、下肢的屈伸等。

（3）基本功能恢复阶段　本阶段是恢复老年人肢体功能的重要阶段，也是最难的阶段。经过前两个阶段的锻炼，老年人的肢体情况会有较大的好转，但尚未完全恢复。本阶段主要进行患侧肢体的组合动作练习，如上肢练习时，可以进行拿取重物、抓握练习等。

案例介绍

半自理老年人运动健身技术指导方案

1. 方案性质

技术服务性方案。

2. 方案类别

运动健身类方案；主要采用一对一技术服务的形式。

3. 方案目的

通过康体指导师讲解和示范适合半自理老年人的运动健身技术，提高半自理老年人对运动健身技术的正确认知和参与兴趣；通过康体指导师指导半自理老年人开展运动健身活动，改善半自理老年人的身体素质，增进身心健康。

4. 服务对象

半自理老年人（无重特大身心疾病，经前期评估，可进行适当的运动健身活动）。

5. 锻炼指导者

×××康体指导师。

6. 主要协助者

×××康体指导师。

7. 其他协助者

×××（家人、护理人员或志愿者）。

8. 活动时间

60～90分钟。

9. 活动地点

×××社区养老驿站。

10. 物品和器材准备

序号	名称	数量
1	椅子	若干
2	人体骨骼带神经血管模型	1套
3	人体肌肉骨骼解剖挂图	1套
4	瑜伽垫	每人1个
5	弹力带	每人2个
6	哑铃	每人1副
7	波速球	若干
8	辅助平衡杆	每人1个
9	健身用椅子	若干
10	记号笔	若干
11	毛巾	每人1条
12	饮用水	若干
13	老人必备药品	
14	其他	

11. 活动流程

流程	内容	时长
报到	康体指导师提前来到养老驿站，做好各项准备，等候老年人；老年人陆续来到养老驿站，上交健康评估表，由护理员或志愿者协助到指定位置就座	5分钟
热身暖场	康体指导师与老年人一对一交流，主要询问老年人对运动健身的了解、兴趣和相关经验等情况，增进相互之间的了解与信任	5分钟
讲解原理和功效	康体指导师分别从运动生理学、运动解剖学、运动医学的角度，讲解运动健身在肌肉、心血管、肺、身体活动能力、身体成分和新陈代谢等几个方面增进健康的原理和功效（注意：言简意赅，简明扼要）	5分钟

流程	内容	时长
讲解和展示抗阻性运动训练项目	康体指导师讲解抗阻性运动训练项目（坐姿哑铃弯举前伸、坐姿弹力带下拉、坐姿哑铃绕、坐姿哑铃锤式弯举并上举）的操作方法和要求，以及注意事项，同时进行动作示范	5分钟
讲解和展示平衡性运动训练项目	康体指导师讲解平衡性运动训练项目（旋转运动、手抛接球练习、秋千摆荡练习）的操作方法和要求，以及注意事项，同时进行动作示范	5分钟
讲解和展示柔韧性运动训练项目	康体指导师讲解柔韧性运动训练项目（坐姿颈部伸展、坐姿抱头前屈、坐姿压肩、坐姿身体侧屈、坐姿小腿拉伸、坐姿体前屈）的操作方法和要求，以及注意事项，同时进行动作示范	5分钟
指导并辅助老年人练习	康体指导师指导并协助老年人分别开展上述项目体验和训练，必要时请志愿者或护理员参与辅助服务	30～40分钟
整理活动	康体指导师指导老年人进行全身拍打放松练习	10分钟
总结	康体指导师总结本次训练情况，并对老年人的主动参与进行积极性评价，同时布置下次训练任务，强调平时注意事项，宣布活动结束	5分钟

12. 注意事项

（1）请老年人穿运动休闲服参加活动。

（2）主要协助者要全程关注老年人，并根据康体指导师要求及时做好辅助工作。

（3）指导过程中，要多鼓励老年人，多表扬老年人的动作。

（4）指导过程中，嘱咐老年人量力而行，不过分追求动作标准。

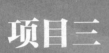

项目三

运动健身活动组织

任务1　为半自理老年人群制订运动健身类健康活动计划

【任务情境】

刘爷爷及另外几位身体状况类似的老年人经过运动健身的安全性评估后，康体指导师小王认为他们可以参加半自理老年人运动健身活动，且经过体适能客观指标的测量，了解了几位老年人的运动能力，接下来，要为大家制订运动健身类健康活动计划。

【任务实施】

一、任务流程

任务分析 → 工作准备 → 步骤操作 → 效果评价

二、实施步骤

（一）任务分析

1. 主要身心状况及健康问题

序号	主要身心状况及健康问题
1	老年人的身体状况为半自理
2	半自理老年人有脑血管病史
3	半自理老年人上、下肢能力受损，功能受限
4	半自理老年人体力下降
5	半自理老年人经过运动健身的安全性评估和体适能客观指标的测量

2. 主要目标措施及依据

序号	主要目标措施	依据
1	制订适合半自理老年人自身情况的运动健身计划	半自理老年人经过运动健身的安全性评估和体适能客观指标的测量数据结果，可作为制订训练计划的重要参考

（二）工作准备

1. 物品准备

序号	名称	规格	单位	数量
1	运动健身的安全性评估报告		份	1
2	体适能客观指标		份	1
3	电脑	台式机	台	1
4	打印机		台	1
5	黑色签字笔		支	1
6	白纸	A4	张	若干

2. 环境与人员准备

序号	环境与人员	准备
1	环境	正常办公环境，干净、整洁、安全，空气清新、无异味
2	康体指导师	着装整齐，熟悉并掌握撰写运动健身计划的相关知识
3	半自理老年人	神志清醒，情绪稳定，身心放松

（三）步骤操作

步骤	内容	为半自理老年人群制订运动健身类健康计划
步骤1	阅读和记录	康体指导师认真阅读本次参与运动健身活动老年人运动健身的安全性评估和体适能客观指标的报告，并记录关键的内容，为后续撰写运动健身计划做准备。如遇有表达不清的地方可以与原始材料数据采集者或者老年人本人进行问询
步骤2	撰写运动健身计划	康体指导师根据老年人运动健身的安全性评估和体适能客观指标的测量报告中获取的关键内容，进行运动健身计划的撰写。特别要注意半自理老年人的病史、用药情况等因素，选择合适的运动健身项目
步骤3	演练运动健身计划	撰写完毕后，进行运动健身计划的演练。演练时要注意活动空间的大小，设备、设施之间的空间大小等。如在演练中，遇到不妥之处，及时进行记录
步骤4	完善运动健身计划	根据演练中记录的不妥之处，进行适当的修改和改进，最终确定完善运动健身计划
步骤5	报批和备案	将修改完善后的运动计划，及时向上级部门进行报批和备案
步骤6	存档	将报批后的运动健身计划存入档案一份，以便日后查阅
注意事项		（1）撰写运动健身计划时，要考虑得全面细致，尤其要注意活动空间的问题，突出评估指标关键点 （2）表述要清楚明了、言简意赅，但需详细说明的部分必须说明

（四）效果评价

制订的运动健身训练计划，可以充分地满足半自理老年人的锻炼需求，达到半自理老年人的锻炼目标。

为半自理老年人制订训练计划的注意事项

一、注意安排合理的训练频率和训练时间

制订训练频率时要结合半自理老年人身体情况较差，加上用药的限制、陪同人员的时间限制等综合考虑。科学的训练计划是生活的一部分，而不是生活的全部，避免出现完全套用公式化的状况，要让训练计划具备可持续性。

训练时间包括：每次训练总时长、每组训练时长、组间休息时长等。组间休息时长可适当地延长些，实际操作中，以半自理老年人的主观外部表现状况和心率、血压等客观表现相结合而定；每组训练时长，尽可能地简短，强调动作质量；每次训练总时长根据制订的每组训练时长、组间休息时长来确定训练总时长，但也要考虑到半自理老年人的基础体能状况，循序渐进，如每次训练总时长较长时，可适当减少每次训练计划中同类型的训练项目，而不是压缩每组训练时长和组间休息时长。

二、功能性动作练习为主、孤立训练为辅

制订训练项目时，以多关节功能性动作练习为主要训练项目，可以同时发展多个肌群，增加不同肌群间的协调性。从锻炼目的和锻炼效果来说，是维持人体的身体功能，稳定生活中肢体的动作模式。孤立的肌肉训练可以作为训练计划的末端项目，作为增强练习或辅助练习。

三、无固定训练项目为主、固定器械训练项目为辅

人体的动作模式是多维度的，自由性和立体性兼顾，因此，在设定训练项目时要以无固定训练项目为主、固定器械训练项目为辅。无固定训练项目包括哑铃、弹力带、徒手练习等，进行该类项目训练时，老年人既要控制器械，又要维持身体的稳定，能够发展多维度的肌肉力量，也更贴近生活中的动作模式；固定器械训练项目是有固定的运动轨迹，对于一些需要增强的特定肌肉群比较适合。

任务2　为半自理老年人群制订运动健身类活动方案

根据小王为刘爷爷等半自理老年人群制订的运动健身计划，接下来要结合老年人的时间安排、实际场地条件等情况，为大家制订相应的运动健身项目活动方案。

一、任务流程

$$\boxed{任务分析} \longrightarrow \boxed{工作准备} \longrightarrow \boxed{步骤操作} \longrightarrow \boxed{效果评价}$$

二、实施步骤

（一）任务分析

1. 主要身心状况及健康问题

序号	主要身心状况及健康问题
1	老年人的身体状况为半自理
2	半自理老年人有脑血管病史
3	半自理老年人上、下肢能力受损，功能受限
4	半自理老年人体力下降

2. 主要目标措施及依据

主要目标措施	依据
撰写适合半自理老年人情况的运动健身项目活动方案	根据老年人的健康评估报告和制订的运动健身项目训练计划书撰写运动健身活动方案

（二）工作准备

1. 物品准备

序号	名称	规格	单位	数量
1	老年人的安全性评估报告		套	1
2	老年人的体适能客观指标评估报告		套	1
3	老年人的运动健身计划		套	1
4	电脑		台	1
5	打印机		台	1
6	白纸	A4	张	若干
7	黑色签字笔		支	2

2. 环境与人员准备

序号	环境与人员	准备
1	环境	正常办公环境，干净、整洁、安全，空气清新、无异味
2	康体指导师	着装整齐，熟悉并掌握撰写运动健身策划方案的相关知识
3	半自理老年人	神志清醒，情绪稳定，身心放松

（三）步骤操作

步骤	内容	为半自理老年人群制订运动健身类活动方案
步骤1	阅读和记录	康体指导师认真阅读本次参与运动健身活动老年人的健康评估报告和健康练习计划书，并记录关键的内容，为后续撰写方案做准备。如遇有表达不清的地方可以与原始材料数据采集者或者老年人本人进行问询
步骤2	撰写策划方案	康体指导师根据从健康报告和健康练习计划书上获取的关键内容，进行方案的撰写。特别注意要增加医疗方案的详细内容和流程
步骤3	预演策划方案	撰写完毕后，进行运动健身活动的预演。如在预演中，遇到不妥之处，及时进行记录
步骤4	完善策划方案	根据预演中记录的不妥之处，进行适当的修改和完善，最终确定运动健身策划方案
步骤5	报批和备案	将修改完善后的策划方案，及时向上级部门进行报批和备案
步骤6	存档	将报批后的策划方案存入档案一份，以便日后查阅
注意事项		（1）撰写策划方案时，要考虑全面细致 （2）表述要清楚明了、言简意赅，需详细叙述的部分应进行必要的叙述

（四）效果评价

为半自理老年人制订的运动健身项目活动策划方案，可以顺利地执行运动健身训练计划，完成为老年人设定的运动目标。

【相关知识】

伤害事故救治应急处理预案

策划老年人群体活动时要优先编制应急处理预案，尤其是半自理老年人，因其自身活动受限，自我避险能力、逃脱能力较弱，更容易受到伤害，由此产生的伤害事故更为严重，甚至可能造成群死群伤的重大安全事故，因此应急处理预案的建立是最重要的部分。具体包括以下内容。

1. 伤害救治预案编目的

保障参与练习者的人身安全，保证救援工作迅速、高效地进行，最大程度地减少伤亡和健康危害事故。

2. 伤害救治制订依据

依据《中华人民共和国传染病防治法》《突发公共卫生事件应急条例》和《国家突发公共事件总体应急预案》，制订本预案。

3. 工作原则

（1）以人为本，现场第一救助原则。

（2）坚持先救命后治伤、先救重后救轻。

（3）既要积极救治，又要做好自我防护。

（4）职责明确，做到反应及时、措施得当。

4. 现场救治措施

首先根据伤员情况，判断伤员是否可以进行移动，如处于危险区，可先转移至安全区进行现场急救。如需送医治疗，应尽快拨打急救电话，准备进行转送医院。

5. 转送伤员

当伤员情况允许时，尽快将伤员转送医院。转送时应协助医疗人员进行科学搬运，避免二次伤害。

6. 物资储备

训练场地应配备在有效期内的标准急救箱，并根据伤员的病史和用药史，为伤员配备特定的急救药物。

7. 伤害救治经费

为训练场地、伤员、康体指导师购买必要的人身、医疗、健康等保险，并备有医疗救治应急资金。

8. 伤害救治程序

现场施救→拨打急救电话→报告上级→陪同伤员去往医院→与伤员家属取得联系通知病情和就医地点→上级部门负责人陪同家属。

撰写运动健身项目活动策划方案的基本知识

一个策划方案主要包括：封面、标题、活动背景、活动目的和意义、活动时间、活动地点、活动主题、组织单位、经费预算和资源需要、传播渠道的设置、效果预测、活动中应注意的问题及细节。

封面：封面应注明以下三点。①活动名称的全称，突出策划的是什么活动，是总体方案还是分项方案，是策划方案还是实施方案。②策划人姓名，隶属的单位、职位。③策划方案完成日期。

标题：策划方案名称就是策划活动的主题，必须具体清楚，一目了然。

活动背景：这部分内容应根据策划方案的特点在以下项目中选取内容重点阐述，具体项目有基本情况简介、活动负责人及主要参与者（注明组织者、参与者姓名、单位等信息）、活动开展原因、社会影响，以及相关目的动机。如果活动有主办单位、承办单位和协办单位，那就要一一介绍，有媒体合作方还要介绍媒体合作方。活动背景中很重要的一部分还应说明活动的环境特征，主要考虑环境的内在优势、弱点、机会及威胁等因素。

活动目的和意义：应用简洁明了的语言将具体化的目的要点表述清楚，让人明确活动举办的最终的目的是什么；在陈述目的要点时，该活动的核心构成或策划的独到之处及由此产生的意义都应该明确写出。

活动时间：在活动时间上除了点明活动开始的时间外，还应点明活动分段的时间、结束的时间。

活动地点：主要应点明活动的报到地点和主要活动的举办地点。如果有分项活动，还应点名分项活动的分会场地点。

活动主题：活动主题就是举办本次活动的中心思想，活动的主题必须十分鲜明，并能够用简明扼要的语言将其表达出来。有些活动比较复杂，用一两句话很难将活动的主题概括出来，因此还可以用活动的宗旨或举办原则之类的方式予以补充。

组织单位：主办单位、承办单位、协办单位统称组织单位。应该是先列"主办单位"再列"承办单位"，然后是"协办单位"。有些活动为了显示主管部门的重视程度，还可列明特别支持单位和赞助单位。

经费预算和资源需要：活动的各项费用在根据实际情况进行具体、周密的计算后，用清晰明了的形式列出。同时列出所需人力资源、物力资源，可以列为已有资源和需要资源两部分。

传播渠道的设置：要在确定传播对象的基础上选择传播沟通渠道，决定何时进行、如何进行，要对各类媒体进行考察评估，分析普及状况和受众成分，同时考察其使用条件和费用，不失时机地决定日程和频度。

效果预测：从内容和影响的范围考虑，有经济效果、心理效果、社会效果；从产生效果的时间来看，有即时效果、近期效果和长期效果。

活动中应注意的问题及细节：内外环境的变化不可避免地会给方案的执行带来一些不确定性因素。因此，当环境变化时应有应变措施，周密考虑活动中可能发生的突发事件，并拿出后备方案。如有附件，可以附于策划方案后面。一个大策划方案，可以有若干子策划方案。

一般策划方案需要具备以上要素，但在实际操作中可以灵活应用、随机应变，不必完全套用。

任务3　为半自理老年人群组织开展运动健身类活动

————————————【任务情境】————————————

根据康体指导师小王做的运动健身计划和项目策划方案，接下来要为刘爷爷等半自理老年人组织实施运动健身项目。

————————————【任务实施】————————————

一、任务流程

任务分析 ⟶ 工作准备 ⟶ 步骤操作 ⟶ 效果评价

二、实施步骤

（一）任务分析

1. 主要身心状况及健康问题

序号	主要身心状况及健康问题
1	老年人的身体状况为半自理
2	半自理老年人有脑血管病史
3	半自理老年人上、下肢能力受损，功能受限
4	半自理老年人体力下降

2. 主要目标措施及依据

序号	主要目标措施	依据
1	组织半自理老年人开展运动健身活动	根据为老年人制订的运动健身计划，按照相对应的运动健身项目策划方案进行运动健身项目的组织和实施

（二）工作准备

1. 物品准备

序号	名称	单位	数量
1	运动健身计划书	份	1
2	运动健身项目策划方案	份	1
3	标准急救箱	套	1
4	必要的药品		若干

2.环境与人员准备

序号	环境与人员	准备
1	环境	运动环境，干净、整洁、安全，空气清新、无异味
2	康体指导师	着装整齐；熟悉并掌握耐力、力量、灵敏、平衡、柔韧和速度素质实操知识；提前与老年人进行沟通，了解老年人健康状况
3	半自理老年人	神志清醒，情绪稳定，身心放松，着装适合运动

（三）步骤操作

步骤	内容	为半自理老年人群组织开展运动健身类活动
步骤1	确定计划与人员匹配	确定老年人身份之后，调取相对应的运动健身计划
步骤2	确定项目策划方案	确定运动健身计划之后，调取相对应的项目策划方案
步骤3	准备场地器材	按照运动健身计划准备好相应的运动环境和设施设备，注意参与人群的数量，选择合适的练习场地
步骤4	组织老年人进行运动健身	按照运动健身项目策划方案，组织老年人进行运动健身项目的练习，严格按照制订的运动健身项目计划执行，但也要注意观察老年人运动健身时的实时身体状态，如出现不适应，立即停止练习
步骤5	放松整理活动	协助老年人进行放松整理活动
步骤6	整理记录	运动健身结束后，及时记录组织过程中的情况
注意事项		（1）组织要科学有效，节奏安排适合 （2）时刻关注老年人的精神状态和身体情况

（四）效果评价

通过组织实施运动健身训练计划，让老年人能够按质按量地完成训练要求，达到训练目标，取得一定的训练效果。

──────────────【相关知识】──────────────

为半自理老年人群开展运动健身类活动的特别要求

半自理老年人由于身心健康偏弱，存在一项或多项生活能力受限。运动健身活动的目的主要是通过有针对性地提高老年人肌肉力量、柔韧、协调和速度，增强半自理老年人运动健康素质，延缓向失能老年人转化的时间。

半自理老年人由于自主活动空间受限，相互之间自由交流不方便，更多时候是自己独处，更加渴望团体成员之间的互动；半自理老年人对健康更加渴望，更愿意参加健康类活动；半自理老年人更加害怕或恐惧受伤，部分老年人对运动健身类活动存在不同程度的畏惧心理。以上这些情况要求康体指导师在组织半自理老年人群开展运动健康类活动时要做到如下几个方面。

一是，科学掌握每一位老年人的身心健康特征和性格特点。通过有效评估，确定每一位老年人都能够安全地参加运动健身活动，同时将学习并掌握的评估结果作为康体指导师开展活动的任务之一。此外，康体指导师要提前与老年人进行对话交流，结合老年人家属和护理员对老年人性格特点与爱好的有关表述，尽量掌握每一位老年人的心理特征。

二是，活动过程中要精讲多练，重点强调健身动作的安全性、技能要点和功能效果。康体指导师要将重点放在老年人的身体体验和本体感受上，要强调安全性的注意事项，技能讲解尽量精炼，不要过分要求动作的标准性和规范性，一定要强调动作的作用。

三是，活动过程中要将护理员作为活动的重要参与成员。与开展自理老年人运动健身类活动不同，开展半自理老年人群运动健身活动必须要有护理员全程参与，在设计、实施和评估半自理老年人群运动健身类活动时，要将护理员主动纳入其中，既作为康体指导师的重要协助人员，又要将护理员作为活动主体的一部分。

四是，做好半自理老年人群开展运动健身类活动的全面保障工作。从活动的内容、时间、强度和项目的设计与实施，到活动场地、器材、人员和安全预案的准备与检查，以及活动之后的效果评价与改进都要细致周全。此外，还要做到活动的长期性与多样性相一致、互动性与独立练习相结合、健身项目创新导向与生活功能恢复目标向对应。

案例介绍

半自理老年人健身策划和实施方案

根据前面评估的结果，按照康体指导师为和刘爷爷情况相同的三位老年人选择的运动健身项目，制订了相应的活动策划方案和单次运动健身计划，具体计划如下。

一、方案名称

半自理老年人健身方案。

二、方案性质

集体方案。

三、方案类别

健身类方案。

四、方案目的

增进上肢力量和肌肉耐力，主要练习肱二头肌、肱三头肌、前臂肌、肩部肌肉等。

五、成员程度

半自理老年人。

六、锻炼指导者

×××康体指导师。

七、主要协助者

×××康体指导师。

八、其他协助者

×××（家人或护理人员）。

九、活动总时间

90分钟。

十、活动地点

老人健身中心。

十一、物品和器材

椅子、哑铃三套、弹力带三套、毛巾三条、饮用水、老年人必备药品、急救用品、其他老年人所带私人物品。

十二、活动流程

方案流程	活动内容	活动时长
1.报到阶段	半自理老年人到达健身活动中心前台处报到，填写个人信息表、运动前筛查量表等，确认运动方案，与当天的康体指导师见面。待人员齐备之后，由康体指导师带领去往健身活动中心	10分钟
2.热身活动	手部运动，包括拉伸等	10分钟
3.休息	热身活动后，休息2分钟，进行补水等	5分钟
4.初步学习阶段	先由康体指导师为半自理老年人进行完整技术动作示范，然后进行动作分节教学，待半自理老年人基本掌握技术动作后，将进行正式的锻炼阶段	15分钟
5.休息	休息2分钟，进行补水等	5分钟
6.正式锻炼阶段	组织半自理老年人共同进行正式的锻炼，康体指导师进行巡回指导和协助，主要协助者帮助半自理老年人进行锻炼	30分钟
7.休息	休息2分钟，进行补水等	5分钟
8.反馈阶段	由半自理老年人轮流发表锻炼后的感想，康体指导师做好记录	10分钟

十三、注意事项

（1）请半自理老年人穿着合适的衣物。
（2）主要协助者要适时协助能力较差的半自理老年人。
（3）对于初次参与健身锻炼的老年人，不必刻意强调技术动作的完整。
（4）半自理老年人参与健身锻炼时，尽力即可。

参 考 文 献

[1] 方子龙, 陆一帆.老年体育活动指导师实务培训[M]. 北京: 中国劳动社会保障出版社, 2015.

[2] WS/T 424—2013.人群健康监测人体测量方法.

[3] WS/T 428—2013.成人体重判定.

[4] 《中国高血压防治指南》修订委员会. 中国高血压防治指南2018年修订版[J]. 心脑血管病防治, 2019, 19(1): 1-44.

[5] 罗伯塔·E. 瑞克里, C.杰西·琼斯. 老年人体适能测试手册[M]. 2版. 安江红, 谭京京, 孙金秋, 译. 北京: 人民体育出版社, 2017.

[6] 田野. 运动生理学高级教程[M]. 北京: 高等教育出版社, 2003.

[7] 李培, 武传钟, 陈作君, 等. 肌力训练生物学基础研究综述[J]. 武汉体育学院学报, 2006, 40 (8): 69-71.

[8] 王维群, 李志清. 老年健身运动的研究综述[J]. 中国运动医学杂志, 2001, 20(1): 74-79.

[9] 王荣海. 现代老年人合理体育锻炼方法的探讨[J]. 湖南人文科技学院学报, 2006, 12(6): 98.

[10] 邓树勋. 运动生理学[M]. 北京: 高等教育出版社, 2006.

[11] 王瑞元. 运动生理学[M]. 北京: 人民体育出版社, 2008.

[12] 王步标, 华明. 运动生理学[M]. 北京: 人民体育出版社, 2008.

[13] 武晓兰, 武亚军. 从运动生理学角度论老年人体育锻炼的意义[J]. 黄山学院学报, 2011, 13(03): 83-85.

教育部第四批 1 + X 证书制度
老年康体指导职业技能等级证书系列教材

老年康体指导
职业技能教材（中级）

游戏活动服务

北京中民福祉教育科技有限责任公司　组织编写

杨根来　邹文开　王胜三　赵红岗　总主编

迟玉芳　主　编

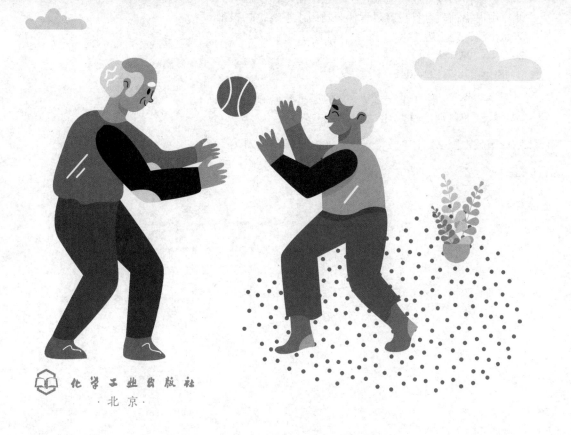

化学工业出版社
·北京·

图书在版编目（CIP）数据

老年康体指导职业技能教材：中级．游戏活动服务 /
北京中民福祉教育科技有限责任公司组织编写；杨根来
等总主编；迟玉芳主编 . —北京：化学工业出版社，
2022.1（2025.2重印）

ISBN 978-7-122-40421-3

Ⅰ.①老… Ⅱ.①北… ②杨… ③迟… Ⅲ.①老年人
-保健-职业培训-教材 Ⅳ.①R161.7

中国版本图书馆CIP数据核字（2021）第250121号

"游戏活动服务"分册编写人员名单

主　　编　　迟玉芳

副 主 编　　唐东霞　刘永强

编写人员　　迟玉芳　唐东霞　刘永强　张良悦

　　　　　　尹海元　曹雅娟　王　壮　孙　涛

游戏活动服务

由于半自理老年人的身体活动能力存在不同程度的减退，通过参与游戏活动，有助于延缓身体功能衰退的速度，维护现存能力，同时，也可调节心理、舒缓心情，因此康体指导师有必要有计划地为半自理老年人进行游戏活动服务。为半自理老年人提供游戏活动服务的内容和流程要结合实际任务情境制订，一般需进行健康评估、技术指导和组织服务等。

知识目标

1. 掌握为半自理老年人参加游戏活动进行健康评估的相关知识。
2. 掌握为半自理老年人参加游戏活动进行理论讲解的相关知识。
3. 掌握为半自理老年人参加游戏活动进行技术示范的相关知识。
4. 掌握为半自理老年人参加游戏活动进行技能指导的相关知识。
5. 掌握为半自理老年人组织游戏活动服务的相关知识。

技能目标

1. 能为半自理老年人参加游戏活动进行健康评估。
2. 能为半自理老年人参加游戏活动进行理论讲解。
3. 能为半自理老年人参加游戏活动进行技术示范。
4. 能为半自理老年人参加游戏活动进行技能指导。
5. 能为半自理老年人组织游戏活动。

思政与职业素养目标

1. 积极关注老年人身心健康，树立正确的健康促进理念。
2. 具有理解、尊重、关爱老年人的价值观。
3. 具有良好的语言表达、沟通协调、组织管理能力。

目　录

项目一

半自理老年人游戏活动健康评估

任务1　为半自理老年人参与游戏活动进行安全性评估

━━━━━━━━━━━━ 【任务情境】 ━━━━━━━━━━━━

　　老年人参与游戏活动可以增进健康，为确保老年人参加游戏活动的安全，要对影响老年人参加活动的各方面因素进行安全性评估。

　　现要为某养老机构5位半自理老年人组织游戏活动，组织游戏前要进行安全性评估。半自理老年人多因体质较差或患有某些慢性疾病，以致影响正常行为能力，故在组织实施游戏活动时更应该注重安全性。

━━━━━━━━━━━━ 【任务实施】 ━━━━━━━━━━━━

一、任务流程

任务分析 ⟶ 工作准备 ⟶ 步骤操作 ⟶ 效果评价

二、实施步骤

（一）任务分析

1. 主要身心状况及健康问题

序号	主要身心状况及健康问题
1	身体机能有不同程度的退化，日常生活活动能力下降，动作比较缓慢。上肢肌肉减少，握持物品时力量减弱。部分老年人需要坐轮椅、借助拐杖或助行器行走
2	部分老年人听力减弱、沟通能力降低、沟通交流次数减少
3	个别老年人易忘记近期事件、往事、熟悉人物等，注意力、计算力、判断力降低。老年人自述都害怕罹患失智
4	部分老年人对机构的活动比较期待，拥有积极情绪；部分半自理老年人独来独往，平时更愿意待在房间，活动参与度不高

2. 主要目标措施及依据

主要目标措施	依据
为半自理老年人参与游戏活动进行安全性评估	游戏活动安全性是前提和基础。安全性评估能够有效增强活动组织者的安全意识，降低半自理老年人参与活动的安全风险，一定程度上避免意外事件的发生

（二）工作准备

1. 物品准备

序号	名称	规格	单位	数量
1	评估量表	参见附表	份	根据参与活动老年人数量确定
2	笔	黑色中性笔	支	
3	桌椅		套	
4	评分统计表	记录每位老年人评估后分值	份	

2. 环境与人员准备

序号	环境与人员	准备
1	环境	干净、整洁、安全，空气清新、无异味
2	康体指导师	（1）着装整齐 （2）熟悉并掌握为半自理老年人参与游戏活动进行安全性评估的相关知识 （3）提前与半自理老年人家属进行沟通，了解半自理老年人的健康状况
3	护理员	（1）熟悉半自理老年人健康状况 （2）熟知半自理老年人照护需求
4	半自理老年人	神志清醒，情绪稳定，身心放松，无不良反应

（三）步骤操作

步骤	内容	为半自理老年人参与游戏活动进行安全性评估
工作前准备	沟通与准备	（1）与评估老年人及家属等监护人提前进行沟通，说明评估原因和方法 （2）做好评估工作安排，准备所需工具等
步骤1	半自理老年人身体能力评估	（1）了解半自理老年人基本信息和基本身体状况：通过查阅资料或询问半自理老年人或其家属得知半自理老年人基本信息，了解既往病史、用药史等重要信息 （2）观察参与评估半自理老年人神志是否清醒、情绪是否稳定 （3）进行半自理老年人身体能力评估：日常生活活动评估、精神状态评估、感知觉与沟通评估、社会参与评估。如老年人近期已经进行该评估，康体指导师可根据实际情况参照评估结果即可 （4）根据评估结果确定半自理老年人是否能够参加活动。确定可以参加活动的半自理老年人所能够进行的活动项目，具体参看"半自理老年人身体能力评估评分表"
步骤2	游戏活动环境安全评估	（1）评估半自理老年人参与游戏场地的条件（包括地面、光线、空间、温度、空气、色彩、噪音等）是否达到安全要求 （2）评估半自理老年人对场地软硬件设施、使用工具、场地与住址距离等环境因素的认可度 （3）评估活动环境是否有合理的使用权限，是否影响其他人 （4）确认使用工具质量完好，无使用风险 （5）征得家属同意，并告知风险。检查沟通记录和家属确认信息 （6）现场勘查急救及安全设施设备

步骤	内容	为半自理老年人参与游戏活动进行安全性评估
步骤3	游戏活动策划安全评估	（1）游戏目标设计符合半自理老年人身心特点要求 （2）游戏内容设计符合半自理老年人身心特点，能够被接受 （3）游戏动作设计符合半自理老年人身心特点，动作不复杂 （4）游戏规则不复杂，易于接受 （5）有明确的游戏活动时间安排，并在合理范围之内 （6）检查是否执行游戏策划方案；现场询问半自理老年人游戏流程满意度 （7）有护理员等工作人员对半自理老年人进行照护，且工作人员具有责任心、专业技能较强等 （8）游戏物资充足、卫生，符合适老化要求等 （9）游戏安全预案考虑半自理老年人身体状况、活动组织实施等相关的安全问题，并准备了针对半自理老年人的急救设备及设施。可检查应急方案及培训记录
步骤4	游戏活动组织安全评估	（1）是否有合理照护人员安排。观察游戏过程，确保半自理老年人游戏服务率100% （2）是否有明确分工，评估工作人员的尽责情况。现场核对游戏活动策划方案员工职责、分工与实际是否一致 （3）是否完成安全防护准备工作 （4）是否已经做好风险防范培训与考核。培训内容包含半自理老年人不稳定心理照护、疾病突发处理、活动关系维护等 （5）半自理老年人得到有效照护和服务
步骤5	整理	（1）收集各项评估量表并打分 （2）根据最终得分得出评估结论
注意事项		（1）操作评估前，应已熟悉半自理老年人的情况，以便开展评估 （2）评估要客观、公正

（四）效果评价

通过安全性评估，为活动目标、内容、时间、地点、人员、流程、安全预案等方面内容的确定提供了依据，促使半自理老年人游戏活动顺利组织开展，降低半自理老年人在游戏活动中的风险，加强游戏活动组织者安全意识。

────────── 【相关知识】 ──────────

半自理老年人参与游戏活动安全性评估基本知识

一、半自理老年人参与游戏活动安全性评估流程

半自理老年人游戏活动安全评估流程表由"半自理老年人身体能力评估评分表"（表1-1）、"半自理老年人游戏活动环境安全评估表"（表1-2）、"半自理老年人游戏活动策划安全评估表"（表1-3）、"半自理老年人游戏组织安全评估表"（表1-4）四个具体表格构成。其中"半自理老年人身体能力评估评分表"要利用《老年人能力评估》（MZ/T 039—2013）来实现评分，具体量表参看附表。

游戏活动安全性评估结果评分流程如下。

第一，依据表1-1～表1-4对半自理老年人进行评分，将评分结果依次填入"半自理老年人游戏活动安全评分表"（表1-5），得出最终评估分值。

第二，评估人员根据表1-5最终评出分值，参照"半自理老年人游戏活动安全性评估结果表"（表1-6），得出最终结论。

二、半自理老年人参与游戏身体能力评估

半自理老年人身体能力评估属于安全性评估的主要内容，依据的标准是民政部颁发的民政行业标准中的《老年人能力评估》（MZ/T 039—2013），评估的指标包括日常生活活动、精神状态、感知觉与沟通、社会参与四大维度，以及在这四项一级指标下所涵盖的22个二级指标。通过评估，半自理老年人主要身体能力情况分为轻度失能、中度失能两个等级，参加不同类别游戏得分情况如下。

1. 轻度失能

评估等级为轻度失能的老年人判断能力及思维能力较为正常，精神状态、感知觉与沟通能力下降。益智类及结构类游戏可正常参与，能力下降一级，评分降低10分，评分为30分；体育类游戏因轻度失能老年人能够独立行走，但部分生活方面需要借助帮助完成，存在风险扣除20分，评分为20分。

2. 中度失能

评估等级为中度失能的老年人判断能力及思维能力下降，精神状态、感知觉与沟通能力存在部分障碍，益智类及结构类游戏可适当参与，能力下降两级，评分降低20分，评分为20分；体育类游戏因中度失能老年人需要通过借助帮助完成能行走、日常生活，存在较大风险，故降低30分，评分为10分。

三、半自理老年人参与游戏的环境安全评估

半自理老年人的健康状况与生存环境有着密切的关系，选择安全、方便、适用、舒适、美观的活动环境，使环境与老年人机体状况相适应，有利于活动的顺利开展。在组织半自理老年人参与活动时，要特别重视对半自理老年人的活动环境安全性进行评估，通过评估可有效减少影响半自理老年人活动的不良物理因素和社会因素。

半自理老年人活动环境安全性评估包括物理环境和社会环境的评估，评估方法主要是通过实地观察和抽样检测。物理环境安全性评估，主要是对半自理老年人活动的室内环境和室外环境的评估；社会环境包括文化背景、法律法规、社会制度、劳动条件、人际关系、社会支持、经济状况、生活方式、教育、家庭、社区等，这些与半自理老年人的健康有着密切联系。

四、半自理老年人进行安全性评估的注意事项

1. 降低风险，减少责任纠纷及压力

为了防止活动中出现意外导致责任纠纷，可以要求参加活动的半自理老年人及其家属代表与活动组织者签署三方责任声明。明确告知参与活动风险，对活动中非组织者过失导致的意外，要求半自理老年人及其家属自行承担。

2. 做好应急预案

部分半自理老年人有心脏病、高血压、糖尿病等疾病，稍有不慎就可能出现生命危险，因此，为了能在评估过程中及时抢救意外急病的老年人，应配置对应急救药物。

3. 合理运用沟通技巧

评估人员应采用关心、体贴的语气提问，语速要适当，语音要清晰，语言选用要通俗易懂，注意适时进行停顿，或重复老年人没有听懂的内容，加之运用耐心倾听、触摸、拉近空间距离、及时观察老年人的非语言性信息等技巧，使评估更加有效。

4. 安排充分的时间

要根据半自理老年人现场的身体状况、具体情况，分次进行安全性评估，避免半自理老年人疲惫，并且获得详尽、真实的评估数据。

附表：

表1-1　半自理老年人身体能力评估评分表（0—40分）

评估内容	评估指标	体育类游戏	益智类游戏	结构类游戏	评估方法
半自理老年人身体能力	轻度失能	20分	30分	30分	与医生、家属沟通，确定半自理老年人适合做的相关游戏活动，如果有明确医嘱及家属限制，则表1-1最终评分为0分
	中度失能	10分	20分	20分	
	无其他突发疾病风险	10分	10分	10分	
最终评分					

表1-2　半自理老年人游戏活动环境安全评估表（0—30分）

评估内容	评估指标	评价依据	评分标准	评分	备注
半自理老年人游戏活动环境安全	符合游戏所需的场地条件要求（5分）	场地应宽敞干净，地面平整、无杂物、防滑，光线明亮，温湿度适宜，空气清新，色彩适宜，噪声小等	符合要求得5分，不符合要求不得分		
	在半自理老年人认可的环境进行（5分）	评估半自理老年人对场地软硬件设施、使用工具、场地与住址距离等环境因素的认可度			
	有合理的使用权限，不影响其他人（5分）	自有或租赁场地不影响其他半自理老年人正常起居，公共场地在不影响他人情况下使用			
	使用工具质量完好，无使用风险（5分）	使用工具有合格证明，并检查不存在质量风险			
	已征得家属同意，并告知风险（5分）	有明确的沟通记录和家属确认信息			
	有急救安全设施（5分）	检查是否有体外除颤仪等急救安全设施设备			
最终评分					

表1-3　半自理老年人游戏活动策划安全评估表（0—20分）

评估内容	评估指标	评价依据	评分标准	评分	备注
半自理老年人游戏活动策划安全	游戏目标设计符合安全性要求（2分）	游戏目标设计符合半自理老年人身心特点要求	符合要求得2分，不符合要求不得分		
	游戏内容设计符合安全性要求（2分）	游戏内容设计符合半自理老年人身心特点，能够被老年人接受			
	游戏动作设计符合安全性要求（2分）	游戏动作设计符合半自理老年人身心特点，动作不复杂			

评估内容	评估指标	评价依据	评分标准	评分	备注
半自理老年人游戏活动策划安全	游戏规则设计符合安全性要求（2分）	游戏规则不复杂，不易引起老年人情绪变化，不影响参与游戏的注意力	符合要求得2分，不符合要求不得分		
	游戏时间设计符合安全性要求（2分）	有明确的游戏活动时间安排，并在合理范围之内			
	游戏地点设计符合安全性要求（2分）	老年人接受游戏活动地点安排			
	游戏流程设计符合安全性要求（2分）	检查游戏策划方案执行情况；现场询问老年人游戏流程满意度			
	游戏人员安排符合安全性要求（2分）	根据游戏人员分工安排工作人员，工作人员能够照顾到所有的老年人，工作人员具有责任心、专业技能等			
	游戏物资使用设计符合安全性要求（2分）	游戏物资充足、卫生，符合适老化要求等			
	游戏安全预案设计符合安全性要求（2分）	游戏安全预案考虑老年人身体状况、活动组织实施等相关的安全问题，并有针对半自理老年人的急救设备及设施。可检查应急方案及培训记录			
最终评分					

表1-4　半自理老年人游戏组织安全评估表（0—25分）

评估内容	评估指标	评价依据	评分标准	评分	备注
半自理老年人游戏组织安全评估	照护人员安排合理（5分）	观察游戏过程，确保老年人游戏过程中服务率达100%	符合要求得5分，不符合要求不得分		
	分工、分组明确，员工职责明确（5分）	现场核对游戏活动策划方案中的员工职责、分工与实际是否一致			
	具有安全防护措施，具有安全风险防范能力（5分）	有安全防护软件硬件设施，工作人员具有安全防护能力			
	做好风险防范培训与考核（5分）	检查培训记录，内容包含老年人不稳定心理照护、疾病突发处理、活动关系维护等			
	做好针对半自理老年人的安全防护服务（5分）	观察游戏过程，有针对半自理老年人的医疗急救设施、安全防护服务			
最终评分					

表1-5　半自理老年人游戏活动安全评分表

安全性评估内容	半自理老年人身体能力评估（0—40分）	半自理老年人游戏活动环境安全评估（0—30分）	半自理老年人游戏活动策划安全评估（0—20分）	半自理老年人游戏组织安全评估（0—25分）	半自理老年人游戏活动安全性评估最终评分（0—115分）
评估得分					

表1-6　半自理老年人游戏活动安全性评估结果表

评估结论	分值区间	评估评价	备注
不安全	0—49分	游戏活动取消	
有安全风险	50—79分	进行安全隐患排查后进行	
较安全	80—99分	按计划进行	
安全	100—115分	按计划进行	
评估结果			

任务2 为半自理老年人参与游戏活动进行强度与环境评估

　　某日间照料中心定期、定时为社区的老年人组织游戏活动，经常会有周边社区的老年人来参加游戏活动。老年人身体情况不同，但大多为半自理老年人，对活动的强度和环境要求有差异，为更加有效、安全地为老年人提供游戏活动服务，该日间照料中心的工作人员提前为5名半自理老年人进行参与游戏活动的强度与环境评估。

【任务实施】

一、任务流程

任务分析 —→ 工作准备 —→ 步骤操作 —→ 效果评价

二、实施步骤

（一）任务分析

1. 主要身心状况及健康问题

序号	主要身心状况及健康问题
1	自理能力轻度依赖或中度依赖，部分老年人需要坐轮椅、借助拐杖和助行器行走，需要他人照护。肌力、身体活动度有一定的减弱
2	有些老年人听力减弱、沟通能力降低
3	个别老年人轻度失智，忘记近期事件、自己的过去和熟悉人物等，注意力、计算、判断力减退

2. 主要目标措施及依据

主要目标措施	依据
对每位老年人进行参与游戏活动的强度和环境评估，根据评估结果为半自理老年人选择合适活动强度的游戏与适宜的活动环境	每位半自理老年人参与游戏活动强度和环境需要具有差异，为了更好地进行游戏活动组织，有必要进行活动强度和环境评估。应用半自理老年人参与游戏活动强度与环境评估表进行评估是有效的

（二）工作准备

1. 物品准备

序号	名称	单位	数量
1	轮椅	个	若干
2	手杖	根	若干
3	麻将	副	1
4	传接球	个	1
5	扑克牌	副	若干
6	套圈	组	1
7	象棋	副	1

2. 环境与人员准备

序号	环境与人员	准备
1	环境	安全、整洁，空气清新、无异味
2	康体指导师	（1）着装整齐，穿防滑鞋 （2）能够带领老年人进行游戏活动 （3）能够进行游戏活动的环境和强度评估，并具有指导老年人自己进行环境和强度评估的能力
3	半自理老年人	神志清醒，积极主动，愿意配合
注意事项		（1）环境的准备要符合游戏活动的内容，在确保安全的前提下，尽量将环境布置得轻松、愉快 （2）老年人在游戏活动前要做好自身的准备，如感到不适，应向康体指导师说明，不可强行参加

（三）步骤操作

步骤	内容	为半自理老年人参与游戏活动进行强度与环境评估
工作前准备	沟通与观察	（1）沟通　讲解游戏活动对老年人的好处，鼓励老年人参加游戏活动。向老年人说明游戏活动进行强度与环境评估的意义、注意事项等 （2）观察　通过观察，评估老年人精神状态、参与意愿、身体状况有无异常等情况
步骤1	环境情况评估	半自理老年人参与游戏活动环境情况评估要包括安全性、适宜性、美化性、针对性要求。安全性评估直接参考半自理老年人参与游戏活动安全性评估中环境的结果即可；适宜性和美化性评估主要从空间设计、色彩设计、照明设计、器具设计来考虑；针对性评估主要体现在不同的游戏活动对活动环境的要求不同，要结合具体游戏进行环境布置
步骤2	强度评估	（1）进行初步的肌力测评　按照肌力评估一般方法为半自理老年人进行肌力评定 （2）以参与活动为载体，评估老年人参与游戏活动强度。只有老年人投入到活动中，才能更加有效地进行活动强度评估，所以为了客观、真实地进行评估，康体指导师要详细讲解并示范游戏活动，确保每一位老年人能参与到游戏活动中 （3）游戏活动过程中对老年人进行强度评估。康体指导师通过观察、询问、调查等方法，确定老年人参与游戏活动的感受，从而评估老年人参与游戏服务活动的强度 （4）游戏活动后对老年人进行强度评估。通过确定半自理老年人自我感知运动强度、最大心率百分比等方法评估其参与游戏活动的强度
步骤3	整理记录	（1）询问老年人活动后的感受，以及对环境和强度评估的掌握情况 （2）解答老年人提出的疑问 （3）记录有关问题和收获
注意事项		（1）带领老年人进行游戏活动时，要时刻询问老年人的感受，注意老年人的表现，如有异常，立即停止活动 （2）患高血压的老年人活动前要按照医嘱服用降压药，活动过程中要警惕低血压的发生 （3）患糖尿病的老年人运动前最好自测血糖浓度，血糖过高或过低都应避免进行游戏活动；活动中及活动后，要注意有无低血糖的症状，如出现头晕、手抖、视力模糊等，如有应立即休息，随身带好糖果，以备不时之需 （4）患慢性支气管炎的老年人应加强体育锻炼，以不感到劳累、舒适为宜，如在活动过程中出现呼吸困难等症状，应对立即停止 （5）对于肢体活动不便的老年人，不要要求老年人每个动作都要到位、每项活动都要完成，量力而行即可，以保证老年人的安全为主

（四）效果评价

（1）通过对老年人进行参与游戏活动强度与环境的评估，有助于明确游戏活动策划与组织的目标、内容、方式、时间等；使半自理老年人参与活动的安全性、有效性得到提高，也能够灵活把握进行游戏活动的时间和量。

（2）通过对老年人进行参与游戏活动强度与环境的评估，使康体指导师可以更准确地为老年人进行游戏活动服务。

半自理老年人参与游戏活动进行强度与环境评估的相关知识

一、半自理老年人游戏活动环境评估

半自理老年人游戏活动设计需要考虑安全性、适宜性和美化性要求。适宜性和美化性要求可从活动场所空间设计、色彩设计、照明设计、器具设计四方面进行实现。

1. 空间设计

空间是某个范围和区域内所有的客观存在形式。半自理老年人参加游戏活动的空间，可以是与其他功能空间相通的开敞空间，也可以是封闭空间。开敞空间与其他空间相通，与周围环境交流性较好，使老年人从心理上感觉开朗活跃，但受外界影响大；封闭空间私密性较好，但容易引起沉闷的感受。

选择开敞空间还是封闭空间开展半自理老年人游戏活动，要考虑游戏活动的类型、参加活动的半自理老年人的身心情况与个性、周围环境情况等因素。一般康体游戏活动可以安排在开敞空间进行；而手工游戏活动、益智游戏活动，需要为老年人提供比较安静的封闭游戏活动空间。在开敞空间进行康健类游戏活动，利于环境空气对流，保持良好的空气清新度，降低环境封闭带来的局促感，但是不利于随时进行温湿度调节。

半自理老年人开展活动的空间中的功能区域划分要合理，一般可以设计展示区、演示区、活动开展区、储物区。各个区域的布局要合理，便于功能的发挥、半自理老年人参加活动和康体指导师开展活动。每个功能区域要预留出足够的行走区域。

2. 色彩设计

色彩具有冷暖感、远近感、轻重感、明暗感、动静感等心理效应。为半自理老年人游戏活动环境设计应合理利用色彩的心理效应。一般半自理老年人活动受限、新陈代谢速度降低、体温调节相对差。因此，老年人活动场所中大面积的背景色不适应使用冷色系，适合采用偏中性、淡雅的暖色系，如米黄色等；比较小的游戏活动空间不适宜使用明度非常高的暖色系色彩，易产生迫近感，使空间视觉上变小了，可以采用明度不是很高的弱冷色系。为了中和冷色系的低温度感，可以加一些具有点缀作用、提升温度感的暖色作为重点色，如橙红色。

3. 照明设计

光源分为人工照明和自然光源。人工照明按照布局方式分为基础照明、重点照明、装饰照明。错落有致的多重照明，可以营造和烘托空间环境所取得的多层次性效果。为了突出展示区，可以设计重点照明来突出展示区的内容；为了烘托游戏活动氛围，可以设计装饰照明。

4. 器具设计

半自理老年人参加的游戏活动服务场所中选用的器具的材质，应多使用偏暖风格的木质、布艺材料，少量使用冷峻效果的金属材质。游戏活动开展常用的器具要根据半自理老年人特点，配备足够的适老化设施，如要配备适老化桌椅等。为了提供老年人参加游戏活动的便利，可以设置智慧化产品帮助半自理老年人更好地参加游戏活动，如具有咨询、播放功能的"机器人"等。

二、半自理老年人游戏活动强度评估

（一）半自理老年人游戏活动强度评估相关概念

1. 运动强度

运动强度是指运动时用力的大小和身体的紧张程度，是决定运动负荷的主要因素之一。影响运动强度的因素主要有运动频率、运动时间、动作速度、运动所负的重量以及运动的难度和复杂性。适宜的运动强度能有效地促进身体机能的提高，增强体质。如果强度过大，超过身体的承受能力，反而会使身体机能减退，甚至损害身体健康。

2. 关节活动范围

关节活动范围是指关节活动时可达到的最大弧度。主动的关节活动范围是人体自身的主动随意运动而产生的运动弧；被动的关节活动范围是指借外力的帮助而产生运动弧。

3. 肌力

肌力是指肢体做随意运动时肌肉收缩的力量。肌力测定的目的是判断肌力减弱的部位和程度、协助某些神经肌肉疾病的定位诊断、预防肌力失衡引起的损伤和畸形、评价肌力增强的效果。

根据肌力的情况，一般均将肌力分为以下 0 ～ 5 级，如 Lovett 肌力分级法，共六个级别。

Lovett 肌力分级法

0级	受试肌肉无收缩。评定结果为全瘫痪，肌力为正常肌力的0%
1级	肌肉有收缩，但不能使关节活动。评定结果为微有收缩，肌力为正常肌力的10%
2级	肌肉收缩能使肢体在去重力条件下做关节全范围活动。评定结果为差，肌力为正常肌力的25%
3级	肌肉收缩使肢体能抵抗重力做关节全范围活动，但不能抵抗外加阻力。评定结果为尚可，肌力为正常肌力的50%
4级	肌肉收缩能使肢体抵抗重力和部分外加阻力。评定结果为良好，肌力为正常肌力的75%
5级	肌肉收缩能使肢体抵抗重力及充分抵抗外加阻力。评定结果为正常，肌力为正常肌力的100%

（二）半自理老年人参加游戏活动强度衡量指标

1. 半自理老年人身体活动强度的衡量指标

身体强度具体表现在肌肉力量、心肺耐力、柔韧性、灵敏性和平衡能力等方面。身体活动强度可以根据身体活动者的生理反应或活动的绝对物理负荷来衡量，常用衡量指标包括靶心率、最大心率百分比、自我感知运动强度、最大耗氧量百分比和代谢当量，具体参看下方身体活动强度分级表。考虑游戏活动强度评估的便捷性，主要采用靶心率、最大心率百分比、自我感知运动强度三项指标。

身体活动强度分级表

活动强度	靶心率/（次/分钟）	最大心率百分比	自我感知运动强度	代谢当量	最大耗氧量百分比
低强度	120 ～ 140	40 ～ 60	较轻	< 3	< 40
中强度	141 ～ 160	61 ～ 70	稍累	3 ～ 6	40 ～ 60
高强度	161 ～ 180	71 ～ 85	累	7 ～ 10	61 ～ 75
极高强度	> 180	> 85	很累	11 ～ 20	> 75

2. 自感劳累量表（RPE）

可使用自感劳累量表（RPE）评估半自理老年人参加游戏活动的运动感觉。

级别	主观运动感觉	对应参考心率/（次/分钟）
0	安静，不费力	静息心率
0.5	非常非常轻松	70
1	非常轻松	
2	轻松	90
3	稍费力	110
4	较费力	
5	费力	130
6		
7	非常费力	160
8		
9		
10	非常非常费力	最大心率

3. 推荐的身体活动量

半自理老年人的身体活动量，因人而异，可根据身体状况有选择地进行下列活动。

（1）半自理老年人每周可进行 150 分钟低、中等强度的有氧身体活动。

（2）有氧活动应当每次至少持续 10 分钟。

（3）活动能力较差的老年人每周可进行 3 天提高平衡能力和预防跌倒的活动。

（4）每周进行 2 天大肌群参与的强壮肌肉的活动。

（三）半自理老年人参加游戏活动强度评估的影响因素

1. 身体因素

半自理老年人身体机能下降，平时生活借助拐杖、助行器、轮椅等辅具，康体指导师要考虑老年人身体状况。

2. 心理因素

老年人心情烦躁、抑郁等会对评估造成一定影响，应提前做好老年人的工作，使其在平静状态下接受评估，避免结果偏差。

3. 疾病因素

老年人患急慢性病会影响活动参与能力。

4. 环境因素

温湿度、游戏活动的环境等情况都会影响老年人的运动量，康体指导师应考虑环境因素对活动强度评估的影响。

（四）开展半自理老年人参加游戏活动强度评估的注意事项

（1）开展的游戏活动要符合当前老年人的身体状况。

（2）老年人在游戏活动前要做好充分的自身准备，如感到不适，应向康体指导师说明，不可强行参加。

（3）康体指导师在设计游戏活动时，除考虑适合老年人外，也要加入趣味元素，以便吸引老年人参加。

（4）进行游戏活动强度评估时，要及时观察老年人的身体和情绪变化，如发现老年人有异常，要及时停止，并进行相应的跟踪服务。

（五）半自理老年人游戏活动强度评估表

半自理老年人游戏活动强度评估表可参考下表，根据游戏活动类别和游戏活动强度主要考虑的指标进行个性化设计，也可直接使用。

_____游戏活动强度评估表

老年人姓名：×××　　　　　　性别：　　　　　年龄：　　　　　　护理级别：半自理

指标	进行时间			
	热身运动	0～5分钟	5～10分钟	11分钟～结束
老年人主观感受				
靶心率/（次/分钟）				
面部表情				
面色、出汗情况				
肢体运动状况				

任务3　为半自理老年人参与游戏活动进行有效性评估

半自理老年人参加有效的游戏活动，能够增进身心健康，延缓机能退化速度。为确认游戏活动实施的有效性，康体指导师小王为某养老机构5名半自理老年人进行参与游戏活动的有效性评估。

一、任务流程

任务分析 → 工作准备 → 步骤操作 → 效果评价

二、实施步骤

（一）任务分析

1. 主要身心状况及健康问题

序号	主要身心状况及健康问题
1	身体机能有不同程度的退化，日常生活活动能力下降，动作比较缓慢。上肢肌肉能力减弱，握持物品时力量减弱。部分老年人需要坐轮椅、借助拐杖或助行器行走
2	部分老年人听力减弱、沟通能力降低、沟通交流次数减少
3	个别老人易忘记近期事件、往事、熟悉人物等，注意力、计算力、判断力降低。老年人自述都害怕罹患失智
4	部分老年人对机构的活动比较期待，拥有积极情绪；部分半自理老年人独来独往，平时更愿意待在房间，活动参与度不高

2. 主要目标措施及依据

主要目标措施	依据
为半自理老年人参与游戏活动进行有效性评估	确保老年人参加游戏活动的有效性，是发挥游戏活动促进老年人健康作用的前提条件之一。依据半自理老年人参与游戏活动有效性评估量表进行评估

（二）工作准备

1. 物品准备

序号	名称	单位	数量	备注
1	评估量表	套	1	纸质版
2	签字笔	支	1	

2. 环境与人员准备

序号	环境与人员	准备
1	环境	干净、整洁、安全，空气清新、无异味
2	康体指导师	（1）着装整齐 （2）熟悉并掌握为半自理老年人进行有效性评估的技能要求和相关知识 （3）提前与老年人进沟通，了解老年人健康状况
3	护理员或照护师	（1）熟悉半自理老年人健康状况 （2）了解半自理老年人的照护方案
4	半自理老年人	神志清醒，情绪稳定，身心放松

（三）步骤操作

步骤	内容	为半自理老年人参与游戏活动进行有效性评估
工作前准备	沟通与观察	（1）沟通　康体指导师进入现场，来到半自理老年人旁边，说明来意："爷爷好！做游戏的同时，我们进行一个有效性评估，想邀请您参加。请您按照我的要求回答几个问题，可以吗？" 半自理老年人回答："可以。" （2）观察　通过观察，初步评估半自理老年人的神志、参与评估的意愿等
步骤1	半自理老年人参与游戏有效性评估	（1）半自理老年人身体能力状况　本部分内容在半自理老年人参与游戏活动安全性评估中已经进行，视情况直接参考结果即可 （2）半自理老年人精神状态　通过观察、沟通，判断参与活动时，半自理老年人精神状态、沟通交流情况 （3）游戏理解程度　为半自理老年人简要讲一下游戏内容及规则，通过询问，评估老年人是否能够理解 （4）游戏配合接受程度　评估在游戏过程中老年人之间的配合程度：是否积极参赛、团队精神是否浓厚、有无不参与的半自理老年人等 （5）游戏熟练程度　观察半自理老年人参与游戏过程，判断是否能够熟练完成活动游戏内容
步骤2	半自理老年人参与游戏效果评估	了解老年人参与游戏活动的满意度情况： "爷爷/奶奶，关于刚刚向您介绍的×××游戏，您觉得有意愿参与吗？" "您觉得游戏内容安排能够接受吗？"（"您觉得游戏简单还是复杂，自己掌握了吗？"） "关于游戏的讲解，您能够听明白吗？" "您觉得场地安排合适吗？" "您觉得游戏时间安排合适吗？您有没有感到疲劳？" "您觉得游戏环境还舒适吗？" "您对工作人员的仪容仪表还满意吗？" "您参加游戏开心吗？" ……
步骤3	整理记录	（1）对半自理老年人的配合表示感谢 （2）使用评估量表进行打分 （3）得出评估结论
注意事项		（1）及时记录半自理老年人评估时出现的问题，以及需要注意的地方 （2）交流过程要体现尊重与人文关怀 （3）在实际的工作过程中，可根据游戏活动目标、内容和实施需要等的具体情况，简化评估内容

（四）效果评价

（1）通过有效性评估，深入掌握了半自理老年人对游戏活动各方面的评价，并收取改进意见。

（2）通过有效性评估，对组织游戏的各个环节进行复核。

（3）准确掌握半自理老年人游戏活动需求与意见，充分调动了半自理老年人活动参与性，提高了老年人的活动参与度，逐步使半自理老年人由被动参与转变为主动参与游戏活动。

（4）优化提升半自理老年人游戏活动内容，使提升养老服务水平成为必然过程。

半自理老年人参与游戏活动有效性评估的基本知识

一、半自理老年人游戏活动有效性评估的意义

（1）通过评估准确掌握半自理老年人游戏活动的需求与意见，充分调动老年人的参与积极性。

（2）通过评估准确掌握半自理老年人通过游戏活动提升身心健康的状态，逐步延缓身体机能及精神状态下降程度。

（3）通过评估使游戏活动的预期目标按计划实现，使游戏活动策划与实施更加有效，使游戏活动设计内容得到优化。

（4）通过评估游戏活动的目的、实施过程、效果、作用等内容，进行全面系统分析，总结各种经验和教训，为后续老年人游戏活动策划和组织实施提供依据。

二、半自理老年人游戏活动有效性评估的原则

（1）客观公正，科学规范　以有效性评估量表为评估手段，按照评估流程开展评估，保证结果真实准确。坚持中立公正立场，客观真实地评估半自理老年人参与游戏活动的有效性情况。

（2）尊重主体、积极改进　评估过程中，充分尊重半自理老年人的意愿及隐私，并根据半自理老年人的身体状况、情绪反应对评估方式做适当优化提升。不得外泄老年人隐私和比较敏感的事情。评估过程和评估结论应以游戏活动的有效实施和改进为目的。

三、老年人游戏活动有效性评估人员安排

（1）确定评估人员　至少3名工作人员同时进行评估工作。工作人员要着装整齐，提前到达活动地点，熟悉环境并了解老年人身体精神状态，掌握为老年人进行有效性评估的技能和知识。具有客观公正的态度，坚持中立的立场。

（2）明确评估人员的分工　其中2名工作人员负责进行现场评估，确定某评估项的最终得分；另1名工作人员及时记录得分情况。2名工作人员对某项得分有分歧时，3名工作人员共同商定处理办法。

（3）做好检查记录　及时做好记录，评估人员做出评估后及时准确地记录评估结果，以免结果不实。

四、半自理老年人游戏活动有效性评估的流程

半自理老年人游戏活动有效性评估流程表由"半自理老年人身体能力评估评分表"（表1-1）"半自理老年人参与游戏有效性评估量表"（表1-7）"半自理老年人参与游戏满意度评估表"（表1-8）三个具体表格构成，具体参看附表。其中表1-1要依据《老年人能力评估》（MZ/T 039—2013）来实现评分。如已经为老年人进行安全性评估，本部分可直接采用相关评分，

也可根据实际需要进行复评。

半自理老年人参与游戏活动有效性评估一般流程如下。

第一，依据表1-1、表1-7和表1-8对半自理老年人参与游戏活动有效性进行评估，将评分结果依次填入"半自理老年人参与游戏活动有效性评分表"（表1-9），得出最终评估分。

第二，评估人员根据表1-9的最终分值，对照"半自理老年人参与游戏活动有效性评估结果表"（表1-10），得出最终评估结论。

在实际的工作过程中，可根据游戏活动目标、内容和实施需要等具体情况，简化评估内容，相应的评估表可做适当的简化，评分分值也应相应调整。

附表：

表1-7　半自理老年人参与游戏有效性评估量表（0—60分）

评估内容	评估指标	评估依据	评分标准	评估方法	评分	备注
半自理老年人参与游戏有效性	老年人参与游戏身心状态（30分）	老年人精神状态。无情绪低落、排斥现象，主动配合工作人员	存在情绪低落现象及排斥参与行为为0分，反之为10分	观察、询问		
		老年人身体状况。身体状况符合游戏活动的要求	能够独立完成相关评估动作的为10分，不能够独立完成的为0分	根据游戏目的，对老年人进行专项测试		
		老年人社交能力。通过参与游戏，提升了老年人社交能力，有主动沟通欲望和倾向	有主动交流行为的为10分，反之为0分	观察、询问		
	游戏理解程度（10分）	老年人通过听取讲解及参与培训，能够理解游戏活动目的及方法	能够理解游戏活动目的及方法为10分，不能够掌握的为0分	询问		
	游戏配合接受程度（10分）	在游戏过程中老年人之间互相配合，积极参赛，具有团队精神，无不参与的老年人	相互配合、积极参与为10分，无配合意识及行为为0分	现场查看		
	游戏熟练程度（10分）	老年人能够独立完成游戏活动	能够独立完成游戏活动的为10分，需辅助才能完成为5分，不能完成为0分	现场查看		
合计评分						

表1-8　半自理老年人参与游戏满意度评估表（0—60分）

评估内容	评估指标	评估依据	评分标准	评估方法	评分	备注
半自理老年人参与游戏满意度	游戏讲解满意度（10分）	工作人员具有良好的沟通能力和讲解方法，得到老年人肯定	满意为10分，一般为5分，不满意为0分	现场询问		
	场地安排满意度（10分）	老年人对场地安排满意	满意为10分，一般为5分，不满意为0分			
	游戏时间安排满意度（10分）	时间安排合理，老年人身体无疲劳感	满意为10分，一般为5分，不满意为0分			
	游戏环境安排满意度（10分）	游戏环境舒适	满意为10分，一般为5分，不满意为0分			
	工作人员表现满意度（10分）	对工作人员工作满意	满意为10分，一般为5分，不满意为0分			
	整体满意度（10分）	游戏过后老年人心情愉悦，身体素质提高	满意为10分，一般为5分，不满意为0分			
合计评分						

表1-9　半自理老年人参与游戏活动有效性评分表

有效性评估内容	老年人参与游戏身体能力评估（0—40分）	半自理老年人参与游戏有效性评估（0—60分）	半自理老年人参与游戏满意度评估（0—60分）	半自理老年人参与游戏活动有效性评分（0—160分）
评估得分				

表1-10　半自理老年人参与游戏活动有效性评估结果表

评估结论	分值区间	评估评价	备注
效果较差	0—99分	游戏活动取消	
效果一般	100—129分	进行游戏活动优化	
效果较好	130—160分	按计划进行	

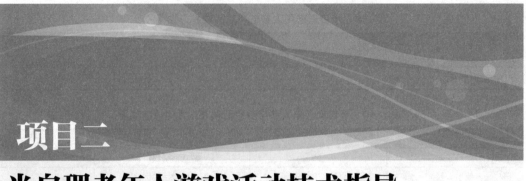

项目二

半自理老年人游戏活动技术指导

任务1　为半自理老年人讲解游戏技术增进健康的原理和功效

───── 【任务情境】 ─────

某养老机构中有 10 位半自理老年人对参加游戏活动兴趣不高。为增进半自理老年人参与老年游戏活动的积极性，康体指导师在游戏活动开展前为该养老机构的 10 名半自理老年人进行游戏活动增进健康的原理和功效讲解。

───── 【任务实施】 ─────

一、任务流程

任务分析 ⟶ 工作准备 ⟶ 步骤操作 ⟶ 效果评价

二、实施步骤

（一）任务分析

1. 主要身心状况及健康问题

序号	主要身心状况及健康问题
1	自理能力轻度依赖或中度依赖，部分老年人需要坐轮椅、借助拐杖和助行器行走，需要他人照护
2	有些老年人听力减弱、沟通能力降低
3	个别老年人轻度失智，忘记近期事件、自己的过去和熟悉的人物等，注意力、计算、判断力减弱
4	一部分老年人独来独往，平时更愿意待在房间，活动参与度不高

2. 主要目标措施及依据

主要目标措施	依据
在活动开展前为半自理老年人讲解游戏活动增进健康的原理和功效	半自理老年人了解游戏活动增进健康的原理和功效，使老年人有了参加游戏活动的内在动力，从而提高其参加游戏活动的积极性

（二）工作准备

1. 物品准备

序号	名称	规格	单位	数量	备注
1	游戏器具		套	若干	根据参与活动老人数量确定
2	笔	黑色中性笔	支	1	
3	签到表		张	1	
4	反馈表		张	若干	根据参与活动老人数量确定

2. 环境与人员准备

序号	环境与人员	准备
1	环境	干净、整洁、安全，空气清新、无异味
2	康体指导师	（1）仪表良好，着装整齐、干净 （2）具备为半自理老年人进行评估的能力 （3）具有为半自理老年人讲解游戏活动增进健康的原理和功效的能力 （4）具有为老年人服务的爱心、耐心，以及尊老、爱老的基本服务素养 （5）提前与老年人家属沟通服务内容，了解老年人健康状况、爱好等
3	半自理老年人	神志清醒、情绪稳定、身心放松，做好参加游戏的身心准备

（三）步骤操作

步骤	内容	为半自理老年人讲解游戏活动增进健康的原理和功效
步骤1	康体指导师自我介绍	"爷爷奶奶，大家好！我是社区服务中心康体指导师×××，很高兴能和大家一起来参加游戏活动。"
步骤2	沟通确认老年人身心状况	通过沟通交流，询问老年人身心状况 "爷爷奶奶，今天的活动开始之前我需要先确认一下大家的身体状况，请问有没有爷爷奶奶有不舒服的地方？如果大家都没有问题我们就开始啦。"
步骤3	简要介绍游戏	"下面由我为大家介绍游戏内容，希望通过我的介绍，大家有兴趣参加游戏活动。" "爷爷奶奶，今天我们玩的游戏名称是……" "有没有爷爷奶奶玩过这个游戏？有的话我们请大家说一下游戏的玩法可以吗？" "爷爷奶奶们说的都特别好，我再总结一下，这个游戏的玩法是……相信大家都迫不及待想要玩游戏啦。" "我还要给大家介绍一下游戏的器具及规则。游戏中我们会用到……（器具），我们拿近一些请爷爷奶奶看一看。游戏规则是……"
步骤4	介绍游戏促进健康的原理及功效	"爷爷奶奶，今天的游戏的原理与功效是……" 如：参加游戏活动可以提高身体素质，训练记忆力、反应力；参加游戏活动，使心情愉快，有利于健康长寿。
步骤5	总结并引导参与游戏	"爷爷奶奶，大家听了刚刚的游戏介绍，是不是觉得游戏还挺有意思的？如果是这样，我们接下来一起玩游戏吧？"
	注意事项	（1）提前了解了老年人的情况，设计符合老年人需求的游戏 （2）游戏功效讲解要遵循简明扼要的原则，有针对性 （3）尽量与老年人多互动，确保其专注力及对游戏的兴趣 （4）展示游戏器具要请工作人员拿近展示，保证老年人能看清

（四）效果评价

通过为半自理老年人讲解游戏活动增进健康的原理和功效，使老年人了解游戏活动的益处，提高参与兴趣。

【相关知识】

为半自理老年人讲解游戏活动增进健康的原理和功效的基本知识

一、讲解的意义

（1）对于半自理老年人而言，为其讲解游戏活动增进健康的原理和功效，能够激发老年人参与游戏活动的兴趣，使其明确参与游戏活动的益处，并且促进其持久参与。为更好地理解原理和功效，老年人也会了解游戏活动的内容，有利于其顺利参与后续活动。

（2）对于康体指导师而言，为半自理老年人讲解游戏原理和功效的过程，能够增进其对老年人的熟悉程度，促使其进一步了解老年人的身心状态，从而有利于康体指导师根据老年人状况进一步适当调整游戏活动内容、规则和流程等。

二、讲解的工作要求

（1）表情得当　康体指导师表情要自然、大方、庄重，切忌有过于夸张的表情而显得矫揉造作。可根据游戏内容，适度调整面部表情，真实、恰当地反映讲解的内容，使老年人更加明确康体指导师所讲述的内容。

（2）站姿挺拔　在站立时要自然地挺胸收腹，身体与地面垂直，重心放在前脚掌，双肩放松，双臂自然下垂或在体前交叉。

（3）行走自然　在行走时，注意步伐轻而稳，抬头挺胸，双肩放松，两眼平视，面带微笑，自然摆臂。同时注意保持与老年人之间的距离，不能距离老年人太远，一米左右即可。

（4）位置恰当。如果讲解过程中伴有示范，康体指导师一般站在老年人右侧靠前位置，将中心位置留给示范者，身体微侧，避免背对老年人。

（5）目光稳重　讲解时眼光不能松散，切忌神游。可与老年人进行一些视觉交流，但对视时间不要太长。注视的范围一般是以两眼为上线、以下颌为下点所形成的倒三角区间。眼神应自然、稳重、柔和、坦荡、友善。讲解时目光平视，同时兼顾所有人，这是最基本的礼仪，也能使自己精神更集中。

（6）善用手势　讲解时的指示手势要规范、适时、准确、干净、利落、优美，做到眼到、口到、手到，切忌来回摆动、摆兰花指，同时避免一些过重的肢体语言，导致过于做作而不合乎礼仪规范的要求。

（7）合适的语调　讲解时语调要有抑扬轻重的变化。如果说话的语调从头到尾都是平的，听起来会令人觉得很枯燥。可根据表示的语气和感情态度的不同，选择不同的语调。如平直调、高升调、降抑调、曲折调。讲解重音是讲解时需要重点突出、给予特别强调的词，可以通过加大音量、增强声音力度、强调突出重音三种方法来实现。

（8）适宜的语速和音量　讲解时语速要快慢适宜、吐字清楚、音量适中，确保老年人能够听清楚。

（9）其他　讲解的内容要根据老年人的表现进行调整；面带微笑认真倾听老年人的疑问，并给予解答。

任务2 为半自理老年人独立连贯地展示游戏技术

为增进半自理老年人参加游戏活动的积极性，康体指导师在游戏活动开展前为养老机构的 10 位半自理老年人进行了游戏活动增进健康的原理和功效的讲解，激发了他们参加游戏活动的兴趣。现在康体指导师为这 10 位半自理老年人进行独立连贯的游戏展示，使他们从总体上了解游戏活动，并为参加游戏活动做准备。

【任务实施】

一、任务流程

任务分析 → 工作准备 → 步骤操作 → 效果评价

二、实施步骤

（一）任务分析

1. 主要身心状况及健康问题

序号	主要身心状况及健康问题
1	自理能力轻度依赖或中度依赖，部分老年人需要坐轮椅、借助拐杖和助行器行走，需要他人照护
2	有些老年人听力减弱、沟通能力降低
3	个别老年人轻度失智，忘记近期事件、自己的过去和熟悉的人物等，注意力、计算、判断力减弱
4	部分老年人对活动比较期待；另一部分老年人独来独往，平时更愿意待在房间，活动参与度不高

2. 主要目标措施及依据

主要目标措施	依据
为半自理老年人独立连贯地展示游戏，使他们直观地了解游戏规则和具体操作方法，并为参加游戏活动做准备	完整连贯地展示游戏可以帮助老年人建立参与的信心

（二）工作准备

1. 物品准备

序号	名称	规格	单位	数量	备注
1	游戏器具		套	若干	根据参与活动老人数量确定
2	笔	黑色中性笔	支	1	
3	签到表		张	1	
4	反馈表或调查表		张	若干	根据参与活动老人数量确定

2. 环境与人员准备

序号	环境与人员	准备
1	环境	干净、整洁、安全，空气清新、无异味
2	康体指导师	(1) 仪表良好，着装整齐、干净 (2) 具备为半自理老年人进行评估的能力 (3) 具有为半自理老年人展示游戏技术的能力 (4) 具有为老年人服务的爱心、耐心，以及尊老、爱老的基本服务素养 (5) 已提前与老年人家属沟通服务事项，了解老年人健康状况、爱好等
3	半自理老年人	神志清醒、情绪稳定、身心放松，做好参加游戏的身体及心理准备

（三）步骤操作

步骤	内容	为半自理老年人独立连贯地展示游戏技术
步骤1	游戏器具展示及使用方法讲解	"爷爷奶奶，接下来给大家展示一下游戏要使用的器具。" "它们的名称是……" "它们的使用方法是……" "在使用的过程中，要注意……" "大家可以试一下。"
步骤2	游戏规则详细讲解	"今天我们玩的游戏的规则，我详细和大家说下……" 　游戏规则讲解举例："今天我为大家准备了许多礼物，每个礼物都是一个用纸层层叠叠包起来的礼物。一会儿爷爷奶奶们伴随背景音乐依次传递纸包，音乐每停一次，得到纸包的人便打开一层纸。当纸包只剩最后一层纸时，拿到它的爷爷或者奶奶便可以拥有那份礼物。"
步骤3	游戏展示	"爷爷奶奶，我们先来玩一次游戏，大家有不明白的地方随时可以提问。" "游戏展示后，我们会和大家一起练习下，大家不用担心。"
步骤4	交流反馈	"爷爷奶奶，今天的游戏有意思么？大家如果有什么更好的建议，可以提出来，我们共同完善游戏的玩法。"
注意事项		(1) 为老年人安排合适的观看位置，讲解时照顾好每位老年人，细节处可向老年人多讲解几遍 (2) 游戏规则讲解要遵循简明扼要的原则，有针对性 (3) 游戏展示速度要慢一些，过程中观察老年人，评估接受程度，必要时可以重复进行，并告知接下来还会给老年人进行练习的时间 (4) 游戏展示要遵循科学性、安全性、个性化、循序渐进的原则 (5) 讲解过程中注意与老年人互动，提升其专注力 (6) 可根据老年人意见合理调整游戏玩法

（四）效果评价

通过为半自理老年人独立连贯地展示游戏技术，老年人初步了解了游戏使用的器具和游戏进行过程，有利于老年人顺利参与游戏。

─────────────── 【相关知识】 ───────────────

为半自理老年人展示游戏的基本知识

一、展示游戏的意义

（1）使老年人直观地了解游戏过程、使用器具、游戏玩法与规则，提高其参与有效性。

（2）降低老年人参加游戏的压力，增强老年人参与游戏的自信心。

（3）增进康体指导师与老年人之间的熟悉程度，使他们在后续游戏开展过程中的交流与沟通更加顺利。

二、展示游戏的内容

（1）游戏的名称。

（2）游戏使用的工具及物品。

（3）游戏的基本规则。

（4）游戏的玩法。

（5）游戏的主要动作。

（6）游戏的参与技巧。

（7）游戏的分组形式。

三、展示游戏的注意事项

（1）明确游戏展示的目的和规范　游戏展示的目的是帮助老年人更好地理解游戏玩法，建立参与游戏兴趣，在展示游戏的过程中要注意动作规范。

（2）展示的位置和方向要合理，让全部老年人都看得清楚。

（3）展示要突出游戏的关键点　一些游戏的规则可能较复杂，在展示游戏关键点时，要注意放慢速度、加重提醒音调、及时互动交流，使老年人充分理解。

（4）展示时要结合语言讲解　讲解的语言应准确、清晰、通俗，使老年人能听懂、听清。

（5）根据游戏内容，展示时需要适当地强调并示范安全注意事项和需避免的危险因素，使老年人明白如何安全地进行游戏。

（6）展示游戏时，可适当与老年人沟通交流，使老年人专注于康体指导师的示范与讲解，提高展示的效果。

（7）合理选择时间和地点　康体指导师应该合理选择示范、讲解的时间和地点，使老年人有充分的时间消化吸收。

（8）充分调动老年人积极性　可以请掌握较好的老年人作为案例为大家做示范。

（9）借助各种有利手段进行游戏展示　康体指导师在进行面对面游戏展示的基础上，可辅以图片、视频、经验分享等方式，增强游戏展示的生动性和效果。

任务3　指导并协助半自理老年人学练游戏活动

【任务情境】

康体指导师在为某养老机构 10 位半自理老年人讲解游戏活动增进健康的原理、功效和独立连贯地展示游戏之后，老年人对参加该游戏活动已经有了很大的兴趣，也基本理解了游戏规则，在此基础上，康体指导师指导并协助半自理老年人学练游戏活动。

【任务实施】

一、任务流程

任务分析 ⟶ 工作准备 ⟶ 步骤操作 ⟶ 效果评价

二、实施步骤

（一）任务分析

1. 主要身心状况及健康问题

序号	主要身心状况及健康问题
1	自理能力轻度依赖或中度依赖，部分老年人需要坐轮椅、借助拐杖和助行器行走，需要他人照护
2	有些老年人听力减弱、沟通能力降低
3	个别老年人轻度失智，忘记近期事件、自己的过去和熟悉的人物等，注意力、计算、判断力减弱
4	机构部分老年人对机构的活动比较期待；另一部分老年人独来独往，平时更愿意待在房间，活动参与度不高

2. 主要目标措施及依据

主要目标措施	依据
康体指导师带领半自理老年人学练游戏活动	老年人学练游戏活动技术，有利于老年人顺利参与游戏活动。康体指导师依据游戏规则、玩法和老年人的身体情况带动老年人进行游戏活动技术学练

（二）工作准备

1. 物品准备

序号	名称	规格	单位	数量	备注
1	游戏器具		套	若干	根据参与活动老人数量
2	笔	黑色中性笔	支	1	
3	签到表		张	1	
4	反馈表或调查表		张	若干	根据参与活动老人数量

2.环境与人员准备

序号	环境与人员	准备
1	环境	干净、整洁、安全，空气清新、无异味
2	康体指导师	（1）仪表良好，着装整齐、干净 （2）具备为半自理老年人进行活动参与评估的能力 （3）具有指导并协助半自理老年人学练游戏活动的能力 （4）具有为老年人服务的爱心、耐心，以及尊老、爱老的基本服务素养 （5）提前与老年人家属沟通服务事项，了解老年人健康状况、爱好等
3	半自理老年人	神志清醒、情绪稳定、身心放松，做好参加游戏的身体及心理准备

（三）步骤操作

步骤	内容	指导并协助半自理老年人学练游戏活动
步骤1	游戏练习导入	康体指导师按照游戏规则，进行游戏分组；做好游戏学练必要的准备。 "爷爷奶奶，接下来我们进行热身活动后，就开始进行游戏练习。练习过程中有康体指导师全程参与协助，请放心。"
步骤2	游戏热身活动	"爷爷奶奶，游戏开始之前我们先来做一个小小的热身活动。" 热身活动举例：手指摆、上肢运动、智力小游戏等
步骤3	游戏练习指导	（1）游戏动作练习 "爷爷奶奶，我们一起来练习一下这个游戏的主要动作。" 康体指导师再次示范具体动作，随后老年人练习。康体指导师协助并指导，过程中注意老年人安全防护。根据老年人练习效果，调节练习次数。如有需要，安排老年人喝水和休息。过程中，可询问老年人练习感受，从而判断老年人掌握情况。 （2）游戏开展练习 "爷爷奶奶，大家对游戏的主要动作已经都熟悉了，接下来我们一起尝试进行一下。" （3）游戏练习感受分享　让老年人互相谈谈在游戏中的感受，用于改善游戏策划方案
步骤4	分组练习	"爷爷奶奶，大家已经对游戏的规则基本掌握了，接下来我们将各位分成几个不同的小组，每个小组之间要进行竞赛，再来练习一下吧。" 老年人练习，康体指导师帮忙并进行指导及安全防护。根据老年人的兴趣和身体状况，反复进行几次，中间可以安排老年人喝水和休息，并询问老年人感受，从而判断老年人是否对该游戏产生兴趣
步骤5	学练与小结	"爷爷奶奶，通过练习大家已经掌握了游戏的玩法，接下来我们就按照游戏规则，来玩一下游戏吧？" "爷爷奶奶，今天的游戏结束了，大家都玩得很开心。大家觉得下次我们的游戏可以怎么改变一下，从而增加游戏趣味性呢？""下次我们再一起玩游戏吧。"
注意事项		（1）游戏前进行活动参与评估，掌握半自理老年人的身体及心理状况 （2）在练习过程中注意做好安全措施，以免危险发生 （3）为半自理老年人安排合适位置，全程照顾到所有人，使所有老年人能参与游戏练习 （4）康体指导师进行指导时，语言要准确、合理，语速要适当，音量要合适，要有耐心 （5）指导过程中要评估老年人接受程度，必要时重复进行指导，对于接受能力略差的老年人，在游戏开展过程中，应作为重点协助对象 （6）游戏中多用鼓励语言，注意观察老年人反应，如有不耐烦的情况耐心指导 （7）使用的工具要及时清洁。每次使用前要确保能正常使用 （8）游戏指导要遵循科学性、安全性、个性化、循序渐进的原则 （9）上述游戏练习指导步骤，可根据具体进行的游戏调节

（四）效果评价

（1）本次游戏过程中老年人全程很配合。游戏过程循序渐进，对身体各部位肌肉的练习起到了很大的作用。

（2）通过该游戏，老年人人际交流次数增多，情绪得到一定程度的宣泄，心情较之前要好。同时，记忆力、注意力、思维能力得到训练。

（3）康体指导师等工作人员可坚持每天陪同老年人做这些小游戏，老年人持之以恒地参与游戏活动，对身心健康有积极促进作用。

指导半自理老年人参与游戏的基本知识

一、指导半自理老年人参与游戏的意义

（1）能够使老年人更加顺利地参与游戏　康体指导师对半自理老年人给予一定的游戏指导，能够帮助老年人顺利地练习游戏的技巧、懂得游戏的规则。

（2）有效的游戏指导，可以提高游戏活动效果　康体指导师为半自理老年人进行游戏动作指导，可以使老年人顺利进行游戏，从而提高游戏活动效果和吸引老年人持续参加游戏活动。

（3）增进老年人与康体指导师之间的情感，使游戏活动开展更加顺畅　康体指导师向老年人进行游戏指导的过程中，可以让老年人感受到自己的被关注和重视，同时康体指导师也能够进一步了解和亲近老年人，增进彼此间的情感。

二、指导半自理老年人参与游戏的工作内容

（1）确认老年人是否具备参与游戏的身心条件。

（2）检查游戏中使用的工具材料是否齐全。

（3）观察老年人参加其他游戏，了解老年人参加游戏的基本情况。

（4）在老年人遇到游戏困难时给予适当帮助。

（5）当老年人对游戏不感兴趣或不会玩时，要找到问题所在，并及时提供帮助。

（6）及时纠错。当发现老年人出现游戏错误时，要运用恰当的语言和合适时机指出问题所在。

（7）鼓励和表扬。游戏结束后应运用恰当的语言、表情、动作等，对老年人参与游戏给予鼓励和表扬，引导其下次继续参加游戏活动。

三、半自理老年人参与游戏的指导要点

（一）半自理老年人参与体育类游戏活动的指导要点

1. 游戏前的准备

（1）熟悉游戏的内容和目标。

（2）考虑好开展游戏的具体步骤。

（3）选择和布置场地、器材。

（4）检查和帮助老年人的着装、穿鞋子等。

（5）了解老年人的健康状况。

2. 游戏过程中

（1）组织老年人有序进入场地。

（2）明确游戏的内容、方法等。

（3）协助老年人分配角色、分组等。

（4）观察老年人参与游戏的行为表现，并给予适当指导。

3. 游戏结束后

（1）组织老年人进行放松活动。

（2）鼓励和表扬，激发老年人下次游戏的愿望。

（3）整理器材，收拾场地。

（二）半自理老年人参与益智类游戏活动的指导要点

（1）尽可能让每位老年人参与，尽量避免老年人旁观、等待。

（2）游戏如果需要分组，最好采用随机分组的方式帮助老年人分组，避免根据熟悉程度、性别、能力等因素分组，导致部分老年人被"忽视"。

（3）让老年人体验游戏的成功。选择游戏的难度应适宜；游戏过程中的"纠错"不能过多，应恰当。

（4）保证规则的灵活性。游戏玩法应由简到难，如果老年人提出修改游戏规则，应适当允许。

（5）降低游戏的竞争性。把重点放在游戏的过程中，弱化游戏结果的重要性。

（6）老年人参与游戏应遵循自愿原则。允许个别老年人在集体游戏时间适当独自游戏。

（三）半自理老年人参与结构类游戏活动的指导要点

1. 进行操作游戏的环境创设及材料投放

（1）营造平等、宽松、自主的心理环境，激发老年人参加操作游戏的兴趣。

（2）投放具有创造性、开放、丰富的物质材料。

（3）及时更换和补充材料。

2. 丰富和加深老年人的观察力及操作的技巧

（1）使老年人积极观察生活事务，从而进行更好地操作构造。

（2）逐一指导，采用多种方式提升老年人的观察能力。

3. 引导老年人掌握操作知识及技巧

（1）使用材料的技能。

（2）操作材料的技能。

（3）设计构思的技能。

（4）结构分析的技能。

（5）集体合作的技能。

四、指导并协助半自理老年人学练游戏活动的注意事项

1. 注意安全第一

康体指导师在为半自理老年人选择游戏内容时，应根据老人的年龄、体质状况、场地条件进行。老年人在学练游戏的过程中，康体指导师应考虑到练习方式、方法与老年人的生理、

心理相适应，同时还应确保老年人的安全性。例如，康体指导师若选择体育类游戏，在带领半自理老年人学练游戏动作前，应采用医养结合的护理技术，鼓励老年人进行 5～10 分钟的热身和整理活动，以防老年人突发疾病，而造成机体的损伤。

2. 遵循循序渐进与持之以恒的原则

半自理老年人在学练游戏的过程中，不论是体育类游戏还是益智类游戏，老年人身心活动量和强度应根据老年人的体能和健康状况为基础，由少到多、循序渐进。

3. 选择合适的游戏场地

为老年人选择学练游戏的场地应当环境优美、温度适宜，避免老年人有感冒、发热等不适状况的发生。学练过程中，对老年人进行悉心照料，若老年人出现身体不适则停止游戏活动，以免造成不良后果。

附表：

游戏计分表

组别	姓名	计分		
		第一轮	第二轮	第三轮
第一组	老年人1			
	老年人2			
第二组	老年人3			
	老年人4			
第三组	老年人5			
	老年人6			
第四组	老年人7			
	老年人8			
第五组	老年人9			
	老年人10			
…	老年人…			

游戏观察记录表

游戏名称：		
观察者：		
游戏时间：		
游戏地点：		
观察对象	姓名：	
	性别：	
	年龄：	
老年人行为描述		
老年人行为分析		
改进措施		

项目三

半自理老年人游戏活动组织

任务1　为半自理老年人制订游戏活动计划

【任务情境】

　　某老年公寓的半自理区入住了 40 多位老年人，年龄在 73～85 岁不等，部分老年人对机构活动的参与性较高，但也有老年人更愿意待在房间，兴趣爱好不一。康体指导师为了营造积极的机构氛围，将根据他们的能力和需求，量身制订游戏活动计划。

【任务实施】

一、任务流程

任务分析 → 工作准备 → 步骤操作 → 效果评价

二、实施步骤

（一）任务分析

1. 主要身心状况及健康问题

序号	主要身心状况及健康问题
1	身体机能有不同程度的退化，日常生活活动能力下降，动作比较缓慢。上肢肌肉减少，握持物品时力量减弱。部分老年人需要坐轮椅、借助拐杖或助行器行走
2	部分老年人听力减弱、沟通能力降低、沟通交流次数减少
3	个别老人易忘记近期事件、自己的过去和熟悉的人物等，注意力、计算力、判断力降低。老年人自述都害怕罹患失智
4	部分老年人对机构的活动比较期待，拥有积极情绪；部分老年人独来独往，平时更愿意待在房间，活动参与度不高

2. 主要目标措施及依据

序号	主要目标措施	依据
1	评估老年人的能力	以老年人能力评估为游戏活动的起点，能有效保障活动的安全性
2	调研老年人的兴趣、参与游戏活动需求	以老年人为中心制订游戏活动计划是保障游戏有效的基础和前提
3	制订游戏活动计划	不同类型的游戏对老年人起到不同的锻炼作用

（二）工作准备

1. 物品准备

序号	名称	单位	数量	备注
1	评估量表	套	若干	《老年人能力评估》（MZ/T 039—2013）或 ADL、IADL、MMSE 量表等
2	各类型游戏道具	套	若干	
3	纸笔	套	1	

2. 环境与人员准备

序号	环境与人员	准备
1	环境	干净整洁的无障碍室内活动室，放有团体活动组合桌，适老椅、轮椅若干
2	康体指导师	（1）着装整齐，精神饱满 （2）熟悉并了解各种游戏的玩法、规则，具备游戏带动能力 （3）提前与老年人、家属、护理人员、康复师等多方面沟通，了解老年人身心状况、日常行为习惯等信息
3	半自理老年人	神志清醒、情绪稳定，经沟通后知情并同意配合康体指导师

（三）操作步骤

步骤	流程	为半自理老年人制订游戏活动计划
工作前准备	沟通	康体指导师来到老年人身边，逐一说明来意。"爷爷奶奶们好！为了营造我们养老院的娱乐氛围，我们即将为大家调整、更新每周的游戏活动。接下来先为大家进行参与活动能力的评估，以便给您有针对性地制订游戏活动计划。"
	评估	使用《老年人能力评估》（MZ/T 039—2013）量表进行日常生活活动、精神状态、感知觉与沟通、社会参与四个方面的能力评估，视老年人身体情况使用下列评估量表也可以 ADL量表：用日常生活活动能力量表，评估老年人的活动能力 IADL量表：用工具性日常生活活动能力量表，评估老年人运用工具的能力 MMSE量表：用简易精神状态检验量表，评估老年人的精神状态 MoCA量表：用蒙特利尔认知评估量表，评估老年人的认知水平
步骤1	展示游戏	康体指导师了解老年人之后，来到老年人中间，了解大家的想法，准备根据老年人对活动的兴趣和要求，共同商量制订每周游戏活动计划 康体指导师依次展示各类游戏道具、成品和玩法。结合游戏展示效果需要，可引导并带领老年人初步体验。过程中康体指导师观察老年人理解游戏和参与游戏的程度，并随时解答老年人疑问
步骤2	需求调研	康体指导师跟老年人一对一或一对二地交流，正确记录老年人的信息 需求调研："您期望参加游戏活动吗？""您主要想锻炼哪方面的能力？" 兴趣调研："您对哪个（些）游戏活动特别感兴趣？愿意尝试参与新的游戏吗？" 时间调研："您觉得什么时间段参加游戏活动最合适呢？"
步骤3	制订计划	康体指导师根据调研结果，制订周期性（一周或两周、月度）游戏活动计划。游戏活动计划表通常包括活动目标、游戏活动类型、游戏活动名称、活动图片、活动时间、联系人等内容。要以老年人需求为中心制订游戏活动计划，并建立动态调整机制
步骤4	张贴计划	康体指导师把活动计划用彩色海报的形式张贴在半自理区公共活动室、入口、通道等醒目的地方。老年人可以对计划提出完善建议，康体指导师结合实际进行合理化调整
注意事项		为保证与半自理老年人沟通的有效性，每次展示游戏和需求调研的参与老年人数量不宜过多，10人为一组，可分组多次进行

（四）效果评价

（1）通过展示讲解，老年人初步了解了不同类型的游戏，并产生参与游戏活动的意愿。

（2）结合老年人的需求制订的游戏活动计划，受到老年人欢迎。

【相关知识】

为半自理老年人制订游戏活动计划的基本知识

一、游戏活动计划制订

（一）游戏活动计划的内容要素

制订游戏活动计划的目的是为了使老年人清晰明了地明确游戏活动安排，可以以表格为呈现形式。游戏活动计划通常包括以下几个内容。

1. 活动目标

周期性的游戏活动计划要明确老年人参与活动能达到的活动目标。例如，是侧重肢体功能训练，还是认知思维水平的强化，又或是综合性干预。活动目标指引着活动其他内容的设计安排，如游戏活动类型选择和具体的游戏活动的规则制订等。

2. 游戏活动类型

游戏活动计划中应标注游戏活动属于破冰游戏、结构游戏、康健游戏、益智游戏、认知游戏中的哪一类，或是其他游戏类型。

3. 游戏活动名称

游戏的命名既要有趣味，让老年人产生兴趣，又要凸显主题，要通过游戏活动名称，大致了解活动的玩法。当然，还要容易记忆。

4. 活动图片

在游戏活动名称位置，穿插形象生动的活动图片，尽可能图片化、卡通化，重点突出，有助于帮助文化程度不高或者阅读能力下降的老年人识别，提高游戏对老年人的吸引力。

5. 活动时间

游戏计划应注明游戏的具体活动时间，如在周计划中表明星期几的某个时间段，月度游戏活动计划中要显示具体的日期和具体时间段。对轻度失智和中度失智的老年人来说，在固定的时间做固定的事情，对于建立稳定的作息和锻炼时间定向力是有一定益处的，因此在制订游戏活动计划时，每天游戏活动的时间尽量保持一致，考虑到半自理老年人的能力状况，每次活动坚持的时间不能太长，建议每次游戏活动时间在 30～45 分钟，比如每天的 9:15～10:00。

6. 联系人

在游戏活动计划中，还可增加康体指导师的姓名、联系方式，方便不熟悉或新入院的老年人联系、咨询，也便于收集老年人参加游戏的意愿和改善游戏活动的建议等。

（二）游戏活动计划制订思路

1. 以老年人需求为中心

制订游戏活动计划，要以老年人为中心，调研他们的需求和兴趣，评估他们的能力，在医护人员、康复师、心理咨询师的治疗、康复、干预目标框架之内，合理地制订习练计划。

2. 提供多感官、丰富的环境刺激和学习环境

尽可能提供各类型的活动支持，既训练半自理老年人的反应力、记忆力、注意力等思维能力，又要锻炼老年人的语言能力和认知水平，还要关注老年人的肌肉、力量、精细动作等肢体能力训练。因此，在游戏活动计划中，根据不同类型穿插、混合五种游戏，可达到游戏活动的综合训练目标。

3. 重视情感氛围

对于老年人来说，来自家人、朋友、熟悉信任的工作人员等方面的情感支持很重要。因此，游戏活动计划要考虑适当将家人、朋友、熟悉信任的工作人员邀请进活动中来，尤其在家人孩子休息的周末，安排陪伴日、自由日、亲情日等活动，有助于老年人形成积极情绪，促进身心健康。

4. 注意事项

应及时收集老年人的反馈，评估老年人参与活动的意愿、难易程度、身心状况等，听取医护人员、康复师、心理咨询师等工作团队的意见，及时地动态调整计划。

（三）游戏活动计划举例

1. 一周游戏活动计划表

（1）要点　游戏活动根据不同类型穿插，尽可能做到每周内五个类型的游戏都有，既训练半自理老年人的肌肉、力量、精细动作等肢体能力，也要结合半自理老年人对思维能力、认知水平和积极情绪等方面的需求，再侧重结合具体活动老年人的需求和兴趣综合制订习练计划。

一周活动安排 5 ~ 7 天。周六、周日考虑到家属访问和陪伴，一般以自由安排为主，如散步、聚会、外出、购物、家属访谈等。没有家属探访的老年人，康体指导师可灵活安排，针对老年人的个性化需求设计老年人个体活动或团体游戏。

如果一天设计两次游戏活动，一般安排在上午、下午各一场，上午和下午的游戏尽量动静结合，避免老年人过度疲劳和降低参与兴趣。

（2）举例

时间	周一	周二	周三	周四	周五	周六	周日
9：00—9：40	破冰游戏"我是'哥斯拉'"	认知游戏"好日子"	益智游戏"追兔子"	结构游戏"拼图游戏"	结构游戏"树叶贴画"	亲情日 陪伴日 自由日 综合游戏日	
15：00—15：40	结构游戏"指印画"	益智游戏"三心二意"	认知游戏"图片分类"	康健游戏"夹花生"	康健游戏"脚掌传物"		

习练目标：通过多种游戏类型，拉近老年人之间的距离，营造快乐有趣的机构氛围；锻炼老年人身体健侧的功能，促进肢体训练，增强思维记忆、逻辑运算等认知能力，达到身心健康的目的

2. 月度游戏活动计划

（1）要点　在一个月内，每周同一天的游戏活动类型一致，但具体游戏设计要符合游戏活动目标的要求，可选择重复强化，有连续性、有进阶难度的游戏，也可以是完全不同的游戏。

（2）举例

周次	具体时间段	游戏类型	习练目标	游戏名称
第一周	周一 15：00—15：40	结构游戏	强化同类型游戏的不同玩法、不同技法，持续锻炼手部精细动作和创作能力 阶段性的游戏设计由部分到整体，由个人作品到集体展示、评比，用老年人的作品为养老院布置环境，提升老年人的成就感和自我实现	吸管贴画
第二周				水彩吹画
第三周				指印画
第四周				树叶贴画
第五周				作品展"打扮我们的家"

3. 综合活动计划表

（1）要点　在老年人活动中，除了我们提到的五类游戏之外，还有其他活动类型，比如中国传统体育、音乐照护、身心活化、运动健身等，以老年人为中心，康体指导师根据老年人的需求和兴趣，将不同的活动类型组合安排。

综合活动计划要根据活动的功能性、强度等特点进行合理安排。

（2）举例

时间	周一	周二	周三	周四	周五	周六	周日
9：00—10：00	中国传统体育	音乐照护	身心活化	康复训练	运动健身	自由活动	
15：00—15：40	结构游戏"树叶贴画"	认知游戏"好日子"	结构游戏"园艺游戏"	益智游戏"追兔子"	康健游戏"夹花生"		

习练目标：在养老机构内营造可持续性的、结构化的游戏活动课程，积极促进入住老年人的身心健康，促使养老机构创造美好乐龄生活

时间	周一	周二	周三	周四	周五	周六	周日
9：00—9：20	康健游戏"夹弹珠"	破冰游戏"彩虹伞"	认知游戏"图片分类"	康健游戏"套圈"	破冰游戏"脚掌传物"	自由活动 自由活动 自由活动	
9：20—10：00	中国传统体育	音乐照护	身心活化	康复训练	运动健身		
午休							
15：00—15：40	结构游戏"积木"	康健游戏"套圈"	结构游戏"撕纸"	认知游戏"认识地区"	益智游戏"组字能手"		

习练目标：以简短的游戏自然带出主要活动，让老年人尽快投入，达到暖场作用，令活动设计变得顺畅连贯

二、适合半自理老年人进行的游戏

（一）破冰游戏

破冰游戏是一种能打破人际交往的陌生、疏远氛围，使参与游戏活动的老年人之间、康体指导师与老年人之间迅速熟悉，拉近人际距离的游戏。

1. 抛玩偶

游戏目的：通过游戏认识伙伴，加深对伙伴名字的记忆。

游戏道具：各种小玩偶或者气球。

游戏规则：

（1）老年人围圈坐，让他们初步认识对方的名字。

（2）由康体指导师向其中一位老年人抛玩偶。

（3）抛玩偶的老年人要与接球的老年人有眼神接触；抛玩偶的老年人要叫接球老年人的名字；玩偶要抛起来；玩偶不可以传向左右的"邻居"；接到玩偶的老年人要继续将玩偶抛向其他老年人，直至所有老年人接过玩偶。

游戏说明：如果抛玩偶老年人不记得接玩偶老年人的名字，接玩偶老年人或其他老年人可友情提醒，然后抛玩偶老年人再复述。

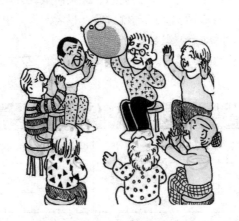

2. 我是"皮皮熊"

游戏目的：认识老年人的名字，分辨老年人声音。

游戏道具：音乐播放器、眼罩。

游戏规则：

（1）小组围圈。邀请一位老年人用眼罩蒙住双眼，站到圆圈中间。其他人则在音乐声中围着这位组员转圈。

（2）中间的老年人随时、随手指向其中一人，被指的这个人需要说出："我是皮皮熊"。

（3）圈内的老年人要猜说话老年人的名字，猜中了，便由被猜中者换到圆圈中间，进行下一轮的游戏，反之则继续游戏。

游戏说明：如果老年人之间事先不熟悉，在游戏前，引导每一位老年人先自我介绍名字，请大家尽可能记住姓名和声音。反之，如果老年人朝夕相处，非常熟悉彼此的名字和声音，在玩一轮之后，可以引导老年人用假声说话，增加游戏的难度和趣味性。此游戏活动对于不熟悉的老年人的记忆能力和听力有一定的要求，为不影响游戏的正常开展，可以设计先让老年人们熟悉彼此姓名和声音的游戏，再进行此游戏；也可以减少游戏活动参与人数，达到降低游戏参与难度的目的。

3. 我是"哥斯拉"

游戏目的：迅速暖场，降低场内尴尬气氛，促使老年人心情愉快。

游戏道具：大、中、小塑料夹若干。

游戏规则：

（1）游戏分两组，每人获得5个衣服夹子。

（2）每名老年人从人群中邀请一人做对手，二人用"剪刀、包袱、锤"决定胜负。胜出者将一只衣夹夹在对方衣服上（或其他合适的位置上）。送出手上5个衣夹后，便为胜出。

（3）当所有人完成后，康体指导师可邀请最快完成者及大输家（衣夹最多者——像"哥斯拉"）分享感受。

游戏说明："哥斯拉"是美国电影里的古代巨型怪兽，如果老年人不了解"哥斯拉"这个动漫形象，可在游戏前放一些动画、电影片段，增加活动的丰富性。

4. 绘制社区地图

游戏目的：锻炼记忆能力，增进老年人凝聚力。

游戏道具：画纸（或白板）、彩笔。

游戏规则：

（1）老年人共用一张大画纸（或白板）。

（2）老年人依次画出社区的某一个印象深刻的地方，直到社区地图完工。

（3）大家以画作为蓝本，分享自己的社区生活和故事。

游戏说明：该游戏重在参与，手绘社区地图时，请大家不刻意追求方位、位置、比例尺的绝对正确，不纠正、不判断，老年人心里的地图和故事比真实的方位更重要。

5. 你画我猜

游戏目的：迅速暖场，培养默契；增强老年人思维能力、语言表达能力。

游戏道具：词语牌。

游戏规则：

（1）两位老年人为一组。

（2）康体指导师准备词语，由一方通过身体语言表达所看词语，让另一方猜词；3～5个词语后，双方角色互换。

（3）可以设计竞赛环节，速度快的组别胜出。

（二）结构游戏

结构游戏是指利用木头、塑料、金属、报纸、沙石、植物、手工纸、颜料等各种材料进行构造的娱乐性活动。

1. 吸管贴画

游戏目的：锻炼动手能力，增强想象力。

游戏道具：各色吸管、白胶、图画纸、小剪刀。

游戏规则：

（1）康体指导师引导老年人共同构思将要呈现的图形。老年人表达要构思的图形。

（2）在康体指导师的协助下，将各色吸管剪成任意长短或形状，用白胶粘贴固定在画纸上，组合成独特的图案。

2. 指印画

游戏目的：锻炼动手能力，培养创造力和想象力。

游戏道具：调色盘、颜料、画纸。

游戏规则：

（1）在调色盘中挤出要用的颜料。

（2）指导老年人用手指蘸颜料，用盖印章的方式，印在图纸上作画。

（3）老年人构图或临摹成品，创作自己喜爱的图画。

3. 水彩吹画

游戏目的：锻炼动手能力，培养创造力和想象力，增加团队趣味性。

游戏道具：水彩颜料、吸管、白色图画纸、碟子。

游戏规则：

（1）将调好的水彩颜料放在碟子中，吸管剪成 5 厘米左右长度。

（2）指导老年人，将吸管的一端捏住，用以蘸取颜料。

（3）将吸管中的颜料滴到图画纸上，再用口吹吸管，将滴落的颜料吹出自然的图案。

4. 自制沙包

游戏目的：锻炼手部精细动作，为康健活动自制道具，建立成就感。

游戏道具：棉布、针线、大米、剪刀。

游戏规则：

（1）将棉布剪成 20 厘米长、10 厘米宽的大小。

（2）将棉布长的一条边对折成 10 厘米，形成一个正方形。花纹反面朝外。用针线将正方形的两个开口缝合，留下最后一个开口暂时不缝。

（3）将布袋翻出，正面朝外，填入 2/3 的大米。

（4）最后将剩下的那一面缝起来。

游戏说明：康体指导师或照护人员在一旁协助，注意老年人安全防护。

5. 笔筒 DIY

游戏目的：锻炼动手能力，培养创造力和想象力。

游戏道具：准备 10 厘米左右大小的空盒子、彩色毛毡纸（或包装纸）若干、双面胶。

游戏规则：

（1）按照盒子的尺寸，裁剪彩色毛毡纸，裁剪的宽度和高度比盒子尺寸多出 2 厘米。

（2）将空盒子上下粘上双面胶，在各面上贴上裁剪好的毛毡纸。

（3）根据老年人个人喜好，在毛毡纸上继续剪贴其余图案、纹样。

6. 掌中戏偶

游戏目的：锻炼手部精细动作，培养成就感。

游戏道具：空"养乐多"罐、纸杯、瓶盖、剪刀、白胶、毛线、各色巴掌大塑料袋、彩色笔等。

游戏规则:

(1)将"养乐多"空罐用彩色纸装饰后粘贴成戏偶的"头部"。

(2)用彩色笔画上五官。

(3)毛线剪成自己喜爱的长度,扎成束,将竖起打结那端用白胶粘贴在"头顶",把毛线依顺着"头部"理顺。

(4)塑料袋中间剪洞,沿着"养乐多"瓶口用胶带粘贴成戏偶衣服。

(三)康健游戏

将走、跑、跳、投等多种运动形式融入趣味游戏过程,起到提高肌肉力量,改善活动能力;配合康复训练,提高参与兴趣;增强心肺功能,调节身体状态等作用。对于半自理老年人来说,要由康复师和医护人员充分评估其功能缺陷和能力水平,既可充分训练老年人的健侧、健体活动能力,也可通过游戏参与尽可能维持、改善患侧的活动能力。

半自理老年人康健游戏的设计要遵守以下原则。

第一,全程评估,安全防护;

第二,轻柔慢短(即强度要轻、动作要柔、频率要慢、时间要短),循序渐进;

第三,保护患侧,强化健侧;

第四,实时沟通,真心鼓励;

第五,观察表情,留意情绪。

1. 投篮

游戏目的:增进手眼协调能力,锻炼上肢力。

游戏道具:篮球、篮筐(1.5米高)等。

游戏规则:

(1)根据半自理老年人的能力,选择坐姿或站姿,在合理的距离内投篮,篮筐的高度设计要尽量低一些,增加投中球的概率。

(2)多人竞赛或多组竞赛,在规定时间内投进球数多者胜出。

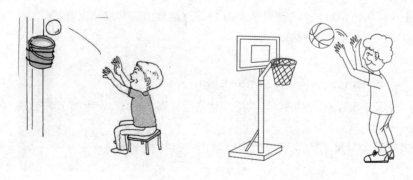

2. 掷镖

游戏目的:增进手眼协调能力,锻炼上肢力。

游戏道具:飞镖若干支,镖盘一个。

游戏规则:视老年人身体状况,将镖盘置于离投镖处一定距离的墙上,每位老年人掷十镖,最后累积环数定胜负。

3. 保龄球

游戏目的：增进全身的协调能力，增强体质。

游戏道具：皮球、矿泉水瓶、废旧纸盒若干。

游戏规则：

（1）在空的矿泉水瓶中注入适量的水，搭成三角形的保龄球方阵。

（2）把废旧纸盒放两边，围成一条道路。

（3）老年人站在保龄球方阵对面三米处，滚动皮球，使皮球击倒瓶子。

（4）瓶子数量倒得多的为胜出。

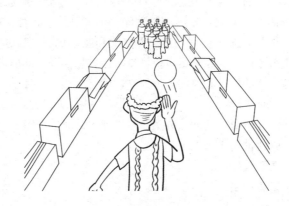

4. 赶"猪"跑

游戏目的：促进全身协调能力，增加团队合作能力，增强趣味性。

游戏道具：每组篮球一个、羽毛球拍一副（或鸡毛掸子一个）。

游戏规则：

（1）数人为一组，每组人数一致，分别站于5米跑道的两端。

（2）发令后，每组第一个老年人用羽毛球拍将"猪"（篮球）按直线推到跑道的另一端，并将球拍交于另一位老年人。另一位老年人原路返回，重复第一位老年人的动作，直到最后一位老年人赶完。

（3）如果中途球滚出跑道边沿，老年人必须将球原地放回，再继续比赛。

（4）最后以整组用时多少记成绩。

5. 夹弹子

游戏目的：促进手部精细动作，增加手眼协调力。

游戏道具：玻璃弹珠若干、大小容器若干（体量上要有大有小）、木筷子若干双。

游戏规则：

（1）将玻璃珠根据数量平均放于两个大容器内，每一位老年人分配一个小容器和一双筷子。

（2）计时开始后，老年人将较大容器里的玻璃珠又快又稳地夹入自己面前的小容器内。

（3）以限定时间内容器中夹入的玻璃珠计算成绩。数量多者胜出。

6. 套圈

游戏目的：促进全身肌肉的训练，尤其是手眼的协调力。

游戏道具：塑料或铁丝圈若干、不锈钢杯子若干。

游戏规则：

（1）每人站在离投放物 1.5 米外，每人分得十个圈。

（2）设法将对面的杯子套中，每一个杯子有对应分值，最后将套中的分值累加，得到相应的礼物或积分。

游戏说明：针对坐轮椅的老年人要事先系好安全带。坐椅子的老年人，康体指导师或其他工作人员手把持住椅背，确保老年人坐稳；用助行器或拄拐站立的老年人，康体指导师要在一旁协助和保护老年人安全。

7. 老年足球

游戏目的：促进全身肌肉活动能力，增进团体情感。

游戏道具：皮球、大纸盒。

游戏规则：

（1）将大纸盒用透明胶带粘贴在地上，放在场地两头作球门。

（2）将老年人分成两组，组内合作传球，通过努力，把球传入对方的纸盒中。

游戏说明："老年足球"这个游戏适合下肢有一定肌力，但需要训练腿部力量的半自理老年人群体，最好在身体状况差不多的老年人中开展。与传统的足球竞技不一样，动作要慢、要稳。坐在轮椅上的老年人，要提前系好安全带；行动不便的老年人，请护理人员站在老年人身边，做好安全防护，并帮助捡球、传球等。

（四）益智游戏

在游戏中融入感知、记忆力、注意力、逻辑、分析、概括、运算等思维能力训练，锻炼老年人的脑、眼、手等，使老年人获得身心健康。

1. 一元几角

游戏目的：训练反应和计算能力。

游戏规则：

（1）男性老年人代表的人民币金额是"5 角"、女性老年人代表人民币的是"1 元"（或可互换）。

（2）康体指导师说出一个金额，男女老年人自由组合累计加和构成给出的金额。

（3）每次要说不同的数目，老年人要迅速成组。入不到组的，视为输。

（4）每轮游戏中男女老年人代表的金额可进行调整。

游戏说明：给老年人计算的金额数目不宜太大，一般在 50 元以内。

2. 就不听指挥

游戏目的：锻炼大脑反应速度。

游戏规则：

康体指导师发布指令，比如，"上""下""左""右"等动作指令，要求老年人一听到指令，在规定时间内做出相反的动作。

3. 组字能手

游戏目的：锻炼对汉字的记忆和组字能力。

游戏道具：白板和马克笔。

游戏规则：

（1）将老年人划分为两组，进行不同组别的两位老年人进行竞赛。

（2）康体指导师出汉字偏旁部首，两位老年人在规定时间内用偏旁组字，比如"氵"——江、涛、泳、池，准确并且组字多的一组获胜。

4. 三心二意

游戏目的：锻炼运算能力和同时处理多件事的能力。

游戏道具：盘子、筷子、花生、加减法题目。

游戏规则：

（1）将两个盘子、一双筷子放在桌子上，其中一个盘子放花生米。

（2）康体指导师准备几道十以内加减法的题目。当游戏开始时，康体指导师出题，要求老年人一边用筷子向另一个盘子夹花生的时候，一边计算。

（3）计时内，花生夹得多、算题又快又准的老年人获胜。

5. 超级购物

游戏目的：加强计算能力。

游戏道具：物品实物（或彩色图片），道具钞票（每人一套）。

游戏规则：

（1）康体指导师将物品实物（或彩色图片）摆放在桌子上，道具钞票分发给老年人。

（2）活动开始，老年人进行角色扮演，有的扮演卖家（给商品定价）、有的扮演买家（根据需要购买物品）。

（3）在每次购买中请他们计算每样物品花了多少钱、共消费多少钱、还剩多少钱。

（4）每次计算正确可累计加 1 个积分，最后老年人可以按照积分换礼品或服务等。

6. 色彩认知迷宫

游戏目的：培养对色彩的认知、记忆能力。

游戏道具：一张用彩色笔写上各种颜色字的海报、秒表、指示棒。

游戏规则：

（1）请老年人轮流上来，康体指导师用指示棒随机指一个字。

（2）第一轮，先念出"字的颜色"（如字是用黄色笔写的）。

（3）第二轮，念出"这是什么字"（如这个字是"红"）。

（4）第三轮，把第一轮和第二轮合起来念（如"黄色的红字"）。

（5）用秒表计时，用时最短者获胜。

7. 一枪打四鸟

游戏目的：锻炼老年人的反应能力、注意力。

游戏规则：让老年人伸出左手的大拇指和食指，代表"枪"；然后再伸出右手除大拇指外的四个手指，代表"四只鸟"。用"枪"对准"鸟"，这就是"一枪打四鸟"。反之，让老人伸出右手的大拇指和食指，代表"枪"；然后再伸出左手除大拇指外的四个手指，代表"四只鸟"，也是"一枪打四鸟"。最后考老年人的反应能力，让老年人听口令，并迅速做出反应把动作做出来。如左手枪，右手鸟；右手枪，左手鸟；右手枪，左手鸟，左手枪，右手鸟……

游戏说明：游戏可分阶段开展，可以先开展口令为"左手枪，右手鸟"游戏部分，之后加口令"右手枪，左手鸟"游戏部分，具体可根据老年人参与游戏的情况进行调整。并且起初进行游戏时，可适当放宽老年人的思考时间，只要在有效时间范围内做对了动作，都算正确。

（五）认知游戏

认知游戏又叫作现实导向游戏。

半自理老年人中，有部分老年人在认知能力上有轻度的障碍，会偶尔忘记事情或搞不清楚时间等；中度认知障碍的老年人，会忘记事情、不清楚时间地点，甚至不认识人，有游走的行为，需要使用辅具或他人协助才能自理。

每日进行认知导向游戏会使得认知障碍的老年人由"健忘"变成习惯性地去留意重要的事情，例如自己的姓名、自己所住的地方等。家人和机构的康体指导师如能为老年人采用一致的现实导向游戏训练，才能有持续的效果。

1. 图片分类

游戏目的：

（1）透过视觉刺激，加强老年人的辨识能力。

（2）帮助老年人温习相关的词汇。

游戏道具：

（1）从杂志或报纸搜集不同类别的图片，如家具、动物、食物、电器等。

（2）将图片分别贴在有厚度的纸板上，以增加拿在手上的质感。

游戏规则：

（1）康体指导师将图片随意地分成几份，每份都包括不同类别的图片。

（2）老年人每两人一组，每组发一份图片，由康体指导师引导老年人辨认及说出图内东西的名称。

（3）康体指导师在组内协助老年人将图片分类，然后由老年人代表将图片贴在白板（或其他挂墙板）上，要求按板上的类别分栏张贴。

（4）张贴正确率高且时间短的组别获胜。

2. 室内用品大搜查

游戏目的：

（1）引发老年人留意身边物品的兴趣。

（2）训练老年人的辨认能力，保持老年人对各用品的记忆。

游戏道具：

（1）在活动场地内的十样物品，如饭台、电视机、收音机、热水壶、椅子、风扇、板报板等。

（2）该十样物品的名单。

（3）星星贴纸。

游戏规则：

（1）每 2～3 人一组。每组有一张星星贴纸，星星的数目要等于或多于名单上物品的数目。

（2）每位老年人有一张室内物品的名单，在康体指导师的带领下一同看名单上列有什么物品。康体指导师可逐项读出，或由老年人轮流读出。

（3）每组由一名康体指导师（或其他辅助工作人员）带领老年人环绕活动场地一周，引导老年人一边走一边留意身边的物品，看看有什么与名单上的物品相同。若找到名单上的物品，老年人便要将星星贴在该物品上。

（4）康体指导师与老年人一同重温被粘星星贴的物品，在不看物品的情况下，康体指导师给予老年人提示，使其逐样想起各物品。

（5）想起物品的老年人可以获得相应的礼品。

3. 熟悉各行各业

游戏目的：

（1）透过强调某些行业的特征而提升老年人观察能力。

（2）了解及认识各行业的工作及制服等。

游戏道具：体现不同行业特征的图片。

游戏规则：

（1）将图片逐张展示在老年人面前，让老年人依据该图片展示的内容辨认属哪一个行业。

（2）在展示图片的过程中，可给予相关提示，如医生戴听筒、法官穿黑袍、厨师戴白色高帽、裁缝拿针等。

（3）可通过图片引起话题，让老年人表达平日生活与图片内容的关系，如在什么地方会见到医生？他们是否需要定期见医生？

4. 十二生肖

游戏目的：

（1）让老年人温习或认识十二生肖。

（2）认识自己所属的生肖。

（3）了解与生肖有关的故事，强化老年人对所属生肖的记忆。

游戏道具：

（1）十二生肖的图片。

（2）老年人的出生年份及所属生肖信息。

（3）有关各生肖的来源和故事。

游戏规则：

（1）将十二生肖图片按次序翻转贴在白板上。

（2）询问老年人有哪些生肖。如老年人答中其中一个生肖，工作人员便将有关图片翻回正面。如此类推，直至所有图片被翻回正面。

（3）若老年人不记得自己所属生肖，可由其他老年人代为计算属何生肖，或由工作人员告知所属生肖。

游戏说明：若老年人能力较好，可让他们尝试排列十二生肖的次序。

5. 水果猜猜游戏

游戏目的：

（1）刺激老年人的嗅觉、味觉。

（2）加强老年人颜色的辨别能力。

（3）增强老年人对水果名称的记忆。

游戏道具：

（1）不同颜色的水果。

（2）餐刀❶、碟。

游戏规则：

（1）将水果收起或用布遮盖。

（2）询问老年人哪种水果是红／黄／橙／绿色的。康体指导师每次只问一种颜色，当老年人想不起任何一种水果，康体指导师可以再问另一种颜色。

（3）如当老年人说出了一种水果而康体指导师预先有准备实物的，便应拿出来放在老年人面前，让其触摸及嗅嗅，并将水果送给该老年人。

（4）最后，老年人可一起品尝水果。

6. 认识地区

游戏目的：

（1）重温熟悉的地区。

（2）了解其他老年人所住地点，增加老年人之前的感情。

（3）认识目前居住养老机构的地理位置。

游戏道具：

（1）显示××地区的大地图，要求地图标识要清楚。

（2）街道图片（如出名的大厦或公园）。

（3）纸板。

（4）星星贴纸。

游戏规则：

（1）从地图上辨认××、××、××的位置。

（2）将"××""××""××"字牌贴在地图上。

（3）询问老年人有哪些地区是他们熟悉的。

（4）将地区名称写在纸板上（一个地区名称一张便贴纸）。

（5）工作人员带领老年人辨认上述地区的位置，然后由老年人分别贴在"××""××"及"××"的范围内。

（6）请老年人讲出目前居住养老机构的位置，然后由康体指导师在地图适合的位置贴上星星贴纸。

7. 这是谁的声音？

游戏目的：

（1）透过听觉及视觉刺激，加强老年人的认知能力。

（2）透过分享有关声音的生活琐事，建立老年人间的认同和归属感。

游戏道具：

（1）录有不同声音的音频。

（2）有关图片。

游戏规则：

---

❶ 餐刀一般由工作人员使用；情况较好的老年人，可以在协助指导下使用。

（1）将图片张贴于白板上。

（2）播放有关声音，然后请老年人从白板上找出相关的图片。

（3）声音可以是物体的声音、动物的声音、大自然的声音，也可以是熟悉的朋友、家人的声音。

8. 好日子

游戏目的：

（1）引导老年人关注当下。

（2）将季节、天气、节日、阴历、阳历、时间、习俗等联系起来。

游戏道具：

（1）画有季节、天气、节日、阴历、阳历、钟表、习俗等信息的挂图。

（2）白板笔或可贴在挂图上的图片、文字等。

游戏规则：

（1）询问老年人今天的季节、天气，是不是特殊节日？阴历、阳历？有没有特殊的习俗和饮食特点？能否把此时此刻的钟表时间画出来？一次只问一个问题。

（2）老年人回答、填写，或者从游戏物品中找到答案贴在挂图上。

（3）老年人之间可以提醒，形成相互支持的友好氛围。

任务2 为半自理老年人撰写游戏活动策划方案

春暖花开时节，某市福祉养老院准备为入住老年人策划一场趣味体育运动会。针对半自理老年人身体能力和参与需求，康体指导师策划了适应于他们的趣味体育游戏节，以丰富半自理区老年人的精神生活，增加趣味性和娱乐性，同时让老年人舒展筋骨，养成常态化健身运动的习惯。

【任务实施】

一、任务流程

任务分析 → 工作准备 → 步骤操作 → 效果评价

二、实施步骤

（一）任务分析

1. 主要身心状况及健康问题

序号	主要身心状况及健康问题
1	自理能力轻度依赖或中度依赖，部分老年人需要坐轮椅、借助拐杖和助行器行走，需要他人照护
2	部分老年人听力减弱、沟通能力降低
3	个别老年人轻度失智，忘记近期事件、自己的过去和熟悉的人物等，注意力、计算、判断力减退
4	入住机构的部分老年人对参与活动比较期待，拥有积极情绪；部分老年人习惯独来独往，平时更愿意待在房间，对活动参与积极性不高，比较慵懒，运动量过低

2. 主要目标措施及依据

主要目标措施	依据
按照游戏活动策划与实施要求撰写半自理老年人游戏活动策划方案	不同类型的游戏活动策划要点和思路不同，按照活动方案的规范进行撰写，有利于游戏活动科学合理的组织实施

（二）工作准备

1. 物品准备

序号	名称	单位	数量	备注
1	电脑	台	1	电脑展示或实物展示皆可
2	趣味体育活动项目图片	套	1	
3	笔	支	1	
4	游戏喜好调查表（参见附表）	张	若干	根据老年人数量定

2. 环境与人员准备

序号	环境与人员	准备
1	环境	开阔整洁的室内/外运动场，放有适老椅、轮椅若干
2	康体指导师	（1）着装整齐，精神饱满 （2）熟悉并了解游戏活动的玩法和环节 （3）提前与老年人、家属、康复师、医护人员等多方面沟通，了解老年人近期和当天生命体征和身心状况
3	半自理老年人	神志清醒、情绪稳定、知情同意

（三）步骤操作

步骤	内容	撰写半自理老年人游戏活动策划方案
工作前准备	沟通	活动前，康体指导师来到老年群体旁边，说明来意："爷爷奶奶们好！我们即将为大家安排一次趣味体育游戏，为使活动更加符合大家的要求、具有娱乐性，想先了解你们的想法。我们一起交流下，爷爷奶奶们平时对哪些康健游戏项目感兴趣？还想参加哪些趣味体育项目？"
步骤1	展示游戏	为引导和激发老年人想起参加过的体育游戏活动，做出选择，康体指导师准备合适的趣味体育活动，在老年人们面前进行展示 　康体指导师来到老年人中间，依次展示和解说各个趣味运动项目的玩法根据需要和实际情况，康体指导师可带领老年人初步体验，并随时解答老年人疑问。有些老年人对于能完成的活动有畏难心理，康体指导师多从旁鼓励 　"爷爷奶奶，我们给大家展示一些体育游戏活动项目，请大家看一下有没有感兴趣的？在看的过程中，大家可以回忆下以往参加的项目，如果想起来了，可以记录下来。"
步骤2	需求评估	康体指导师跟老年人一对多交流。活动项目评估调研中，不仅要了解老年人的兴趣，也要挖掘和引导老年人的兴趣 　兴趣调研："您看过（或参加过）哪些趣味运动项目？对哪个（些）体育游戏活动项目感兴趣？" 　能力评估："您做一下这个动作，我们看看您能不能完成？" 　需求调研："您感到身体的哪部分需要加强？" 　正确记录老年人的信息，将采集的信息与康复师、医护人员沟通，经团队确定安全性和可行性后，开始制订游戏活动策划方案
步骤3	撰写活动策划方案	活动策划方案是根据掌握的各种信息，对即将举办活动的有关事项进行系统、全面地筹划而制订的科学、可行的方案。活动策划方案是成功实施活动过程的规范载体，因此撰写活动策划方案是相关策划、组织人员的必备技能之一 　撰写老年人活动策划方案的基本流程如下 （1）撰写活动策划方案大纲 （2）列出各部分内容 （3）检查各章节内容是否平衡 （4）调整后确定各部分内容分配 （5）写出第一稿活动策划方案 （6）正式撰写活动策划方案 （7）修改并完善活动策划方案 　活动策划方案撰写后，由康体指导师向养老机构负责人申报，待活动流程、经费预算、活动开展时间地点等批准同意后予以实施
注意事项		撰写趣味体育类活动策划方案时，重点写明具体活动规则、活动道具、活动流程、安全防护措施等。因游戏活动项目比较多，在活动流程中要把时间注明清楚；体育游戏活动涉及跑、跳、踢等动作，最好在体育类活动策划方案中针对活动项目注明每项活动的安全性防护措施

（四）效果评价

通过撰写策划方案，使半自理老年人游戏活动更全面清晰、易于操作。

撰写半自理老年人游戏活动策划方案的基本知识

一、活动策划方案基本内容

撰写活动方案，并非一定有千篇一律的格式要求，但是一份完整的活动策划方案应当具备以下内容。

1. 活动名称

活动名称应具体、简明，能体现策划活动的主题。可采用"事由＋文种"命名，如"福祉养老院趣味体育游戏策划案""爱老敬老明星评选活动策划方案""老年心理健康知识宣传活动策划案"；也可采用"主标题＋副标题"方式命名，主标题一般是凝练的活动口号、副标题指出具体活动内容，如"'活力四射'——××福祉养老院趣味体育运动会策划案""播种春天 邂逅园艺——老年人园艺活动策划书"。

2. 活动背景

在活动策划方案中，活动背景可介绍活动基本情况、活动负责人及主要参与者（注明组织者、参与者、嘉宾、单位）、活动开展原因、社会影响，以及相关目的动机等内容。具体视活动规模、活动实施需要进行阐述。

3. 组织单位

组织单位是指负责活动的组织、策划、服务和营销等事宜的有关单位。一般包括活动的主办单位、承办单位、协办单位、赞助单位等。主办单位是活动项目的主要发起人。承办单位是受主办单位委托，具体执行和实施计划项目的机构。在活动的组织实践中，承办单位通常是活动方案真正的策划、制订和实施者。协办单位是活动的协助策划、制订和实施者，一般是为活动提供政策、咨询、技术的业务合作伙伴。赞助单位是为活动项目提供资金、实物、场地、技术、劳务等各种形式赞助的机构和企业。

4. 活动目的、意义

使用简洁明了的文字，使活动相关方明确举办老年人游戏活动的主要目的意义是什么，如陈述该活动的核心构成、策划的独到之处、进而产生的意义（社会效益、经济效益、媒体效应等）和影响，可采用以下句式表达：如"增强……，促进……，优化……，改善……"等句式表述。针对小型的、常规的老年人游戏活动，活动目的主要写明老年人参加游戏活动的具体作用、行为表现、情绪改善程度等内容。

5. 活动对象及人数

明确参与活动老年人的年龄范围、身心状况等要求，是否需要进一步遴选等。考虑老年人数量时，还要考虑可能随行的家属、陪护者、志愿者数量，以确保活动场所能够容纳足够的人数。

6. 活动时间

写清楚活动的"年、月、日"和活动的起止时间，如"2021 年 2 月 25 日 14:00—15:20"。如果活动分段进行，还应该标明每一段子活动的起止时间。

7. 活动地点

活动地点尽可能详尽，明确所属市、区、街道、门牌号、具体的房间或场所。如果参与活动的人有外来的人员，还应给出活动地点的导航地图、导航地址和主要的交通路线。根据活动需要也可写明场地环境的布置要求等情况。

8. 活动流程

现场活动流程表指向活动当天，进一步具体到每个环节的时间段，每个工作环节根据时间先后顺序排列。在活动流程中，注明每个关键性环节的起止时间。

9. 活动材料

注明活动中需要用到的所有材料或活动器材（道具），并注明数量和使用说明。

10. 活动预算

活动预算是管理者在活动目标的指导下，对活动内容和相应的财务结果进行充分、全面的预测与筹划，以帮助活动组织管理者更有效地管理活动和最大程度实现活动目标。

首先确定每一活动环节需要的资源，包括人力、设备、材料等，然后对资源计划中所需要的资源成本进行估算。通常，举办一个大型老年活动的成本费用包括：

第一，场地费，包括场地租金、设施（灯光、音响等）、场地布置等费用；

第二，宣传推广费，包括资料印制费、宣传广告费用等；

第三，管理费，包括办公费用、人员经费、志愿者补贴等；

第四，交通费；

第五，物资费，包括材料费、食品费、礼品费等；

第六，税费；

第七，其他不可预见费，一般为预算总额的 10%～15%。

11. 活动安全预案

活动安全预案是在活动策划过程中，康体指导师对准备过程和实施过程中的安全问题的考量、应急处理方案制订等，尽可能将细节处考虑周全。

12. 注意事项

活动策划涉及的其他注意内容。

二、活动策划方案的撰写案例

撰写老年人活动策划方案应符合以下要求：文字简明扼要；逻辑性强、语序合理；主题鲜明；运用图表、照片、模型来增强项目的主体效果；有可操作性。

"我运动 我健康"

——福祉养老院趣味体育游戏节策划案

（一）活动目的

为了丰富养老机构的文化生活，倡导锻炼身体、陶冶情操的生活理念，提高老年人的肢体活动能力，促进院内老年人人际沟通，增强彼此间的联系，特举办此次"我运动 我健康"——福祉养老院趣味体育游戏节活动。

（二）组织单位

主办单位：×××福祉养老院

承办单位：×××老年文化活动公司

（三）活动对象及人数

院内半自理老年人约50名，康体指导师或其他工作人员15名左右。

（四）活动时间

2020年11月25日14:00—15:20。

（五）活动地点

×市×区×××福祉养老院北院一楼空地。

（六）活动流程

时间	活动项目	参与者	活动材料	负责人
14:00—14:10	开幕讲话 活动前沟通	养老院全体工作人员（含康体指导师）、半自理老年人	电脑、话筒、音响	康体指导师2名 志愿者5名
14:10—14:20	保健操表演	机构内操队老年小组		康体指导师1名 志愿者2名
14:20—15:20 部分项目可同时开展	（1）夹花生 规则：分5组，两两比赛，在2分钟内，看谁夹的花生数量多	半自理区所有能来的老年人，约50名	每组：花生若干、塑料篮1个、筷子1双、铁碗1个。每组一份	志愿者1名
	（2）套圈 规则：每人每次派发五个塑料套圈，在一米线外套圈，套中目标即可拿走当作奖品。游戏可同时开展多人		生活用品、食品若干，准备至少大、中、小套圈各20个	志愿者2名
	（3）掷沙包 规则：3人同时参加活动，每人三个沙包，投中靶心的相应位置得积分。积分高者赢		沙包12个、靶1个	志愿者1名
	（4）堆罐子 规则：几位老人同时比赛，用空易拉罐堆高，最高者赢		空易拉罐若干	志愿者1名
	（5）赶"猪"跑 规则：用鸡毛掸子将皮球赶绕着矿泉水瓶走"S"形。最快到达者赢		装水的矿泉水瓶20个、鸡毛掸子2个、皮球1个	志愿者2名
	（6）投篮 规则：篮筐在两米高度左右，可根据老年人站姿或坐姿调节高度，皮球投入记一分。五分钟内投中最多者赢		可自由调节高度的篮筐、皮球2个	志愿者2名
	（7）腿部传球 规则：将皮球通过腿脚，传入划定的球门。五分钟内，传入最多者赢		皮球1个	志愿者2名
	（8）磁力钓鱼 规则：五分钟一轮，钓到的鱼作积分换奖品		钓鱼竿5根、磁力玩具鱼若干	志愿者2名
15:30—15:40	颁奖	本次活动全体工作人员、半自理老年人	奖品、奖状	康体指导师1名 志愿者2名

（七）活动预算

项目	经费/元	预算依据
材料费	300	购买积木2套、磁性钓鱼玩具3套，其余为机构现有物品
人工费	50×15=750	15名志愿者，每人一天50元
奖品费	50×20=1000	50名老年人，按照人均20元奖品标准
不可预测费用	300	初步计划按照总费用的10%～15%进行预算
总计	2350	

（八）安全预案

留心观察老年人的面部表情和情绪，如有不适，立即停止活动，进行老年安抚，并观察老年人情况；及时启动安全处理程序，反馈机构相关领导。全程做好安全防护，活动场地动线清晰，划好单行线；志愿者从旁协助进场和出场顺序，防止身体碰撞发生意外。

附表：

游戏喜好调查表

填表日期：

姓　名	
游戏1	
游戏2	
游戏3	
游戏4	
游戏5	

任务3　为半自理老年人组织游戏活动

在某老年护理院，康体指导师进行老年人参与游戏活动能力评估后，选出6名75岁上下有轻微认知障碍的老年人组成同质性小组，共同参与游戏。

一、任务流程

任务分析 ⟶ 工作准备 ⟶ 步骤操作 ⟶ 效果评价

二、实施步骤

（一）任务分析

1. 主要身心状况及健康问题

序号	主要身心状况及健康问题
1	自理能力轻度依赖，部分老年人需要坐轮椅、借助拐杖和助行器行走，需要他人照护
2	有些老年人听力减弱、沟通能力降低
3	老年人轻度失智，易忘记近期事件、个人过去经历的事情、熟悉人物等，注意力、计算、判断力有所减退
4	部分老年人一开始拒绝参加活动，表示担心不会做、做不好，有畏难情绪

2. 主要目标措施及依据

主要目标措施	依据
组织老年人参与游戏并制作出活动产品	以老年人为中心制订游戏活动实施过程

（二）工作准备

1. 物品准备

序号	名称	规格	单位	数量
1	豆子	各类各色豆子，包括绿豆、红豆、黄豆、黑豆、芸豆等	斤	若干
2	白卡纸	20厘米见方或者长方形、质地硬、不变形的白卡纸。康体指导师事先用黑色粗笔画上图案的轮廓，也可以直接购买有图案轮廓的画框	张	6
3	胶水	白胶最好，透明胶水亦可	支	12
4	签到本	记录老年人姓名	本	1
5	记录本	及时记录老年人活动的情绪、参与活动表现，尤其是参与优势和存在的困难点	本	1

2. 环境与人员准备

序号	环境与人员	准备
1	环境	干净整洁的无障碍室内活动室，放有团体活动组合桌，适老椅、轮椅若干
2	康体指导师	（1）着装整齐，精神饱满 （2）熟悉并了解各种游戏规则、实施流程 （3）提前与老年人、家属、护理人员、康复师等多方面沟通，了解老年人当天的身心状况
3	半自理老年人	神志清醒、情绪稳定，经沟通后知情并同意配合康体指导师

（三）步骤操作

步骤	内容	为半自理老年人组织游戏活动
步骤1	问候沟通	"各位奶奶，上午好！我是社区的康体指导师……我给大家买了很多豆子，但是今天不做菜、不做稀饭、不做汤，做什么呢？有没有人能猜到的？"
步骤2	游戏讲解	（1）介绍游戏名称和游戏目标 "今天我们一起玩'豆豆贴贴乐'这个游戏，学会使用厨房的食材作画，能锻炼大家的手部精细动作。" （2）介绍游戏道具　白卡纸、胶水、各类豆子等 （3）介绍游戏规则　根据图片上的轮廓、颜色，选择适当的豆子，如熊猫的身体可以留白、耳朵眼睛用黑豆、竹林用绿豆。在白卡纸上涂胶水，将豆子一颗颗紧挨着粘贴。最后签上自己的名字（不识字的老年人可以按手印） 康体指导师为每位老年人与自己的作品拍照
步骤3	游戏展示	活动前康体指导师先完成一幅剪贴画，在本次游戏活动之初用此剪贴画做展示，并进行有针对性的讲解。可视情况与介绍游戏规则同时进行，或者把剪贴画的制作过程录制成视频播放。在时间充裕、老年人需要的情况下，可以既看视频，又进行操作展示
步骤4	游戏指导	（1）每位老年人分得一张白卡纸，考虑到老年人有轻度认知障碍，康体指导师事先用黑色粗笔在纸上画出图案的轮廓 （2）把康体指导师做好的作品张贴出来，或者拍成图片给老年人参考 （3）老年人根据图片上的轮廓、颜色，在各类豆子中选择适当的豆子并逐个区域粘贴 过程中，康体指导师协助老年人识别图形、颜色等，比如竹叶是绿色的，可以用绿豆粘贴；身体是白色的，可以留空不贴豆子；熊猫的四肢、耳朵和眼睛是黑色的，可以用黑豆粘贴等 如果老年人精细动作有困难，则康体指导师适当提供帮助，并鼓励通过合作共同完成
步骤5	感受分享	"各位爷爷奶奶，今天大家都太厉害了，在短短时间内，都用豆子做出了一幅豆豆贴画。各位在制作的时候，一定有很多的想法、有很多的感触，请每位老年人带着您的作品，走到我们中间来，为我们介绍一下吧……"
步骤6	整理评估	（1）康体指导师（或照护人员）陪同老年人一起整理收纳物品、双方活动签字 （2）康体指导师（或照护人员）把老年人在游戏过程中的表现及情绪的变化记录下来，作为修改和调整游戏活动方案的依据等
注意事项		（1）为半自理老年人开展游戏活动服务，活动前评估非常重要。通过评估重点了解老年人参加活动的限制 　　如老年人身体素质较弱，存在出行不便、言语表达有障碍、弱听又不能配备助听器、没有照护人员陪同等问题，可能就不适宜参加此次老年游戏活动 　　如老年人存在认知障碍或者有其他器质性疾病，存在意识不清、不能专注地与人交流、伴有游走等问题，导致康体指导师无法确保老年人安全的，也不适合参加此老年游戏活动 　　如老年人正处于紧急的危机状况中、刚刚失去了挚爱的人、正在经历创伤性事件等，都不适宜参加老年团体活动 　　康体指导师可以面向这些老年人开展有针对性的、个体性活动为主的游戏服务活动 （2）全面做好游戏活动开展前的准备。结构游戏需要到的材料杂多，活动前，康体指导师要做好铺桌布、材料分类放置在活动桌面等准备工作。事前准备一个制成品样本，让半自理老年人能掌握制成品的模样 （3）配备足够的活动工作人员，做好安全防护工作。康体指导师和半自理老年人的比例以1∶（2～4）为宜，康体指导师在全过程要留意老年人，尤其患有认知症的老年人是否将细小或有颜色的东西放入口中；康体指导师要小心处理游戏中的工具，尤其是剪刀等利器，尽量准备适老化、安全防护型工具 （4）鼓励老年人全程参与游戏活动。如果老年人有能力，尽量让老年人参与每个游戏步骤，不要代其制作。康体指导师是从旁协助。如果老年人有困难，可以加以帮助 （5）要适时、具体地称赞老年人。在参加活动过程中，当老年人理解了康体指导师讲述的活动规则、做了一个对自己来说有突破的动作、完成了所在团队的目标或任务，康体指导师都应及时、真诚、大方地称赞他们，因为无论设计和制作什么造型的图案，都是创造力和动手能力的体现。称赞一定要真诚具体，不要夸大的奉承和"儿童式"的表扬。康体指导师运用得当的技巧进行赞扬和鼓励，老年人才会欣然接受，并且在康体指导师和同伴的鼓励中，逐渐获得自我肯定和他人肯定，提高参与活动兴趣 （6）展示游戏活动成果，鼓励老年人继续参加游戏活动。活动结束后，康体指导师要将制成品展示在机构的"显眼处"，作为大厅陈列、走道布置、房间美化等，让老年人感到被人重视和欣赏

（四）效果评价

本次"豆豆贴贴乐"活动，历时 1 小时，老年人参与兴致高，过程中认真、专注地参与游戏，全部老年人无中途退出者。两位老年人手部肌肉退化，拿豆子很困难，志愿者从旁协助，合作完成了作品。老年人表示对作品很满意，对自己表现出的制作能力很惊讶。游戏目标达成，游戏强度合理，游戏活动策划合理有效。

【相关知识】

为半自理老年人组织游戏活动的基本知识

一、游戏策划组织有效性评价

1. 游戏宣传

活动宣传是否到位，如游戏宣传人数、游戏预约人数、游戏实到人数情况等。游戏宣传方式是否为老年人易接受的。

2. 游戏目标

游戏活动目标设定是否有效，老年人能否完成游戏目标。

3. 游戏主题

游戏主题是否符合老年人参与游戏的需求。

4. 游戏内容

老年人能否接受游戏内容安排，是否有兴趣参与游戏。

5. 游戏时间

游戏时间安排是否符合老年人参与游戏的时间要求，时间长短是否合适；时间点安排上，老年人是否均有时间参加等。时间安排是否合理，游戏能否按照计划进行，无需延迟。游戏流程安排是否合理，是否在合适的时间安排休息等。

6. 游戏场地

观察活动现场，场地是否宽敞、平整无杂物，使用方便，无障碍，能够促进活动正常开展。

7. 游戏人员安排

观察活动现场，是否有效进行人员安排，每位老年人都能得到照护；康体指导师是否熟练掌握游戏，能够有效带动游戏活动，进行良好的展示、指导、组织等。

8. 游戏动作设计

游戏动作难度是否符合老年人身体状况、心理接受程度等方面要求。

9. 游戏物料

游戏物品准备是否种类齐全、数量充足。检查游戏活动物料、设备、质量合规，均有正规标签，在保质期内，使用目的符合游戏活动要求。

10. 预算控制

预算是否充足合理，符合游戏开展要求，能够做到节约开支。

11. 外界支持

是否与家属交流沟通，得到支持的答复。提前与家属沟通，并得到允许。

12. 游戏创新

游戏活动是否不循规蹈矩，有创新思维和环节，得到老年人较好反馈。

13. 安全保障

观察活动现场，是否有安全保障、应急预案、保障措施，无安全事故发生。

14. 活动审批

活动策划案撰写是否完整，活动是否获得相关负责领导的支持，并得到审批。

在日常工作中，康体指导师可参照"半自理老年人游戏策划组织有效性评估量表"（表 3-1）进行评估，从而更加有针对性地进行调整。

表3-1 半自理老年人游戏活动策划组织有效性评估量表（0—140分）

评估内容	评估指标	评估依据	评分标准	评估方法	评分	备注
游戏组织有效性评估	游戏宣传（20分）	通知人数	通知人数为计划参与人数的80%及以下为0分，81%～99%为3分，100%为5分	核对计划人数，现场进行比对		
		预约参加人数	预约参加人数为计划参与人数的70%及以下为0分，71%～95%为3分，96%以上为5分	核对计划人数，现场进行比对		
		实到人数	预约参加人数为计划参与人数的40%及以下为0分，41%～70%为3分，71%以上为5分	核对计划人数，现场进行比对		
		老年人对于游戏宣传的接受程度	能够接受为5分，不能接受为0分	现场询问		
	游戏目标（10分）	游戏活动目标设定有效，老年人已完成游戏目标	对比游戏活动策划书目标与最后效果，完成目标为10分，没有完成目标为0分	现场询问，查看策划书		
	游戏主题（10分）	游戏主题符合老年人参与游戏的需求	查看游戏策划书的游戏主题，询问老年人对游戏主体的认可度，认可为10分，不认可为0分			
	游戏内容（10分）	老年人接受游戏内容安排，有兴趣参与游戏	询问老年人对游戏内容是否感兴趣，感兴趣为10分，不感兴趣为0分			
	游戏时间（10分）	游戏时间安排符合老年人参与游戏的时间要求，老年人均有时间参加，且时间长短合适。时间安排合理，游戏能够按照计划进行，无需延迟。游戏流程安排合理，在合适的时间安排休息	观察游戏过程中老年人接受程度及游戏时间执行结果，合理安排为10分，不合理为0分	现场询问		

评估内容	评估指标	评估依据	评分标准	评估方法	评分	备注
游戏组织有效性评估	游戏场地（10分）	活动现场宽敞、地面平整无杂物，使用方便，无障碍，能够促进活动正常开展	游戏场地符合要求为10分，不合理为0分	现场观察		
	人员安排（10分）	有效进行人员安排，每位老年人都能得到照护；康体指导师能够带动游戏活动，包括良好地进行展示、指导、组织等	人员安排合理为10分，不合理为0分			
	游戏动作（10分）	游戏动作难度符合老年人身体状况、心理接受程度等	询问老年人接受程度，接受为10分，不接受或有异议为0分			
	游戏物料（10分）	游戏物品种类齐全、数量充足。检查游戏活动物料、设备、质量合规，均有正规标签，且在保质期内，使用目的符合游戏活动要求	符合要求为10分，不符合为0分	现场检查		
	预算控制（10分）	游戏活动经费能够控制在预算之内，预算充足，符合游戏开展要求	查看策划方案预算，满足活动要求为10分，不满足为0分			
	外界支持（10分）	提前与家属沟通，并得到支持	支持为10分，不支持为0分	现场询问		
	游戏创新（10分）	游戏活动不循规蹈矩，能根据老年人现场的需求、反应，适时调整活动内容，有创新思维和环节，得到老年人较好反馈	有创新环节为10分，没有为0分	现场询问、观察		
	安全保障（10分）	有安全保障应急预案、保障措施，无安全事故发生	有安全预案为10分，反之为0分	观察活动现场、查看纸质资料		
	活动审批	活动策划案撰写完整，活动获得相关领导的审批	支持，之前所得分数有效；不支持，之前所得分数无效			
合计评分						

二、游戏中工作人员服务有效性评估

1.专业服务能力

工作人员是否具有良好的游戏服务能力、半自理老年人照护能力，能够进行游戏展示、指导，协助老年人参加游戏活动。

2.综合素养

工作人员是否具有良好的语言表达、沟通、协调能力，能够与半自理老年人进行良好的交流，理解老年人的服务需求，并提供服务。

3.现场分工合作

人员是否安排合理，分工明确。工作人员之间是否相互配合、相互帮助、团队意识强。工作人员是否遵循游戏策划案中的职责分工，能够服从游戏组织者的现场安排。

4. 工作积极性

工作人员是否积极性高、亲切热情，能够主动询问半自理老年人感受，提出合理化修改意见。

在实际工作中，康体指导师可以参照"游戏中工作人员服务有效性评估量表"（表3-2）进行有针对性的评估。

表3-2　游戏中工作人员服务有效性评估量表（0—40分）

评估内容	评估指标	评估依据	评分标准	评估方法	评分	备注
游戏中工作人员服务有效性评估	专业服务能力（10分）	工作人员具有良好的游戏服务能力，能够进行游戏展示、指导，协助老年人参加游戏活动	工作人员具有良好的游戏服务能力为10分，反之为0分	现场观察、查看证件		
	综合素养（10分）	具有良好的语言表达、沟通、协调能力，能够与老年人进行良好的交流，理解老年人的服务需求，并提供服务	服务到位，沟通表达能力强，并得到老年人认可为10分，反之为0分	现场观察、询问		
	现场分工合作（10分）	人员安排合理，分工明确。工作人员之间相互配合、相互帮助，团队意识强。工作人员遵循游戏策划案中的职责分工，能够服从游戏组织者的现场安排	分工合理为10分，反之为0分	现场观察		
	工作积极性（10分）	工作人员积极性高，亲切热情，能够主动询问老年人感受，提出合理化修改意见	有积极主动的服务行为及态度为10分，反之为0分			
合计评分						

三、活动组织其他要素评价

半自理老年人游戏活动组织中，结合游戏组织开展需要可有效考虑以下要素。

1. 奖品设置

观察现场有无奖品奖励。

2. 活动影响范围

活动参与人员不仅有本机构或所在社区参与，亦有周边社区半自理老年人跨机构或跨社区参与。

3. 品牌提升

半自理老年人对于游戏活动有效性满意，对工作人员、所在机构的其他服务或环境也赞赏有加。

4. 游戏效果持续性与康复性

半自理老年人的身体机能和精神状态有明显改善，提高了半自理老年人生活质量。

5. 借助新技术

借助新技术提升半自理老年人游戏互动的参与度。

具体可参照表3-3进行评价。

表3-3　半自理老年人游戏活动加分项有效性评估量表（0—25分）

评估内容	评估指标	评分依据	评分标准	评估方法	评分	备注
半自理老年人游戏活动有效性加分项	奖品设置（5分）	有相应奖品奖励，提升参与活动半自理老年人的参与度，激励持续参与	符合要求得5分，不符合要求不得分	现场观察、询问		
	活动影响范围（5分）	活动参与人员不仅有本机构或所在社区参与，亦有周边社区老年人跨机构或跨社区参与		现场观察、查询		
	品牌提升（5分）	老年人对于游戏活动有效性满意的同时，对工作人员、所在机构的其他服务或环境也赞赏有加		现场观察、询问		
	游戏效果持续性与康复性（5分）	工作人员能够坚持每天或定期陪同老年人参与游戏活动，同时老年人持续参加游戏活动促进了其身心健康		现场观察、询问		
	借助新技术（5分）	能够借助人工智能、互联网技术及智能硬件的应用，满足半自理老年人对游戏活动参与的需求，提高体验效果		现场观察		
合计评分						

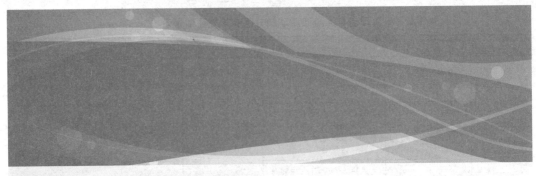

游戏活动实施案例库

游戏活动实施案例一

───── 【游戏类型】 ─────

破冰游戏

───── 【游戏名称】 ─────

年龄排队

───── 【游戏情境】 ─────

在某社区老年人日间照料中心，康体指导师邀请了临近社区的二十多位半自理老年人共同参与老年游戏活动。为增进感情，康体指导师专门设计开展破冰游戏。

───── 【游戏目标】 ─────

序号	主要游戏目标
1	打破老年人之间的隔阂、陌生感，活跃场内气氛
2	使老年人相互了解，增进感情

───── 【游戏实施】 ─────

（一）游戏流程

初步评估 → 游戏准备 → 步骤操作 → 总结评估

（二）实施步骤

1. 初步评估

评估角度	评估描述
参与游戏活动能力评估	生理因素：半自理老年人，身体机能有不同程度的退化。部分老年人需要坐轮椅、借助拐杖和助行器行走。部分老年人听力减弱。存在个别老年人轻微失智的情况
	心理因素：有些老年人对到中心活动比较开心，少部分老年人较沉默、不善交流
	社会因素：来自临近的几个社区或小区，大部分老年人彼此不认识，个别老年人相约而来
参与游戏健康评估	游戏活动安全性、有效性、环境及强度适合参与本次游戏活动的半自理老年人

2. 游戏准备

（1）主要物品准备

序号	名称	规格	单位	数量
1	音乐播放器	包括CD、音响、电脑等	套	1
2	签到本、笔	具有记录功能，记录老年人姓名	套	1
3	记录本	及时记录老年人活动的情绪反应、活动过程中的表现，尤其是优势和困难点	本	1
4	奖品	根据人数，每人皆有	个	若干

（2）环境与人员准备

序号	环境与人员	准备
1	环境	室内或室外皆可，开阔宽敞、明亮安静，有适老椅若干，围成一圈
2	康体指导师	着装整齐、仪表良好、精神饱满，具有为老年人服务职业素质 熟悉并了解游戏活动的玩法和环节 已知晓该游戏的实施过程和注意事项，能灵活处理各种突发情况 事先与老年人、家属沟通，确定老年人有意愿并有能力参与本次游戏活动
3	半自理老年人	神志清醒，情绪稳定，知情并同意。需要照护的老年人要有陪同人员，家属或照护人员要配合进行游戏活动协助、老年人安全防护等事宜

3. 步骤操作

步骤	"年龄排队"活动技能操作要求
步骤1 问候沟通	康体指导师问候老年人、自我介绍、说明活动目的和主要安排 "各位爷爷奶奶们，上午好！我是康体指导师……我们今天请大家来中心共同开展活动，活动中安排了20分钟的游戏活动，希望大家玩得开心。" "经了解，大部分人相互不认识，我们今天通过共同参与游戏活动，使大家彼此熟悉。"
步骤2 游戏讲解	（1）介绍游戏名称和游戏目标 "今天的游戏是'年龄排队'。我们用这个游戏来开启认识之旅，相信游戏过后，大家就能成为朋友啦，这是多么值得开心的事情！" （2）介绍游戏规则　全体老年人分散站立或坐在椅子上 第一，整个队列由小到大排列，年龄小的排在队伍最前面，年龄大的排在队伍最后面。排队过程不得开口说话，只能利用肢体语言进行沟通。第二，排队完成后，大家再开口介绍自己的出生年月、姓名、住址等个人信息。第三，老年人自行调整队伍，康体指导师评价队伍是否排得准确
步骤3 游戏展示	康体指导师邀请两三位老年人先体验一下，如何用肢体语言进行交流和排队，并确认每位老年人都了解了游戏的规则和玩法。可视情况与介绍游戏规则同时进行
步骤4 游戏实施	（1）全体人员参与开展年龄排队游戏活动 （2）当大家初步认识后，再随机分成2～3组，重复进行游戏活动。年龄排列顺序正确、时间在规定范围内的队伍均获胜。老年人排队后。康体指导师评价，排队是否不正确。如不正确，老年人继续排列队伍，重新排列对的时间也在计时范围内

步骤	"年龄排队"活动技能操作要求
步骤5 分享及预告	（1）分享游戏感受 "今天大家都在游戏中互相认识了吧？谁能说出咱们这里年龄最大（或年龄最小）的爷爷和奶奶是谁？" （2）下次游戏活动预告 "这周大家通过'年龄排队'初步认识了彼此，了解了他们的年龄、名字和住址，下周我们继续组织'神笔马良'游戏，进一步展示大家的才艺，希望大家喜欢到我们中心来认识朋友、参与活动。"
步骤6 整理评估	（1）康体指导师陪同老年人一起整理收纳物品、双方活动签字 （2）康体指导师把老年人在游戏过程中的表现及情绪的变化记录下来，用于指导下次修改和调整训练方案
注意事项	（1）对于相对内敛的成员，要给予一视同仁的关注。在游戏过程中尊重他们采用各自的方式进行自我介绍 （2）游戏中多用鼓励语言，并及时赞赏老年人的积极表现。对于轻微失智的个别老年人给予帮助和支持 （3）半自理老年人在身体机能方面有不同程度的损伤，在排队过程中要放慢速度，坐轮椅、挂拐和站立的老年人在走动过程中都要防止身体碰撞

4. 总结评估

评估角度	评估结果
环境安全评估	活动场地开阔明亮，有足够的空间，动线设计合理，环境安全
准备工作评估	准备工作充分，符合游戏活动开展要求。准备了充足的椅子和小礼品
照护及参与人员 评估	安排指定的康体指导师，活动前和活动全过程跟老年人的交流顺畅，活动完成度好 本次"年龄排队"游戏，参与者全程完成较好。大部分老年人能通过肢体语言达成理解和沟通，并站队正确。成员之间能互相帮助、积极回应，使第一次见面的氛围迅速升温 满意度测评结果显示，活动参与者对该破冰游戏非常认可。老年人表示对下次进一步了解彼此的活动很期待，游戏目标达成，强度和有效性评估达标

游戏活动实施案例二

破冰游戏

【游戏名称】

神笔马良

【游戏情境】

近期，在某社区老年人日间照料中心，康体指导师邀请了临近社区的二十多位半自理老年人，为招募他们参加今后中心的日常活动做准备。今天是第二次组织见面，康体指导师为他们组织开展破冰游戏活动。

【游戏目标】

序号	主要游戏目标
1	增加老年人之间的合作能力和默契程度
2	为临近的居家老年人搭建社区关系网络
3	锻炼老年人的动手能力和想象能力

【游戏实施】

（一）游戏流程

初步评估 ⟶ 游戏准备 ⟶ 步骤操作 ⟶ 总结评估

（二）实施步骤

1. 初步评估

评估角度	评估描述
参与游戏活动能力评估	生理因素：半自理老年人，身体机能有不同程度的退化。部分老年人需要坐轮椅、借助拐杖和助行器行走。部分老年人听力减弱。存在个别老年人轻微失智的情况
	心理因素：有些老年人心情愉悦放松，少部分老年人较沉默、不善交流
	社会因素：来自临近的社区，通过上一次活动短暂见面
参与游戏健康评估	游戏活动安全性、有效性、环境及强度适合本次参与游戏活动的半自理老年人

2.游戏准备

(1)主要物品准备

序号	名称	规格	单位	数量
1	彩笔	水彩笔	套	1
2	白板	视场地大小选择规格 或把大白纸贴在黑板上	块	1
3	签到本	具有记录功能，请老年人签名	本	1
4	记录本	及时记录老年人活动的情绪反应、活动过程中的表现， 尤其是优势和困难点	本	1

(2)环境与人员准备

序号	环境与人员	准备
1	环境	在日间照料中心的活动室，明亮宽敞、干净通风，有无障碍设施
2	康体指导师	着装整齐，仪表良好，精神饱满，具有为老年人服务职业素质 熟悉并了解游戏活动的玩法和环节 已知晓该游戏的实施过程和注意事项，能灵活处理各种突发情况 事先与老年人、家属沟通，确定老年人有意愿并有能力参与本次游戏活动
3	半自理老年人	神志清醒，情绪稳定，知情并同意。需要照护的老年人要有陪同人员，家属或照护人员要配合进行游戏活动协助、老年人安全防护等事宜

3.步骤操作

步骤	"神笔马良"活动技能操作要求
步骤1 问候沟通	"爷爷奶奶，上午好啊！我们又见面啦。我们是中心的康体指导师，大家还记得我们姓什么吗？你们互相之间还记得年龄的大小和名字吗？"
步骤2 游戏讲解	（1）介绍游戏名称和游戏目标 "今天的游戏是'神笔马良'，这个游戏将培养我们大家的创作能力和合作能力，也培养我们与新认识朋友之间的默契。" （2）介绍游戏道具 "今天要用到水彩笔和白板。" （3）介绍游戏规则 "我们共有20个人，通过抽签分成4组，每组5人。" "每一组都要抽签画动物。每人画一笔，第一人先画，第二人在第一人的基础上再画一笔，依次轮下去。每一组画的时候，其他组观看，并猜猜他们合作画的是什么动物？"
步骤3 游戏展示	两位康体指导师先示范，再邀请一两组老年人体验尝试一次，确认每位老年人都了解游戏的规则和玩法（可视情况与介绍游戏规则同时进行）
步骤4 游戏指导	游戏前，康体指导师准备的动物是保密的。每一组当场抽签，内容对其他组员也保密。每位老年人只能画一笔 如遇到老年人猜不出的时候，康体指导师适当提示，如动物的类型、习性、生活习惯等，帮助老年人联想
步骤5 分享及预告	（1）分享游戏感受 "爷爷奶奶们，今天大家玩得开心吗？哪位爷爷奶奶愿意分享一下参与这个游戏的感受呢？" （2）下次游戏活动预告 "这周我们玩了'神笔马良'，后续我们会带来更多有趣的游戏，希望各位成为我们中心的常客，跟社区的其他人也成为好伙伴。我们下周再见，常来常往哦！"
步骤6 整理评估	（1）康体指导师（或照护人员）陪同老年人一起整理收纳物品、整理垃圾，双方活动签字 （2）康体指导师（或照护人员）把老年人在游戏过程中的表现及情绪的变化记录下来，用于指导下次修改和调整训练方案
注意事项	（1）游戏中多用鼓励语言，及时赞赏。对于相对内敛的老年人，要给予关注和特别的鼓励 （2）画得像不像不是重点，重点是大家都参与和尝试。对于轻微失智的老年人给予帮助和支持

4. 总结评估

评估角度	评估结果
环境安全评估	日间照料中心的活动室有无障碍设施，开阔明亮 分组活动有足够的空间，动线设计合理，环境安全
准备工作评估	准备工作充分，符合游戏活动开展要求
照护及参与人员评估	有两位康体指导师，各照顾两队的活动，合作分工好，交流顺畅，活动圆满完成 本次"神笔马良"游戏，参与对象自述很有意思，娱乐性和趣味性强。部分老年人对自己画画的能力充满了自我肯定。在欢乐的集体游戏氛围中，老年人的社区融合感强，很快打成一片，比上周更熟悉 游戏目标达成，强度和有效性评估达标

游戏活动实施案例三

【游戏类型】

益智游戏

【游戏名称】

追兔子

【游戏情境】

康体指导师为某老年公寓的半自理区老年人开展一周活动，今天的活动主题是益智，老年人12名。

【游戏目标】

序号	主要游戏目标
1	培养老年人的专注力和反应能力
2	锻炼老年人对声音的识别能力
3	提高老年人对参与活动的兴趣和自信心

【游戏实施】

（一）游戏流程

初步评估 ➡ 游戏准备 ➡ 步骤操作 ➡ 总结评估

（二）实施步骤

1. 初步评估

评估角度	评估描述
参与游戏活动能力评估	生理因素：半自理老年人，身体机能有不同程度的退化。部分老年人需要坐轮椅、借助拐杖和助行器行走。部分老年人听力减弱。存在个别老年人轻微失智的情况
	心理因素：有些老年人心情愉悦放松，少部分老年人较沉默、不善交流
	社会因素：老年人共同住在一个老年公寓
参与游戏健康评估	游戏活动安全性、有效性、环境及强度适合本次参与游戏活动的半自理老年人

2. 游戏准备

（1）主要物品准备

序号	名称	规格	单位	数量
1	马甲	黄马甲和红马甲各6件	件	12
2	签到本	具有记录功能，记录老年人姓名	本	1
3	记录本	及时记录老年人活动的情绪反应、活动过程中的表现，尤其是优势和困难点	本	1

（2）环境与人员准备

序号	环境与人员	准备
1	环境	在老年人熟悉的环境，屋内有干净的活动桌面和椅子。明亮宽敞、干净通风，配有无障碍设施
2	康体指导师	着装整齐，仪表良好，精神饱满，具有为老年人服务职业素质 熟悉并了解游戏活动的玩法和环节 已知晓该游戏的实施过程和注意事项，能灵活处理各种突发情况 事先与老年人、家属沟通，确定老年人有意愿并有能力参与本次游戏活动
3	半自理老年人	神志清醒，情绪稳定，知情并同意。需要照护的老年人要有陪同人员，家属或照护人员要进行游戏活动协助、老年人安全防护等事宜

3. 步骤操作

步骤	"追兔子"活动技能操作要求
步骤1 问候沟通	"爷爷奶奶，下午好啊！午间休息得不错吧，我是社区的康体指导师（或照护人员）……我们玩一个考反应能力的游戏，让大家下午提提精神。"
步骤2 游戏讲解	（1）介绍游戏名称和游戏目标 "今天的游戏是'追兔子'，这个游戏需要我们注意听，然后迅速做出反应，对我们的思维能力很有帮助。" （2）介绍游戏规则　通过抽签将老年人分成两组，面对面站或者坐着。一组为红兔子组，一组为黄兔子组，分别穿红色和黄色马甲加以区分 红兔子组的老年人与黄兔子组的老年人一起伸出右手，以拇指贴着对方的拇指。康体指导师随机说出"红兔子"和"黄兔子"，当听到"红兔子"时，红兔子组的老年人要尽快抓着对方黄兔子组老年人的手掌，而黄兔子组的要尽快缩回手。当听到"黄兔子"时，做法倒转
步骤3 游戏展示	康体指导师（或照护人员）带几位老年人做游戏示范，确认每位老年人都明白自己目前的角色和游戏的玩法后继续（可视情况与介绍游戏规则同时进行）
步骤4 游戏指导	游戏过程中，要全神贯注地听，既要有紧张度，又不能过分紧张，以免听错口令 在玩过几轮之后，可以互换，以训练老年人对不同词汇的反应能力 康体指导师在读出"红兔子""黄兔子"或者段落时，可采用延长或缩短、重音或轻音的方式，增加口头语言的节奏感，提醒老年人此时注意 每次指令完成后，请老年人们的动作保留一会儿，康体指导师帮助、引导老年人发现自己的动作是正确还是错误的
步骤5 分享及预告	（1）分享游戏感受 "爷爷奶奶们，今天游戏时间差不多喽，您觉得'追兔子'的游戏掌握得如何呀？下次有没有信心再来挑战这个游戏呢？" （2）活动预告 "下次活动还需要大家动脑，我们需要一些会识字、会写字的爷爷奶奶，参与'组字能手'的游戏。"
步骤6 整理评估	（1）康体指导师（或照护人员）陪同老年人一起整理收纳物品，双方活动签字 （2）康体指导师（或照护人员）把爷爷在游戏过程中的表现及情绪的变化记录下来，用于指导下次修改和调整训练方案
注意事项	（1）在训练过程中注意做好安全措施，以免老年人出现意外风险 （2）这个游戏如果人多的情况下，不便于计分，每一轮做一个小结，提醒和帮助老年人发现自己的动作反应是否正确 （3）游戏中多用鼓励语言，及时肯定老年人的点滴进步。注意观察老年人反应，如有不耐烦的情况需耐心指导，并适时帮助

4. 总结评估

评估角度	评估结果
环境安全评估	在老年人熟悉的环境，屋内干净，通风良好，采光充足，有轮椅和椅子，环境安全
准备工作评估	准备工作充分，符合游戏活动开展要求
照护及参与人员评估	有指定的康体指导师（照护人员），职责明确，活动完成度好 本次"追兔子"游戏，部分爷爷奶奶们一开始有点混乱，听到指令后的本能反应要么是抓、要么是躲，尚不能做到准确判断。康体指导师（或照护人员）放慢了速度，并在给予每一次的方法指导和提示之后，老年人们游戏玩得越来越熟练。游戏目标达成，强度和有效性评估达标

游戏活动实施案例四

益智游戏

组字能手

康体指导师为某老年公寓的半自理区老年人开展一周活动，今天的活动主题是益智，老年人为10名半自理老年人。

【游戏目标】

序号	主要游戏目标
1	锻炼老年人写汉字的能力
2	延缓大脑衰老，尽早干预老年失智症
3	排解老年人寂寞，丰富老年人精神文化生活

【游戏实施】

（一）游戏流程

初步评估 → 游戏准备 → 步骤操作 → 总结评估

（二）实施步骤

1. 初步评估

评估角度	评估描述
参与游戏活动能力评估	生理因素：半自理老年人，身体机能有不同程度的退化。部分老年人需要坐轮椅、借助拐杖和助行器行走。部分老年人听力减弱。存在个别老年人轻微失智的情况，记忆力下降
	心理因素：个别老年人认知水平有一定程度损伤，对自己的能力不自信；少部分老年人较沉默、不善交流
	社会因素：老年人共同住在一个老年公寓
参与游戏健康评估	游戏活动安全性、有效性、环境及强度适合本次参与游戏活动的半自理老年人

2.游戏准备

（1）主要物品准备

序号	名称	规格	单位	数量
1	白板	宽度1米，高度调节至坐轮椅或者普通坐着能写字的高度	套	2
2	油性笔	红色2支、黑色8支	支	10
3	签到本	具有记录功能，记录老年人姓名	本	1
4	记录本	及时记录老年人活动的情绪反应、活动过程中的表现，尤其是优势和困难点	本	1

（2）环境与人员准备

序号	环境与人员	准备
1	环境	在老年人熟悉的机构活动室，屋内有团体活动桌和适老椅若干。明亮宽敞、干净通风，配有无障碍设施
2	康体指导师	着装整齐，仪表良好，精神饱满，具有为老年人服务职业素质 熟悉并了解游戏活动的玩法和环节 已知晓该游戏的实施过程和注意事项，能灵活处理各种突发情况 事先与老年人、家属沟通，确定老年人有意愿并有能力参与本次游戏活动
3	半自理老年人	神志清醒，情绪稳定，知情并同意。需要照护的老年人要有陪同人员，家属或照护人员要配合进行游戏活动协助、老年人安全防护等事宜

3.步骤操作

步骤	"组字能手"活动技能操作要求
步骤1 问候沟通	"爷爷奶奶你们好啊！今天我们继续让我们的大脑转起来！做一个益智活动哦……"
步骤2 游戏讲解	（1）介绍游戏名称和游戏目标 "今天的游戏是'组字能手'。在这个星期里，我跟大家都交谈过，选出来参加这个活动的都是我们老年公寓里的知识分子。不知道大家是不是还经常写字呢？我们今天就来用这个游戏锻炼一下大家对汉字的记忆能力和写字能力。" （2）介绍游戏规则和道具 ①将老年人划分为两组，两两对决 ②康体指导师出汉字偏旁部首，两组老年人在规定时间内用偏旁组字（比如"氵"可以组成"江、涛、泳、池"等）。老年人可以把字说出来，让康体指导师写；可以自己到白板上写出来，相同时间内，准确率最高，并且数量多的一组获胜
步骤3 游戏展示	康体指导师以一两个偏旁举例示范，然后指导老年人联想，确保老年人明白游戏规则
步骤4 游戏指导	康体指导师选择广泛常用的部首，如草字头、木字旁、口字旁等 给每组老年人足够的思考时间。正式游戏之前，给每组老年人一定的时间练习，互相磨合，熟悉游戏玩法 康体指导师事先做好字库的充足准备，以便在老年人想不起来的时候，做出友好的提示 建议一组玩过之后，另一组再玩。游戏过程中只有一个中心，能突出重点，让老年人关注到汉字本身，唤起对汉字的记忆
步骤5 分享感受	"今天这个游戏，大家很有成就感吧？觉得有趣吗？哪个部首感到最困难？"
步骤6 整理评估	（1）康体指导师（或照护人员）陪同老年人一起整理收纳物品，双方活动签字 （2）康体指导师（或照护人员）把老年人在游戏过程中的表现及情绪的变化记录下来，用于指导下次修改和调整训练方案
注意事项	（1）该游戏对老年人的文化水平有要求，所以在游戏前，一定要对老年人的相关能力进行评估，以确保其有能力参与到这个游戏中来 （2）在游戏过程全程陪伴老年人，观察老年人是否有困难，及时给予帮助和指导。游戏难度、强度和游戏时间长度，视老年人的情况而灵活决定 （3）游戏中多用鼓励语言，及时肯定老年人的点滴进步，维护老年人的自尊心和自信心

4.总结评估

评估角度	评估结果
环境安全评估	活动室有无障碍设施，有干净的活动桌面和椅子 分组活动有足够的空间，动线设计合理，环境安全
准备工作评估	准备工作充分，符合游戏活动开展要求
照护及参与人员评估	康体指导师跟老年人交流顺畅，活动完成度好 本次"组字能手"游戏，有几位老年人的完成度较高，在不断尝试和成功的过程中，老年人获得了满足和成就感。参与活动的老年人说唤起了对文字的记忆，今后要多读书读报。游戏目标达成，强度和有效性评估达标

游戏活动实施案例五

【游戏类型】

康健游戏

【游戏名称】

钓鱼

【游戏情境】

某校特别召开离退休老年人趣味运动会，为较少出门的老年人提供活动机会。康体指导师将报名的 80 多名老年人根据日常生活能力分成了不同的游戏组别。面对半自理老年人组别，康体指导师为他们策划了钓鱼游戏，参与者约 20 名。

【游戏目标】

序号	主要游戏目标
1	锻炼老年人的手臂、手腕等多处肌肉
2	锻炼老年人身体平衡能力、眼手协调能力
3	训练对颜色的识别能力

【游戏实施】

（一）游戏流程

初步评估 ➝ 游戏准备 ➝ 步骤操作 ➝ 总结评估

（二）实施步骤

1. 初步评估

评估角度	评估描述
参与游戏活动能力评估	生理因素：半自理老年人，身体机能有不同程度的退化。部分老年人需要坐轮椅、借助拐杖和助行器行走。部分老年人听力减弱。个别老年人存在轻微失智的情况。记忆力下降
	心理因素：个别老年人认知水平有一定程度损伤，大部分参与活动的老年人情绪比较乐观
	社会因素：离退休教职工互相认识，有较好的情感联结
参与游戏健康评估	参与游戏活动安全性、有效性、环境及强度适合本次参与游戏活动的半自理老年人

2.游戏准备

（1）主要物品准备

序号	名称	规格	单位	数量
1	仿真玩具小鱼	直径50毫米，重约5克，有吸铁石，彩色塑料或木质的小鱼	条	100
2	仿真鱼竿	竹竿长50～70厘米（可购买伸缩儿童鱼竿，或者用晾衣杆代替），鱼钩用磁铁代替，鱼线（粗棉线代替）长度约100厘米	根	4
3	计时器	具有正计时及倒计时功能，屏幕显示时间	个	1
4	签到本	具有记录功能，记录老年人姓名	本	1
5	记录本	及时记录老年人活动的情绪反应、活动过程中的表现，尤其是优势和困难点	本	1

（2）环境与人员准备

序号	环境与人员	准备
1	环境	在体育场或活动室，开阔宽敞、明亮通风，屋内有供休息的活动桌和适老椅若干
2	康体指导师	着装整齐，仪表良好，精神饱满，具有为老年人服务职业素质 熟悉并了解游戏活动的玩法和环节 已知晓该游戏的实施过程和注意事项，能灵活处理各种突发情况 事先与老年人、家属沟通，确定老年人有意愿并有能力参与本次游戏活动
3	志愿者	该游戏需要配备4名志愿者（工作人员）协同组织；志愿者（工作人员）和康体指导师已充分沟通并在赛前试验过，知晓该游戏的实施过程和注意事项
4	半自理老年人	神志清醒，情绪稳定，知情并同意。需要照护的老年人要有陪同人员，家属或照护人员要配合进行游戏活动协助、老年人安全防护等事宜

3.步骤操作

步骤	"钓鱼"活动技能操作要求
步骤1 问候沟通	"各位老师，上午好啊！我是康体指导师……这个趣味体育游戏的名字叫作'钓鱼'。"
步骤2 游戏讲解	（1）介绍游戏名称和游戏目标 "有些老师们之前可能真的钓过鱼，这项活动需要极大的耐心和技巧。我们今天用它来做体育游戏，以趣味性为主。这个游戏主要锻炼咱们的手臂、手腕等多处的肌肉力量，也锻炼大家的身体平衡能力、眼手协调能力。" （2）介绍游戏道具 "毫无疑问，这个游戏要用的道具就是鱼竿和鱼了。鱼钩是有磁性的，鱼上也有磁铁。" 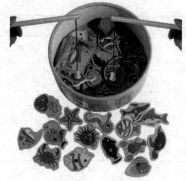 （3）介绍游戏规则 "我们把大家按人数平均分成两组，10人一组，每组有自己的鱼池，2根钓鱼竿。我们的钓鱼比赛是坐在鱼池的这个圈外，每组有两个人同时钓鱼，每轮五分钟。五分钟内，看能钓多少条鱼，然后换小组其他两位成员。最后把小组所有钓上来的鱼数量相加，就是这组的成果。两组在同样的时间内，看哪组钓的鱼最多，哪组就得到这个项目的奖励。"

步骤	"钓鱼"活动技能操作要求
步骤3 游戏展示	康体指导师在钓鱼池进行了一轮展示，分别邀请几位有疑问的老年人体验钓鱼的过程，并确认每位老年人都了解了游戏的规则和玩法（可视情况与介绍游戏规则同时进行）
步骤4 游戏指导	游戏技巧的难点在于手臂、手腕的肌肉控制力和手眼的协调能力。请老年人坐在轮椅或者椅子上，鱼竿要尽量拿稳，康体指导师对有困难的老年人要及时给予帮助。等鱼线慢慢移到鱼嘴上时，两个磁铁会相吸，再把鱼提上来即可。如果鱼已经提上来，因为磁铁吸不牢而掉落，也算老年人的成果，康体指导师帮助捡起即可 鱼池的大小也决定了游戏的难度，如果老年人觉得很困难，把鱼池的外围缩小，每轮比赛的时间加长，让老年人更容易完成任务。游戏的难度、时间的长度都视老年人的情况而灵活决定
步骤5 分享感受	"各位老师们，我们两组都完成了任务，我们给大家发放相应的奖品哦！无论输赢，都为大家的齐心协力、尽心尽力而鼓掌！大家觉得玩这个游戏感觉困难吗？谁来谈谈活动的感受吧……"（如果没有人主动分享，康体指导师挑选游戏过程中钓鱼最多、趣味性效果最好的老师来谈具体感受）
步骤6 整理评估	（1）康体指导师发放奖品、整理收纳物品 （2）康体指导师把老年人在游戏过程中的表现及情绪的变化记录下来，用于指导下次修改和调整训练方案
注意事项	（1）两组的钓鱼池要有一定的距离，谨防老年人在移动过程中交叉碰撞，出现意外风险 （2）游戏中多用鼓励语言，及时肯定老年人的点滴进步，维护老年人的自尊心和自信心 （3）注意观察老年人反应，如有不耐烦的情况需耐心指导，并适时帮助。游戏难度、强度和游戏时间长度，视老年人的情况而灵活决定 （4）半自理老年人应配备足够的志愿者（工作人员），建议老年人和志愿者的配比是5：1

4. 总结评估

评估角度	评估结果
环境安全评估	室内体育场开阔宽敞、明亮通风，屋内有供休息的活动桌和适老椅若干。分组活动有足够的空间，动线设计合理，环境安全
准备工作评估	康体指导师的团队沟通准备和游戏道具准备充分，符合游戏活动开展要求
照护及参与人员评估	有指定的康体指导师做游戏主持人，有四名志愿者分别负责两组的起点和重点。职责明确，主次得当，交流顺畅，活动完成度好 本次钓鱼游戏过程中老年人全程很配合，训练过程循序渐进，对肌肉的练习、手眼协调能力起到了很大的作用。在游戏过程中老年人们之间都互相配合，积极参赛，团队精神浓厚。游戏目标达成，强度和有效性评估达标

游戏活动实施案例六

【游戏类型】

康健游戏

【游戏名称】

夹花生

【游戏情境】

某校特别召开离退休老年人趣味运动会。康体指导师将报名的 80 多名老年人根据日常生活能力分成了不同的游戏组别。面对半自理老年人组别，康体指导师为他们策划了夹花生游戏，参与者约 20 名。

【游戏目标】

序号	主要游戏目标
1	锻炼老年人的手腕、手指精细动作
2	锻炼老年人眼手协调能力
3	增强老年人的团队意识，培养乐观开朗的性格及挑战精神

【游戏实施】

（一）游戏流程

初步评估 → 游戏准备 → 步骤操作 → 总结评估

（二）实施步骤

1. 初步评估

评估角度	评估描述
参与游戏活动能力评估	生理因素：半自理老年人，身体机能有不同程度的退化。部分老年人需要坐轮椅、借助拐杖和助行器行走。部分老年人听力减弱。个别老年人存在轻微失智的情况。记忆力下降
	心理因素：个别老年人认知水平有一定程度损伤，大部分参与活动的老年人情绪比较乐观
	社会因素：离退休教职工互相认识，有较好的情感联结
参与游戏健康评估	游戏活动安全性、有效性、环境及强度适合本次参与游戏活动的半自理老年人

2.游戏准备

（1）主要物品准备

序号	名称	规格	单位	数量
1	圆盘	直径约20厘米，塑料材质，不易摔碎	个	4
2	筷子	家用竹筷或木筷	双	4
3	花生	颗粒饱满（或者用彩色糖豆代替）	斤	5
4	桌子	独立木桌或条桌	张	2
5	签到本	具有记录功能，记录老年人姓名	本	1
6	记录本	及时记录老年人活动的情绪反应、活动过程中的表现，尤其是优势和困难点	本	1
7	电子秤	厨房用，有计量功能	台	1

（2）环境与人员准备

序号	环境与人员	准备
1	环境	在室内体育场或康体活动室，开阔宽敞、明亮通风，屋内有供休息的活动桌和适老椅若干
2	康体指导师	着装整齐，仪表良好，精神饱满，具有为老年人服务职业素质 熟悉并了解游戏活动的玩法和环节； 已知晓该游戏的实施过程和注意事项，能灵活处理各种突发情况 事先与老年人、家属沟通，确定老年人有意愿并有能力参与本次游戏活动
3	志愿者	该游戏需要配备4名左右志愿者（工作人员）协同组织；志愿者（工作人员）和康体指导师已充分沟通并在赛前试验过，知晓该游戏的实施过程和注意事项
4	半自理老年人	神志清醒，情绪稳定，知情并同意。需要照护的老年人要有陪同参与，家属或照护人员要配合进行游戏活动协助、老年人安全防护等事宜

3.步骤操作

步骤	"夹花生"活动技能操作要求
步骤1 问候沟通	"各位老师，上午好啊！我是康体指导师……这个趣味体育游戏的名字叫作'夹花生'。"
步骤2 游戏讲解	（1）介绍游戏目标 "今天的'夹花生'体育游戏主要锻炼咱们的手腕、手指等精细动作，也锻炼大家的眼手协调能力。当然，游戏过程中展现出的团队精神和合作能力，在我们这个游戏过程中更不能少！" （2）介绍游戏道具 "我们桌子上共有四个圆盘，两个装满花生，另两个盘子是空的，等待你们把它们装满。" （3）介绍游戏规则 ①"我们先来玩一个热身游戏。这个游戏是个人参加的，想玩的老师都可以参与。游戏的名字叫作'三心二意'。我们工作人员会给大家出20以内的加减或是乘除法。比如'3+2'，你要根据得数'5'，把5颗花生夹来到另一个盘子里，每位用时是2分钟。这个游戏考验大家在思维运转的同时不能停下手部的动作。" ②"这一轮是团体赛，我们把大家按人数平均分成两组，10人一组。每组一张桌子，两个圆盘。大家就依次坐在桌子前面，把一个圆盘里的花生夹到另一个圆盘里，每人用时两分钟，然后向组内下一个人，直到各组全部人都夹完，我们把各组夹出来的花生称重，重量大的一组获胜。"
步骤3 游戏展示	康体指导师和志愿者先给大家做示范，并给愿意体验的老年人都尝试一次，确认每位老年人都了解了游戏的规则和玩法（可视情况与介绍游戏规则同时进行）
步骤4 游戏指导	（1）康体指导师提示老年人该游戏技巧为：身体要坐正，手眼要协调，拿筷子要稳 （2）康体指导师指导老年人在正式游戏前多次体验，找到最佳姿势，熟练掌握夹花生的技巧
步骤5 分享感受	"今天我们有好几个老师夹花生的技术太高超了，能不能请××跟大家分享一下玩这个游戏的窍门？"

步骤	"夹花生"活动技能操作要求
步骤6 整理评估	(1) 康体指导师和志愿者整理收纳物品 (2) 康体指导师把老年人在游戏过程中的表现及情绪的变化记录下来,用于指导下次修改和调整训练方案
注意事项	(1) 康体游戏操作前要初步评估、掌握老年人的情况。在训练过程中注意做好安全措施,以免老年人出现意外风险 (2) 两组的桌子要有一定的距离,防止两组老年人发生碰撞 (3) 坐轮椅出入的老年人,一定要留够时间入座,不要仓促

4. 总结评估

评估角度	评估结果
环境安全评估	室内体育场开阔明亮、PVC地板对老年人的活动更安全 分组活动有足够的空间,动线设计合理,环境安全
准备工作评估	康体指导师的团队沟通准备和游戏道具准备充分,符合游戏活动开展要求
照护及参与人员评估	由指定的康体指导师做游戏主持人,由四名志愿者分别负责两组的起点和重点。职责明确,主次得当,交流顺畅,活动完成度好 本次"夹花生"游戏,参与者全程积极性高,对肌肉的练习、手眼协调能力起到了积极的作用;既有竞技性,又有娱乐精神,各组的骨干力量突显了主要作用 游戏目标达成,强度和有效性评估达标

游戏活动实施案例七

【游戏类型】

结构游戏

【游戏名称】

拼图

【游戏情境】

李奶奶，75岁，退休后，社交空间减少，由于年龄较大，手眼协调能力变差，身体的各项功能逐渐退化，有失智症早期症状。为延缓症状发展，社区养老服务中心的康体指导师带领李奶奶做拼图游戏。

【游戏目标】

序号	主要游戏目标
1	锻炼老年人的色彩和形状识别能力
2	延缓大脑衰老，尽早干预老年失智症
3	排解老年人寂寞，丰富老年人精神文化生活

【游戏实施】

（一）游戏流程

初步评估 ➡ 游戏准备 ➡ 步骤操作 ➡ 总结评估

（二）实施步骤

1.初步评估

评估角度	评估描述
参与游戏活动能力评估	生理因素：半自理老年人，记忆能力下降
	心理因素：孤独，对自己的能力不自信
	社会因素：每天散步会到社区活动中心，跟中心的邻居们熟识
参与游戏健康评估	游戏活动安全性、有效性、环境及强度适合本次参与游戏活动的半自理老年人

2.游戏准备

（1）主要物品准备

序号	名称	规格	单位	数量
1	拼图	难度不一的拼图	套	5
2	签到本	具有记录功能，记录老年人姓名	本	1
3	记录本	及时记录老年人活动的情绪反应、活动过程中的表现，尤其是优势和困难点	本	1

（2）环境与人员准备

序号	环境与人员	准备
1	环境	在康体活动室，开阔宽敞、明亮通风，屋内有供休息的活动桌和适老椅若干
2	康体指导师	着装整齐，仪表良好，精神饱满，具有为老年人服务职业素质 熟悉并了解游戏活动的玩法和环节 已知晓该游戏的实施过程和注意事项，能灵活处理各种突发情况 事先与老年人、家属沟通，确定老年人有意愿并有能力参与本次游戏活动
3	半自理老年人	神志清醒，情绪稳定，知情并同意。老年人如需要照护，要有陪同人员，家属或照护人员要配合进行游戏活动协助、老年人安全防护等事宜

3.步骤操作

步骤	"拼图"活动技能操作要求
步骤1 问候沟通	"李奶奶您好啊！今天看您气色不错，愿不愿意跟我一起玩个拼图游戏呢？"
步骤2 游戏讲解	（1）介绍游戏名称和游戏目标 "今天的游戏是'拼大象'，但是大象分成了26个小块，您能把大象完整地拼出来吗？这个游戏能帮助您排解寂寞、愉悦身心，还能锻炼您的动手能力、思维能力及认知能力。" （2）介绍游戏道具 "桌上的26个小块就是我们要用到的拼图。" （3）介绍游戏规则 "5分钟内，我们要拼出一个完整的大象。"
步骤3 游戏展示	康体指导师拿出大象的其中一个部分，然后抠出其中的一两块，指导老年人把这一两块拼图按照形状放回大象的图形中，确保老年人明白游戏方法
步骤4 游戏指导	（1）康体指导师先给老年人浏览完整的大象图形，指导老年人注意大象身体各个部分的颜色和形状 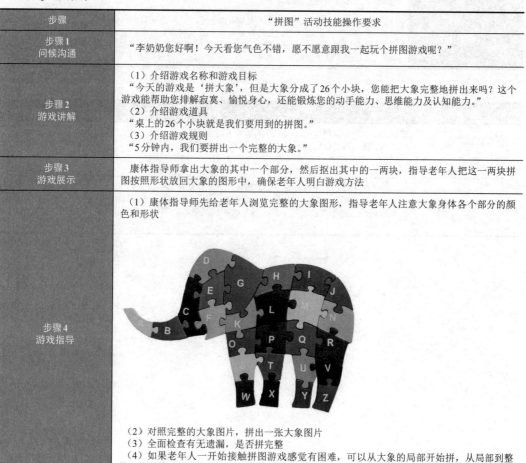 （2）对照完整的大象图片，拼出一张大象图片 （3）全面检查有无遗漏，是否拼完整 （4）如果老年人一开始接触拼图游戏感觉有困难，可以从大象的局部开始拼，从局部到整体、从简单到复杂，游戏难度、强度和游戏时间长度，视情况而灵活决定

步骤	"拼图"活动技能操作要求
步骤5 分享及预告	（1）分享游戏感受 "奶奶，今天您玩了这个大象拼图游戏，很有成就感吧？你觉得有趣吗？哪里感到最困难？下次愿意跟其他的邻居朋友一起玩其他的拼图吗？" （2）下次游戏活动预告 "下周我们在这里玩恐龙拼图，我们邀请您和您的邻居朋友再来玩游戏。"
步骤6 整理评估	（1）康体指导师（或照护人员）陪同老年人一起整理收纳物品，双方活动签字 （2）康体指导师（或照护人员）把老年人在游戏过程中的表现及情绪的变化记录下来，用于指导下次修改和调整训练方案
注意事项	（1）全程陪伴老年人，观察老年人是否有困难，及时给予帮助和指导 （2）游戏中多用鼓励语言，及时肯定老年人的点滴进步，维护老年人的自尊心和自信心 （3）注意观察老年人反应，如有不耐烦的情况耐心指导，并适时帮助。游戏难度、强度和游戏时间长度，视情况而灵活决定

4.总结评估

评估角度	评估结果
环境安全评估	活动室有无障碍设施，有干净的活动桌面和椅子 分组活动有足够的空间，动线设计合理，环境安全
准备工作评估	准备工作充分，符合游戏活动开展要求
照护及参与人员评估	康体指导师跟老年人一对一交流顺畅，活动完成度好 本次"拼图"游戏，奶奶的完成度较高，在不断尝试和成功的过程中，老年人获得了满足和成就感。老年人表示对下次团体分组的拼图活动很期待。游戏目标达成，强度和有效性评估达标

游戏活动实施案例八

【游戏类型】

结构游戏

【游戏名称】

树叶剪贴画

【游戏情境】

街道老龄办组织辖区内的老年人参加以"园艺"为主题的活动。康体指导师在评估了老年人情况之后，选出 10 名 75 岁上下的半自理老年人参与这个游戏。

【游戏目标】

序号	主要游戏目标
1	锻炼老年人的动手能力
2	培养老年人的构图能力

【游戏实施】

（一）游戏流程

初步评估 ⟶ 游戏准备 ⟶ 步骤操作 ⟶ 总结评估

（二）实施步骤

1. 初步评估

评估角度	评估描述
参与游戏活动能力评估	生理因素：日常生活活动能力欠缺，开始出现听力、说话等语言能力的退化，部分老年人需要借助轮椅和助行器，个别老年人使用助听器
	心理因素：大多数老年人主动参与活动，个别老年人是被组织邀请的，表示很久没有外出活动，表示不会画画，担心不会做、做不好，担心被同伴取笑等
	社会因素：一半老年人常来参加活动互相认识，另一半居住得较分散
参与游戏健康评估	游戏活动安全性、有效性、环境及强度适合本次参与游戏活动的半自理老年人

2. 游戏准备

（1）主要物品准备

序号	名称	规格	单位	数量
1	树叶	各类各色	片	若干
2	水彩套盒	24色水彩颜料、调色盘、水彩排笔等	套	4
3	剪刀	安全剪刀	把	12
4	胶水	白胶最好，透明胶水亦可	支	12
5	卡纸	白色、16开大小	张	12
6	签到本	具有记录功能，记录老年人姓名	本	1
7	记录本	及时记录老年人活动的情绪反应、活动过程中的表现，尤其是优势和困难点	本	1

（2）环境与人员准备

序号	环境与人员	准备
1	环境	在康体活动室，开阔宽敞、明亮通风，屋内有供休息的活动桌和适老椅若干
2	康体指导师	着装整齐，仪表良好，精神饱满，具有为老年人服务职业素质 熟悉并了解游戏活动的玩法和环节 已知晓该游戏的实施过程和注意事项，能灵活处理各种突发情况 事先与老年人、家属沟通，确定老年人有意愿并有能力参与本次游戏活动
3	半自理老年人	神志清醒，情绪稳定，知情并同意。需要照护的老年人要有陪同人员，家属或照护人员要配合进行游戏活动协助、老年人安全防护等事宜

3. 步骤操作

步骤	"树叶剪贴画"活动技能操作要求
步骤1 问候沟通	"各位爷爷奶奶，上午好啊！我是社区的康体指导师……大家最近有没有到室外公园或绿地走走？这个季节有很多颜色丰富、形状各异的树叶，我们今天上午捡了很多来，给大家欣赏一下。"
步骤2 游戏讲解	（1）介绍游戏名称和游戏目标 "今天我们一起玩'树叶剪贴画'这个园艺活动，能锻炼大家的手部精细动作，并学会使用大自然的材料，通过一定的方式，剪贴出符合自己审美特点的作品。" （2）介绍游戏道具　白卡纸、水彩、调色盘、水彩笔、胶水、各类树叶等 （3）介绍游戏规则　每位老年人都分得一张卡纸 　先根据喜好，选择合适的植物；构思作品的主题，然后根据主题将树叶适当裁剪。树叶背面涂上白胶，贴在画纸上。可以用颜料改变树叶的颜色，依照自己喜爱的方式组合拼贴材料。如果有树叶不能表现的空白处，也可以用水彩颜料补充，最后签上自己的名字（不识字的老年人可以按手印），作品完成 　康体指导师为每位老年人与自己的作品拍照

步骤	"树叶剪贴画"活动技能操作要求
步骤3 游戏展示	康体指导师用活动前自己完成的一个剪贴画做展示（可视情况与介绍游戏规则同时进行），或者把剪贴画的制作过程录制成视频播放，时间允许的情况下，可以做一遍给老年人看
步骤4 游戏指导	指导老年人先做图片构思，选好主题；根据叶片本来的形状和颜色进行创作；也可以对叶片进行涂色或者剪裁加以运用 　　如果老年人们有困难，康体指导师也可以先将图片的大致轮廓勾勒出来，或者给爷爷奶奶们一些图案做临摹，指导老年人用树叶填充
步骤5 分享及预告	（1）分享游戏感受 　　"各位爷爷奶奶，今天大家都太厉害了，在短短时间内，都做出了一幅树叶剪贴画。这些树叶是大自然的馈赠，更是大家创作力和想象力的礼物。各位在制作的时候，一定有很多的想法、有很多的感触，请每位老年人带着您的作品，走到我们中间来，为我们介绍一下吧……" （2）下次游戏活动预告 　　"这周大家用树叶制作了'剪贴画'，下周我们将带领大家用豆子作画！所以下周同一时间，我们还邀请您再来继续创造您的作品。我们不见不散。"
步骤6 整理评估	（1）康体指导师（或照护人员）陪同老年人一起整理收纳物品，双方活动签字 （2）康体指导师（或照护人员）把老年人在游戏过程中的表现及情绪的变化记录下来，用于指导下次修改和调整训练方案
注意事项	（1）结构游戏用到的材料杂多，在游戏前，康体指导师要做好铺桌布、将材料分类放置在活动桌面等准备工作 （2）游戏中多用鼓励语言，无论组合什么造型，都是创造力和动手能力的体现 （3）在同一主题和同一训练目标下，设计相关的连续性的结构游戏，可以让参与者有盼头、有悬念，吸引他们继续参与活动的兴趣

4. 总结评估

评估角度	评估结果
环境安全评估	活动室通风明亮，有干净宽阔的活动桌面和椅子 分组活动有足够的空间，动线设计合理，环境安全
准备工作评估	结构游戏所需的材料纷繁零碎，此次园艺活动准备工作充分，符合游戏活动开展要求
照护及参与人员评估	有一名指定的康体指导师、三名志愿者，康体指导师和半自理老年人的配比是1∶2.5，能满足个别听力有障碍、认知水平降低的老年人参与游戏。此次活动进展顺利，活动完成度好 　　本次"树叶剪贴画"活动，老年人投入、认真、专注，游戏在1个小时完成，无中途退出，全部老年人从始至终参与。部分老年人对造型、绘画有独到的见解，在游戏中自觉担当了游戏指导员的角色，为个别有困难的老年人提供了帮助 　　老年人表示对下周继续完成作品很期待，游戏目标达成，强度和有效性评估达标

附录 老年人能力评估表

老年人能力评估表（A）

A.1 姓名		
A.2 评估编号	□□□□□□□	
A.3 评估日期	□□□□年 □□月 □□日	
A.4 评估原因	1第一次评估 2常规评估 3状况变化后重新评估 4其他_____	□
A.5 性别	1男 2女	□
A.6 出生日期	□□□□年 □□月 □□日	
A.7 身份证号	□□□□□□□□□□□□□□□□□□	
A.8 社保卡号	□□□□□□□□	
A.9 民族	1汉族 2少数民族_____	□
A.10 文化程度	1文盲 2小学 3初中 4高中/技校/中专 5大学专科及以上 6不详	□
A.11 宗教信仰	0无 1有_____	
A.12 婚姻状况	1未婚 2已婚 3丧偶 4离婚 5未说明的婚姻状况	
A.13 居住情况	1独居 2与配偶/伴侣居住 3与子女居住 4与父母居住 5与兄弟姐妹居住 6与其他亲属居住 7与非亲属关系的人居住 8养老机构	
A.14 医疗费用支付方式	1城镇职工基本医疗保险 2城镇居民基本医疗保险 3新型农村合作医疗 4贫困救助 5商业医疗保险 6全公费 7全自费 8其他	□/□/□/□
A.15 经济来源	1退休金/养老金 2子女补贴 3亲友资助 4其他补贴	□/□/□/□
A.16 疾病诊断	A.16.1 失智	0无 1轻度 2中度 3重度	□
	A.16.2 精神疾病	0无 1精神分裂症 2双相情感障碍 3偏执性精神障碍 4分裂情感障碍 5癫痫所致精神障碍 6精神发育迟滞伴发精神障碍	□
	A.16.3 慢性疾病		
A.17 近30天内意外事件	A.17.1 跌倒	0无 1发生过1次 2发生过2次 3发生过3次及以上	□
	A.17.2 走失	0无 1发生过1次 2发生过2次 3发生过3次及以上	□
	A.17.3 噎食	0无 1发生过1次 2发生过2次 3发生过3次及以上	□
	A.17.4 自杀	0无 1发生过1次 2发生过2次 3发生过3次及以上	□
	A.17.5 其他		
A.18 信息提供者的姓名		
A.19 信息提供者与老年人的关系		
A.20 联系人姓名		
A.21 联系人电话		

老年人能力评估表（B）

合同编号：　　　　姓名：　　　性别：　　　年龄：　　　房间号：

B.1 日常生活活动评估表

B.1.1 进食： 指用餐具将食物由容器送到口中、咀嚼、吞咽等过程	□分	10分，可独立进食（在合理的时间内独立进食准备好的食物）
		5分，部分需帮助（进食过程中需要一定帮助，如协助把持餐具）
		0分，需极大帮助或完全依赖他人，或有留置营养管
B.1.2 洗澡	□分	5分，准备好洗澡水后，可自己独立完成洗澡过程
		0分，在洗澡过程中需他人帮助
B.1.3 修饰： 指洗脸、刷牙、梳头、刮脸等	□分	5分，可自己独立完成
		0分，需他人帮助
B.1.4 穿衣： 指穿脱衣服、系扣、拉拉链、穿脱鞋袜、系鞋带	□分	10分，可独立完成
		5分，部分需帮助（能自己穿脱，但需他人帮助整理衣物、系/扣鞋带、拉拉链）
		0分，需极大帮助或完全依赖他人
B.1.5 大便控制	□分	10分，可控制大便
		5分，偶尔失控（每周<1次），或需要他人提示
		0分，完全失控
B.1.6 小便控制	□分	10分，可控制小便
		5分，偶尔失控（每天<1次，但每周>1次），或需要他人提示
		0分，完全失控，或留置导尿管
B.1.7 如厕： 包括去厕所、解开衣裤、擦净、整理衣裤、冲水	□分	10分，可独立完成
		5分，部分需帮助（需他人搀扶去厕所、需他人帮忙冲水或整理衣裤等）
		0分，需极大帮助或完全依赖他人
B.1.8 床椅转移	□分	15分，可独立完成
		10分，部分需帮助（需他人搀扶或使用拐杖）
		5分，需极大帮助（较大程度上依赖他人搀扶和帮助）
		0分，完全依赖他人
B.1.9 平地行走	□分	15分，可独立在平地上行走45米
		10分，部分需帮助（因肢体残疾、平衡能力差、过度衰弱、视力等问题，在一定程度上需他人搀扶或使用拐杖、助行器等辅助用具）
		5分，需极大帮助（因肢体残疾、平衡能力差、过度衰弱、视力等问题，在较大程度上依赖他人搀扶，或坐在轮椅上自行移动）
		0分，完全依赖他人
B.1.10 上下楼梯	□分	10分，可独立上下楼梯（连续上下10～15个台阶）
		5分，部分需帮助（需扶着楼梯、他人搀扶，或使用拐杖等）
		0分，需极大帮助或完全依赖他人
B.1.11 日常生活活动总分	□分	上述10个项目得分之和
B.1.12 日常生活活动分级	□级	0级能力完好：总分100分
		1级轻度受损：总分65～95分
		2级中度受损：总分45～60分
		3级重度受损：总分≤40分

B.2 精神状态评估表

B.2.1 认知功能	测验	"我说三样东西，请重复一遍，并记住，一会儿会问您：苹果、手表、国旗" （1）画钟测验："请在这儿画一个圆形时钟，在时钟上标出10点45分" （2）回忆词语："现在请您告诉我，刚才我要您记住的三样东西是什么？" 答：_____、_____、_____（不必按顺序）
.	评分 □分	0分，画钟正确（画出一个闭锁圆，指针位置准确），且能回忆出2～3个词 1分，画钟错误（画的圆不闭锁，或指针位置不准确），或只回忆出0～1个词 2分，已确诊为认知障碍，如老年失智
B.2.2 攻击行为	□分	0分，无身体攻击行为（如打/踢/推/咬/抓/摔东西）和语言攻击行为（如骂人、语言威胁、尖叫） 1分，每月有几次身体攻击行为，或每周有几次语言攻击行为 2分，每周有几次身体攻击行为，或每日有几次语言攻击行为
B.2.3 抑郁症状	□分	0分，无 1分，情绪低落、不爱说话、不爱梳洗、不爱活动 2分，有自杀念头或自杀行为
B.2.4 精神状态总分	□分	
B.2.5 精神状态分级	□级	0级能力完好：总分为0分 1级轻度受损：总分为1分 2级中度受损：总分2～3分 3级重度受损：总分4～6分

B.3 感知觉与沟通评估表

B.3.1 意识水平	□分	0分，神志清醒，对周围环境警觉
		1分，嗜睡，表现为睡眠状态过度延长。当呼唤或推动患者的肢体时可唤醒，并能进行正确的交谈或执行指令，停止刺激后又继续入睡
		2分，昏睡，一般的外界刺激不能使其觉醒，给予较强烈的刺激时可有短时的意识清醒，醒后可简短回答问题，当刺激减弱后又很快进入睡眠状态
		3分，昏迷，处于浅昏迷时对疼痛刺激有回避和痛苦表情；处于深昏迷时对刺激无反应（若评定为昏迷，直接评定为重度失能，可不进行以下项目的评估）
B.3.2 视力： 若平日带老花镜或近视镜，应在佩戴眼镜的情况下评估	□分	0分，能看清书报上的标准字体
		1分，能看清楚大字体，但看不清书报上的标准字体
		2分，视力有限，看不清报纸大标题，但能辨认物体
		3分，辨认物体有困难，但眼睛能跟随物体移动，只能看到光、颜色和形状
		4分，没有视力，眼睛不能跟随物体移动
B.3.3 听力： 若平时佩戴助听器，应在佩戴助听器的情况下评估	□分	0分，可正常交谈，能听到电视、电话、门铃的声音
		1分，在轻声说话或说话距离超过2米时听不清
		2分，正常交流有些困难，需在安静的环境或大声说话才能听到
		3分，讲话者大声说话或说话很慢，才能听见部分内容
		4分，完全听不见
B.3.4 沟通交流： 包括非语言沟通	□分	0分，无困难，能与他人正常沟通和交流
		1分，能够表达自己的需要及理解别人的话，但需要增加时间或给予帮助
		2分，表达需要或理解有困难，需频繁重复或简化口头表达
		3分，不能表达需要或理解他人的话
B.3.5 感知觉与沟通分级	□级	0能力完好：意识清醒，且视力和听力评为0分或1分，沟通评为0分
		1轻度受损：意识清醒，但视力或听力中至少一项为2分，或沟通评为1分
		2中度受损：意识清醒，但视力或听力中至少一项为3分，或沟通评为2分；或嗜睡，视力或听力评定为3分及以下，沟通评定为2分及以下
		3重度受损：意识清醒或嗜睡，但视力或听力中至少一项为4分，或沟通评为3分；或昏睡/昏迷

B.4 社会参与评估表

B.4.1 生活能力	□分	0分，除个人生活自理（如饮食、洗漱、穿戴、二便）外，能料理家务（如做饭、洗衣）或当家管理事务
		1分，除个人生活自理外，能做家务，但欠好，家庭事务安排欠条理
		2分，个人生活能自理，只有在他人帮助下才能做些家务，但质量不好
		3分，个人基本生活事务能自理（如饮食、二便），在督促下可洗漱
		4分，个人基本生活事务（如饮食、二便）需要部分帮助或完全依赖他人帮助
B.4.2 工作能力	□分	0分，原来熟练的脑力工作或体力技巧性工作可照常进行
		1分，原来熟练的脑力工作或体力技巧性工作能力有所下降
		2分，原来熟练的脑力工作或体力技巧性工作明显不如以往，部分遗忘
		3分，对熟练工作只有一些片段保留，技能全部遗忘
		4分，以往的知识或技能全部磨灭
B.4.3 时间/空间定向	□分	0分，时间观念（年、月、日、时）清楚；可单独出远门，能很快掌握新环境的方位
		1分，时间观念有些下降，年、月、日清楚，但有时相差几天；可单独来往于近街，知道现住地的名称和方位，但不知回家路线
		2分，时间观念较差，年、月、日不清楚，可知上半年或下半年；只能单独在家附近行动，对现住地只知名称，不知道方位
		3分，时间观念很差，年、月、日不清楚，可知上午或下午；只能在左邻右舍间串门，对现住地不知名称和方位
		4分，无时间观念；不能单独外出
B.4.4 人物定向	□分	0分，知道周围人们的关系，知道祖孙、叔伯、姑姨、侄子侄女等称谓的意义；可分辨陌生人的大致年龄和身份，可用适当称呼
		1分，只知家中亲密近亲的关系，不会分辨陌生人的大致年龄，不能称呼陌生人
		2分，只能称呼家中人，或只能照样称呼，不知其关系，不辨辈分
		3分，只认识常同住的亲人，可称呼子女或孙子女，可辨熟人和生人
		4分，只认识保护人，不辨熟人和生人
B.4.5 社会交往能力	□分	0分，参与社会，在社会环境有一定的适应能力，待人接物恰当
		1分，能适应单纯环境，主动接触人，初见面时难让人发现智力问题，不能理解隐喻语
		2分，脱离社会，可被动接触，不会主动待人，谈话中很多不适词句，容易上当受骗
		3分，勉强可与人交往，谈吐内容不清楚，表情不恰当
		4分，难以与人接触
B.4.6 社会参与总分	□分	上述5个项目得分之和
B.4.7 社会参与分级	□级	0级能力完好：总分0～2分
		1级轻度受损：总分3～7分
		2级中度受损：总分8～13分
		3级重度受损：总分14～20分

老年人能力评估报告（C）

合同编号：　　　　姓名：　　　　性别：　　　　年龄：　　　　房间号：

C.1 一级指标分级	C.1.1 日常生活活动：□级	C.1.2 精神状态：□级
	C.1.3 感知觉与沟通：□级	C.1.4 社会参与：□级
C.2 老年人能力初步等级	0 能力完好　1 轻度失能　2 中度失能　3 重度失能	□
C.3 等级变更依据	1 有认知障碍/失智、精神疾病者，在原有能力级别上提高一个等级	
	2 近 30 天内发生过 2 次及以上跌倒、噎食、自杀、走失者，在原有能力级别上提高一个等级	
	3 处于昏迷状态者，直接评定为重度失能	
	4 若初步等级确定为"3 重度失能"，则不考虑上述 1～3 中各情况对最终等级的影响，等级不再提高	□
C.4 老年人能力最终等级	0 能力完好　1 轻度失能　2 中度失能　3 重度失能	□

评估员签名　　　　　、　　　　　　　　　　　　　　　日期　　　年　　月　　日

信息提供者签名　　　　　　　　　　　　　　　　　　　日期　　　年　　月　　日

注：老年人能力初步等级划分标准
0 能力完好：
日常生活活动、精神状态、感知觉与沟通分级均为 0，社会参与分级为 0 或 1。
1 轻度失能：
日常生活活动分级为 0，但精神状态、感知觉与沟通中至少一项分级为 1 及以上，或社会参与的分级为 2；
或日常生活活动分级为 1，精神状态、感知觉与沟通、社会参与中至少有一项的分级为 0 或 1。
2 中度失能：
日常生活活动分级为 1，但精神状态、感知觉与沟通、社会参与均为 2，或有一项为 3；
或日常生活活动分级为 2，且精神状态、感知觉与沟通、社会参与中有 1～2 项的分级为 1 或 2。
3 重度失能：
日常生活活动的分级为 3；
或日常生活活动、精神状态、感知觉与沟通、社会参与分级均为 2 或以上；
或日常生活活动分级为 2，且精神状态、感知觉与沟通、社会参与中至少有一项分级为 3。

参 考 文 献

[1] 雷湘竹. 学前儿童游戏[M]. 上海: 华东师范大学出版社, 2014.

[2] 唐东霞. 老年活动策划与组织[M]. 南京: 南京大学出版社, 2019.

[3] 邹文开, 赵红岗, 杨根来. 失智老年人照护职业技能教材(初级)[M]. 北京: 化学工业出版社, 2019.

[4] 邹文开, 赵红岗, 杨根来. 失智老年人照护职业技能教材(中级)[M]. 北京: 中国财富出版社, 2019.

[5] 邹文开, 赵红岗, 杨根来. 失智老年人照护职业技能教材(高级)[M]. 北京: 中国财富出版社, 2020.

[6] 屠其雷. 康复护理技术基础[M]. 北京: 中国纺织出版社, 2021.

[7] 化前珍. 老年护理学[M]. 北京: 人民卫生出版社, 2006.

[8] 赵学慧. 老年社会工作理论与实务[M]. 北京: 北京大学出版社, 2013.

教育部第四批 1 + X 证书制度
老年康体指导职业技能等级证书系列教材

老年康体指导

职业技能教材（中级）

音乐照护服务

北京中民福祉教育科技有限责任公司　组织编写

杨根来　邹文开　王胜三　赵红岗　总主编

韩　菊　石晓燕　刘　燕　秦　琴　主　编

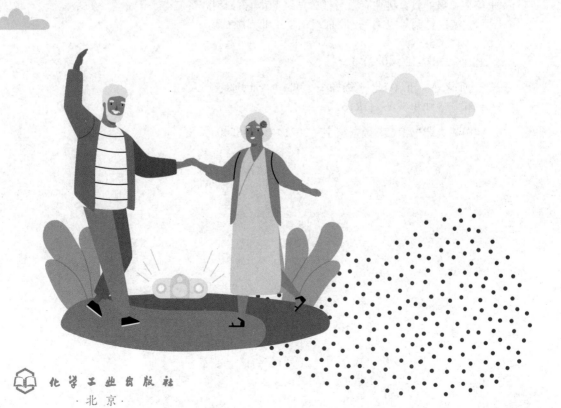

化学工业出版社

·北京·

图书在版编目（CIP）数据

老年康体指导职业技能教材：中级．音乐照护服务 /
北京中民福祉教育科技有限责任公司组织编写；杨根来
等总主编；韩菊等主编 . —北京：化学工业出版社，
2022.1（2025.2重印）

ISBN 978-7-122-40421-3

Ⅰ . ①老…　Ⅱ . ①北…②杨…③韩…　Ⅲ . ①老年人
-保健-基本知识　Ⅳ . ①R161.7

中国版本图书馆CIP数据核字（2021）第248500号

"音乐照护服务"分册编写人员名单

主　　编　韩　菊　石晓燕　刘　燕　秦　琴

副 主 编　裴　云　黄月娇

编写人员　韩　菊　石晓燕　刘　燕　秦　琴

　　　　　裴　云　黄月娇　史东东　刘瑞峰

　　　　　刘记红　杨　林　张海霞　余凤玲

　　　　　陈　琳　谢　扬　张　震　刘永强

音乐照护服务

音乐照护是运用音乐的特性，在专业人士的带动下，配合特定设计的身体康复以及促进言语训练的动作，从而获得身体活化、心情愉悦效果的服务活动。音乐照护不分对象、不分地点，在任何时间都能以音乐为引导，达到身心健康照护的目的。

在中级音乐照护康体指导技术中，对于半自理老年人进行音乐照护带动时，需要在初级的基础之上，能熟练地运用带动技巧去引导半自理老年人进行主动和被动的音乐照护训练，能更细致地观察老年人的生理和心理变化，适时地进行语言和非语言的沟通，以达到个体和团体的健康照护目的。

 知识目标

1. 掌握为半自理老年人开展音乐照护活动进行健康评估的相关知识。
2. 掌握为半自理老年人开展音乐照护活动进行理论讲解的相关知识。
3. 掌握为半自理老年人开展音乐照护活动进行技术示范的相关知识。
4. 掌握为半自理老年人开展音乐照护活动进行技能指导的相关知识。
5. 掌握为半自理老年人组织音乐照护活动的相关知识。

 技能目标

1. 能为半自理老年人开展音乐照护活动进行健康评估。
2. 能为半自理老年人开展音乐照护活动进行理论讲解。
3. 能为半自理老年人开展音乐照护活动进行技术示范。
4. 能为半自理老年人开展音乐照护活动进行技能指导。
5. 能为半自理老年人组织开展音乐照护活动。

 思政与职业素养目标

1. 具备尊老、爱老品质，坚持以老年人为中心。
2. 具备良好的服务礼仪、沟通能力及服务意识。

目　录

项目一

音乐照护健康评估

任务1　为半自理老年人开展音乐照护活动进行安全性及环境评估

【任务情境】

小刘是刚进入某康养中心工作的护理员，他发现在康养中心的病房中有一位沉默的邱爷爷，日常生活需要护理员阿姨帮助完成，每日小范围地在病房、走廊通过助行器辅助步行，日常交流仅限于护理员阿姨、医护人员及来探望的家属。邱爷爷平常很早就躺下睡觉，但是经常被失眠困扰，难以入眠，病房里常常能听见他叹气的声音。日常活动中，邱爷爷经常缺席，自己总是在房间里看新闻、听戏曲。在康养中心开展音乐照护活动时，护理员主动到邱爷爷房间，诚挚邀请他参加活动，他表现得很犹豫，然后说："那是你们年轻人的玩意儿，可能不适合我，我也害怕受伤。"

中心请音乐照护康体指导师为邱爷爷可能参与的音乐照护进行安全性及环境评估。

【任务实施】

一、任务流程

任务分析 → 工作准备 → 步骤操作 → 效果评价

二、实施步骤

（一）任务分析

1. 主要身心状况及健康问题

序号	主要身心状况及健康问题
1	肢体功能相对较差，睡眠质量不佳，日常生活不能完全自理
2	比较沉默寡言，性格内敛，在人际交往中较为被动

序号	主要身心状况及健康问题
3	日常娱乐活动较为单一，缺乏尝试新事物的勇气
4	对音乐类的活动有兴趣，但担心自己肢体功能较差，无法参与音乐照护活动

2. 主要目标措施及依据

序号	主要目标措施	依据
1	从疾病层面进行记录，为半自理老年人开展音乐照护活动进行健康状况调查	老年人躯体疾病（疾病诊断、既往史、病情、和用药情况）影响他们是否能够参与音乐照护活动，以及他们能够参与活动的程度
2	主要对老年人躯体功能（如上下肢平衡能力）、言语功能、认知功能、睡眠状况等进行评估	了解老年人的功能情况，以及影响其参与音乐照护活动的参与内容、方式、程度
3	从认知状况、跌倒风险层面，为半自理老年人开展音乐照护活动进行评估	半自理老年人中往往存在认知情况较差、肢体行动不便的情况，有较高的跌倒风险，风险防范意识薄弱
4	从物理环境层面，为半自理老年人开展音乐照护活动进行环境评估	活动场地环境的安全和舒适是一场音乐照护活动必不可少的
5	从社会环境层面，对半自理老年人参与音乐照护活动进行评估	老年人往往会受到一些经济条件的影响，尽可能减少一些养老之外的费用产生，影响参与照护活动；对于一些有宗教信仰的老年人，可能在活动设计时要规避一些宗教或个人习惯

（二）工作准备

1. 物品准备

序号	名称	单位	数量
1	评估记录表	份	1
2	中性笔	支	1

2. 环境与人员准备

序号	环境与人员	准备
1	环境	干净、整洁、安全、隐蔽，空气清新、无异味
2	音乐照护康体指导师	（1）洗手、着装整齐 （2）熟悉并掌握半自理老年人的基本情况并对开展音乐照护活动进行相关内容记录，便于音乐照护活动的选择和设计
3	半自理老年人	神志清醒，情绪稳定，身心放松

（三）步骤操作

步骤	内容	为半自理老年人开展音乐照护活动进行安全性及环境评估
工作前准备	沟通与观察	（1）沟通 音乐照护康体指导师来到老年人旁边，说明来意："爷爷好！我们准备开展音乐照护活动，想了解您的基本状况，以便设计更好、更适合您的音乐照护活动。" （2）观察 通过观察，评估老年人神志是否清楚、意愿是否明显
步骤1	从疾病层面评估	音乐照护康体指导师来到老年人旁边："爷爷好，为了让您更好地参与音乐照护活动，我们首先要了解一下您的健康状况，希望您能够如实告知我们您的身体是否有一些疾病，如果有，请告诉我疾病种类、病情和用药等情况。您的评估结果将单独封存，严格保密。" （注意：环境的隐蔽性，保护老年人隐私） 评估过程中，康体指导师应注意个人态度，耐心细致，体现人文关怀 通过护理员及家属，进一步了解老年人带病情况及身体运动能力 告知老年人评估结果 解答老年人相关疑问

步骤2	从功能情况层面评估	音乐照护康体指导师与老年人进一步交流："接下来，请您配合我们完成一些动作和问题，在这个过程中，如果出现任何不舒服的地方，请跟我们沟通。" （依次对老年人的肢体功能、认知功能、言语功能及睡眠状况等进行初步了解，同时注意语言清晰明了、语速适中，注意观察老年人表情，根据评估量表逐一完成相应项目）
步骤3	从物理环境层面评估	音乐照护康体指导师对于物理环境层面进行评估
步骤4	从认知状况、跌倒风险层面评估	音乐照护康体指导师查阅老年人的健康档案，了解跌倒风险情况
步骤5	从社会环境层面评估	"接下来，我们要对您的社会环境进行评估，您可以讲一下您的家庭成员吗？以及您的经济状况如何，是否有宗教信仰？您对音乐照护如何看待？之前有参与过类似活动吗？" （注意：环境的隐蔽性，观察老年人的情绪变化）
步骤6	整理记录	记录评估结果
注意事项		评估过程中要时刻注意老年人状态，及时处理一些突发情况

（四）效果评价

（1）通过评估，音乐照护康体指导师了解了老年人的基本情况，并为开展音乐照护活动做好准备。

（2）老年人了解了自身参与音乐照护活动的部分内容，对自己是否能够参与音乐照护活动有一定的认知和自信。

（3）通过物理环境评估，音乐照护康体指导师了解了现活动场地的物理环境状况，并为开展音乐照护活动的场地做好调整准备。

（4）通过社会环境评估，音乐照护康体指导师了解了老年人的经济状况以及其是否对参与照护活动有经济压力，了解有无宗教信仰及习惯，为设计音乐照护活动时做出调整的准备。

———————————— 【相关知识】 ————————————

一、老年人健康评估表

姓名：		性别：	民族：	年龄：	出生年月：	
身份证号：					婚姻状况：	
医保类型：			文化程度：			
联系人：		关系：			联系电话：	
籍贯：			户口地址：			
退休前职业：				现居住地址：		
体重：				身高：		
呼吸：			血压：		脉搏：	
营养状况：			其他：			
病情诊断：						
现病史：						
既往史：						
并发症及具体描述：						

婚育史：

认知功能：□正常　□一般　□较差　□极差　□失智

| 视力状况：□正常　□一般　□较差　□极差　□失明 |

| 听力状况：□正常　□一般　□较差　□极差　□失聪 |

| 言语功能：□正常　□一般　□较差　□极差　□言语不能 |

| 吞咽功能：□正常　□一般　□较差　□极差　□吞咽不能 |

上肢功能
左：□正常　　□一般（可操作一般物件）□较差（可操作简单物件）□极差（不能使用物件）　□运动不能
右：□正常　　□一般（可操作一般物件）□较差（可操作简单物件）□极差（不能使用物件）　□运动不能
下肢功能
左：□正常　□一般　　□较差　　□极差　□运动不能
右：□正常　□一般　　□较差　　□极差　□运动不能
坐位平衡：□正常　□一般　　□较差　　□极差　□平衡不能

心肺功能：
□正常　□一般（可参与大部分活动）□较差（可参与一般的活动）□极差（无法参与强度较高的活动）

精神心理状况：□正常　□一般　□较差　□极差

睡眠状况：□正常　□一般　□较差　□极差

乘移状况（可多选）：
□独立步行　□拐杖　□助行架　□手动轮椅（主/被动）　□电动轮椅

兴趣爱好：

音乐偏好：
□红歌　□民歌　□迪斯科　□校园歌曲　□流行歌曲　□摇滚
□古典乐　□戏曲　□歌剧　□音乐剧　□其他

音乐形式偏好：
□演唱　□演奏　□编曲　□音乐游戏　□音乐体操　□音乐聆听　□音乐怀旧

二、MORSE 跌倒评估表及简明精神状态检查表

参见《老年康体指导职业技能教材（初级）》。

三、物理环境及社会环境评估表

环境评估的意义：环境评估可以理解为预测音乐照护活动不良后果及安全隐患的过程，是确保老年人在安全环境下进行音乐照顾活动的重要方法，是对活动内规划和建设项目实施后可能造成的环境影响进行分析、预测和评估，提出预防或者减轻不良环境影响的对策和措施，并进行跟踪监测的方法与制度。

1、物理环境评估内容

□地垫边角卷起或容易打滑。

建议：移除地毯或用胶带将边缘固定。

□活动室桌椅欠牢固或有安全隐患。

建议：加强桌椅稳定性，消除安全隐患。

□活动室内地面容易打滑。

建议：定期清理水渍、更换防滑地毯，建议老年人穿防滑鞋。

□乐器放置位置较高，放置方式欠稳。

建议：乐器放置安全可及位置，方便老年人放取；乐器固定稳固，防止翻倒。

□活动室内桌子边角突出。

建议：桌子包角，防止损伤老年人。

□活动时，老年人座位间距过小。

建议：适当增加人员的间距，防止误伤。

□地面有线头等异物，使得老年人行动时过于小心。

建议：收起电线，固定电线放于不妨碍行走的位置。

□环境灯光昏暗。

建议：老年人对照明的要求比年轻人要高2～3倍，需要改善照明，使室内光线充足。

□活动场地内放有很多不必要的设备，妨碍老年人转移。

建议：收起不必要的设备，以免阻挡老年人活动。

□桌面高度过高或过矮。

建议：调整桌面高度，方便老年人操作乐器，方便轮椅停放。

□无专门停放轮椅或者拐杖的区域。

建议：增加轮椅、拐杖等的停放区域。

□没有紧急急救箱。

建议：增加紧急急救箱，对于突发状况（癫痫、外伤等）及时处理。

□温度过冷或过热。

建议：建议温度恒温，避免过冷或过热，以防老年人生病。

□活动场地通风欠佳。

建议：增加通风及消毒设施。

□活动场地色彩明亮对比强烈或色彩昏暗。

建议：活动场地布置温馨、色彩明快。

□无辅助带帮助手灵活性欠佳的老年人进行抓握乐器。

建议：增加辅助带。

□活动室没有足够的手持乐器供使用。

建议：考虑到团体音乐照护需求量较多，请提前准备。

□活动室没有不同种类、不同声音的手持乐器供使用。

建议：考虑到团体音乐照护不同曲目的要求，请提前准备。

□活动室内没有功率足够的音频播放设备。

建议：播放设备额定功率建议120瓦以上。

□活动室内没有配随身扩音器。

建议：考虑到老年人听力较差，组织活动时建议佩戴扩音器。

2. 社会环境评估内容

□经济情况：有无退休金等生活保障

内容：_____

退休金情况：

□ 1000～2000元/月   □ 2000～4000元/月   □ 4000～6000元/月

□ 6000～8000元/月   □ 8000～10000元/月   □ 10000元以上/月

□医疗付费方式；

内容：＿＿＿＿＿＿＿＿＿＿＿＿＿＿＿＿

□受教育情况：

内容：＿＿＿＿＿＿＿＿＿＿＿＿＿＿＿＿

□个人意愿：是否想参与音乐照护活动

内容：＿＿＿＿＿＿＿＿＿＿＿＿＿＿＿＿

□音乐素养：是否具备一定的音乐基础

内容：＿＿＿＿＿＿＿＿＿＿＿＿＿＿＿＿

□时间安排：活动的时间是否合适

内容：＿＿＿＿＿＿＿＿＿＿＿＿＿＿＿＿

□家庭支持：参加音乐照护活动家属是否支持

内容：＿＿＿＿＿＿＿＿＿＿＿＿＿＿＿＿

□家庭成员：

内容：＿＿＿＿＿＿＿＿＿＿＿＿＿＿＿＿

□家庭角色：

内容：＿＿＿＿＿＿＿＿＿＿＿＿＿＿＿＿

□职业：

内容：＿＿＿＿＿＿＿＿＿＿＿＿＿＿＿＿

□宗教信仰：

内容：＿＿＿＿＿＿＿＿＿＿＿＿＿＿＿＿

任务2 为半自理老年人开展音乐照护活动进行强度评估

【任务情境】

张爷爷年近80岁，与老伴李奶奶都是当地的退休中学教师，有固定的退休金，养育子女三人，老大在深圳定居，老二老三在当地定居。一年前张爷爷因突发脑梗死，救治于三级医院，病情稳定转入康养中心进行日常护理康复。张爷爷目前状况为右侧偏瘫、轻度认知障碍、中度构音障碍、日常步行离不开轮椅、轻度嗜睡，每日需由护理员阿姨辅助进行如厕及洗澡等日常活动。老伴李奶奶为更好地照顾张爷爷也一同入住了康养中心并和张爷爷住在同一间病房，子女每逢空闲便会来探望两位老年人。子女的心愿是在日常照料中让张爷爷多参与些集体活动项目，但是又担心张爷爷负担不了音乐照护活动的强度。

请音乐照护康体指导师对张爷爷能否参与音乐照护活动进行强度评估。

【任务实施】

一、任务流程

任务分析 → 工作准备 → 步骤操作 → 效果评价

二、实施步骤

（一）任务分析

1.主要身心状况及健康问题

序号	主要身心状况及健康问题
1	右侧偏瘫、日常需要使用轮椅进行乘移
2	轻度认知障碍、轻度嗜睡
3	言语不清，有构音障碍

2.主要目标措施及依据

序号	主要目标措施	依据
1	利用观察法对半自理老年人进行强度评估	一般临床上，如老年人可以完成坐在轮椅上40～60分钟甚至以上没有明显不适，即可以考虑纳入音乐照护活动
2	利用询问法对半自理老年人进行强度评估	依据活动强度自评表进行评估

（二）工作准备

1.物品准备

序号	名称	单位	数量
1	评估记录表	份	1
2	中性笔	支	1

2.环境与人员准备

序号	环境与人员	准备
1	环境	干净、整洁、安全、隐蔽，空气清新、无异味
2	音乐照护康体指导师	（1）洗手、着装整齐 （2）熟悉并掌握为半自理老年人参与音乐照护活动进行活动强度评估的相关知识
3	半自理老年人	神志清醒，情绪稳定，身心放松

（三）步骤操作

步骤	内容	为开展音乐照护活动进行强度评估
工作前准备	沟通与观察	（1）沟通　音乐照护康体指导师来到老年人旁边，说明来意："爷爷好！我们准备开展音乐照护活动，还需要对您的体耐力情况做一些评估和记录，用来对您在音乐照护活动前的强度进行判断。" （2）观察　通过观察，评估老年人神志是否清楚、意愿是否明显
步骤1	活动强度评估	（1）观察法　音乐照护康体指导师用观察法评估，对于老年人是否可以有足够的耐力参加音乐照护活动没有明显的界限，一般临床上观察老年人可以完成坐在轮椅上40～60分钟甚至以上没有明显不适，即可以考虑纳入音乐照护活动 （2）询问法 音乐照护康体指导师来到老年人旁边，说明来意："张爷爷，您好！为了了解您是否适合进行音乐照护活动，我们需要对您进行活动强度评估，我来问、您来答，好吗？" 张爷爷说："好的。" 音乐照护康体指导师根据活动强度自评表依次进行询问
步骤2	整理记录	（1）记录评估结果 （2）告知老年人评估结果 （3）解答老年人相关疑问
注意事项		评估过程中要时刻注意老年人状态，及时处理一些突发情况

（四）效果评价

（1）通过活动强度评估，音乐照护康体指导师了解了老年人是否可以完成音乐照护活动。

（2）老年人了解了自身参与音乐照护活动的内容，对自己能否参与有了一定的认知和自信。

【相关知识】

活动强度自评表

以下自评表是老年人参与音乐照护活动后的自我感受问卷，可以协助我们更好地了解老年人是否可以完成该强度的音乐活动。

感谢您配合我们完成评估，另外请您对音乐照护活动后的疲劳程度和身体状况找到最符合真实情况的选项进行描述。

评定项目	无	轻微	中等	偏重	严重
您有感觉到呼吸不畅吗？	A	B	C	D	E
您有感觉到疲惫吗？	A	B	C	D	E
您有感觉到头晕吗？	A	B	C	D	E
您有感觉到头痛吗？	A	B	C	D	E

评定项目	无	轻微	中等	偏重	严重
您有感觉到胸闷吗？	A	B	C	D	E
您有感觉到困倦吗？	A	B	C	D	E
您有感觉到心跳加快吗？	A	B	C	D	E
您有感觉到四肢酸痛吗？	A	B	C	D	E
您可以接受现在的活动强度吗？	A	B	C	D	E
您愿意参加下一次的活动吗？	A	B	C	D	E

每道题满分10分：选项A 10分、选项B 8分、选项C 6分、选项D 4分、选项E 0分。总分≤75分或者出现了两次以上选项E，说明活动对于老年人来说强度过大，有较大的安全隐患，不建议参与当前强度活动。

任务3 为半自理老年人开展音乐照护活动进行有效性评估

　　赵奶奶是最近转来康养中心的独居老年人，老伴前些年因病离世，有两儿一女，因患有帕金森病若干年，家人照顾吃力，奶奶入康养中心进行康复。在入住新环境后，其睡眠受到影响经常失眠，白天精神欠佳，偶感觉疲劳，记忆力减退，经常忘记吃药甚至忘记家人的名字，手部有震颤症状，平衡能力较差，步态表现为小碎步。近一个月发生2次跌倒，与周围的老年人交流较少，常常感觉生活无趣。于是中心为赵奶奶安排了音乐照护活动，希望对其状况有所帮助。

　　请音乐照护康体指导师评估老年人的状况，判断音乐照护活动的有效性。

【任务实施】

一、任务流程

任务分析 ⟶ 工作准备 ⟶ 步骤操作 ⟶ 效果评价

二、实施步骤

（一）任务分析

1. 主要身心状况及健康问题

序号	主要身心状况及健康问题
1	近期睡眠欠佳，白天总没精神
2	与中心内的老年人不熟悉，交流较少
3	日常生活活动较为单一
4	老年平衡能力较差

2. 主要目标措施及依据

主要目标措施	依据
从认知、睡眠、精神心理、言语功能、平衡能力、心肺功能、上下肢功能等方面进行评估，为半自理老年人开展音乐照护活动前后进行有效性评估	多数老年人会因阿尔茨海默病、帕金森病等的影响，在认知、肢体活动、心肺、言语等功能上有所下降

（二）工作准备

1. 物品准备

序号	名称	单位	数量
1	评估记录表	份	1
2	中性笔	支	1

2.环境与人员准备

序号	环境与人员	准备
1	环境	干净、整洁、安全、隐蔽，空气清新、无异味
2	音乐照护康体指导师	（1）洗手、着装整齐 （2）熟悉并掌握半自理老年人的基本情况并对开展音乐照护活动进行初评与末评，便于对音乐照护活动的前后效果进行对比
3	半自理老年人	神志清醒，情绪稳定，身心放松

（三）步骤操作

1.初评实施

有效性评估需要有一个老年人功能水平的基线指标，因此需要进行初期评估，可参考以下内容进行完善，相应的量表详见后文。

步骤	内容	为半自理老年人开展音乐照护活动进行有效性初期评估
工作前准备	沟通与观察	（1）沟通　音乐照护康体指导师来到老年人旁边，说明来意："奶奶好！我们准备开展音乐照护活动，需要对您日常的睡眠状况、日常生活活动及心理状况做一些评估和记录，用来对您参与音乐照护活动前后的效果进行对比。" （2）观察　通过观察，评估老年人神志是否清楚、意愿是否明显
步骤1	手及上下肢功能评估	检查手及上下肢功能的灵活性及主要问题
步骤2	从身体平衡功能层面评估	有无平衡功能障碍情况，具体说明
步骤3	从言语功能层面评估	从言语的听、理解及清晰度、流畅性进行评估
步骤4	从认知参与层面评估	从言语、记忆、注意力、理解、定向力等几个方面进行评估
步骤5	睡眠质量评估	睡眠状况如何及影响睡眠的因素
步骤6	从精神心理状态层面评估	精神心理状况如何，有无焦虑抑郁
步骤7	心肺功能评估	从呼吸模式及血氧饱和度等层面进行评估
步骤8	日常生活活动能力评估	评估日常生活活动处于何种水平
步骤9	整理记录	（1）记录评估结果 （2）告知老年人评估结果 （3）解答老年人相关疑问
注意事项		（1）评估过程中要时刻注意老年人状态，及时处理一些突发情况 （2）评估过程中应注意个人态度，耐心细致，体现人文关怀

2.末评实施

末期的有效性评估需要与初期评估进行对比，来了解老年人进行音乐照护后的进步情况，可参考以下流程进行完善，相应的量表详见后文。注意：末评的日期选择在老年人参与音乐照护活动3个月后。

步骤	内容	为半自理老年人开展音乐照护活动进行有效性末期评估
工作前准备	沟通与观察	（1）沟通　老年人参与音乐照护活动3个月后，音乐照护康体指导师来到老年人旁边，说明来意：奶奶好！您参加音乐照护活动已经3个月了，现在对您日常的睡眠状况、日常生活活动及心理状况做一些评估和记录，用来对您在音乐照护前后变化做一些对比。" （2）观察　通过观察，评估老年人神志是否清楚、意愿是否明显
步骤1	手及上下肢功能	检查手及上下肢功能的灵活性及主要问题
步骤2	从身体平衡功能层面评估	有无平衡功能障碍情况，具体说明

步骤3	从言语功能层面评估	从言语的听、理解及清晰度、流畅性进行评估
步骤4	从认知参与层面评估	从言语、记忆、注意力、理解、定向力等几个方面进行评估，可参考"简易精神状态检查表"评估分数。
步骤5	睡眠质量评估	睡眠状况如何及影响睡眠的因素
步骤6	从精神心理状态层面评估	精神心理状况如何，有无焦虑抑郁情况
步骤7	心肺功能评估	从呼吸模式及血氧饱和度等层面进行评估
步骤8	日常生活活动能力评估	评估日常生活活动处于何种水平
步骤9	老年人主管感受评价记录	对于老年人主管感受的评价与记录
步骤10	整理记录	（1）记录评估结果 （2）告知老年人评估结果 （3）解答老年人相关疑问
注意事项		（1）评估过程中，要时刻注意老年人状态，及时处理一些突发情况 （2）评估过程中，应注意个人态度，耐心细致，体现人文关怀

（四）效果评价

（1）通过初期评估，音乐照护康体指导师了解了老年人的基本情况，并为开展音乐照护活动的相关内容做好准备。

（2）通过初评、末评结果对比，音乐照护康体指导师了解了老年人开展音乐照护活动的效果。

（3）老年人了解了自身参与音乐照护活动的意义，以及音乐照护活动的功能改善情况。

【相关知识】

一、偏瘫上肢能力评价法

1.评价方法

（1）设计评价的 5 个动作

① 健手在患手的帮助下剪开信封。

② 患手拿钱包，健手从钱包中取出硬币。

③ 患手打伞。

④ 患手为健手剪指甲。

⑤ 患手系健侧衬衣袖口的扣子。

（2）按规定动作的要求，逐项完成以上 5 个动作。

（3）按照动作完成情况进行综合评价，确定上肢的能力级别。

（4）上肢能力分为 6 级，包括废用手、辅助手 C、辅助手 B、辅助手 A、实用手 B、实用手 A。

偏瘫上肢能力评价表

序号	试验种类及动作	图示	检查日（月/日）			
			判定	/	/	/
1	剪信封 信封放在桌子上，剪时把信封推至桌沿，但不要提示患者，让患者按自己的想法做，用健侧把患手放到信封上，用健手使用剪刀，用什么样的剪刀都可以	健手　　患手	不能			
			可能			
2	从钱包里拿出硬币 在空中用患手拿着钱包（不是将患手放于桌面），用健手拿出硬币（包括拉开、合上拉锁）	健手 患手	不能			
			可能			
3	打伞 把伞支在空中（不要扛在肩上），要持续10秒以上垂直支撑。老年人取坐位即可	患手	不能			
			可能			
4	剪健手指甲 把没有进行特殊改造的大指甲刀（约10厘米）用患手拿着进行操作	健手　　患手	不能			
			可能			
5	系健侧袖口的扣子 用患手系上健侧袖口的扣子	健手 患手	不能			
			可能			

偏瘫上肢能力综合评价表

上肢能力水平		规定的内容	检查日（月/日）		
			/	/	/
0	废用手	5个动作均不能完成			
1	辅助手C	5个动作只能完成1个			
2	辅助手B	5个动作只能完成2个			
3	辅助手A	5个动作只能完成3个			
4	实用手B	5个动作只能完成4个			
5	实用手A	5个动作均能够完成			

2. 注意事项

（1）评价表中使用的工具要符合要求。如指甲刀长度大约在10厘米，不得有特殊加工；

衬衣袖口必须是男用衬衣，袖口、扣子不得改造。

（2）操作动作要规范。如取硬币要包括打开钱包、关好钱包；打开伞动作不得把伞扛在肩上，伞要正确打开，并且持续 10 秒等。

（3）为了使评价更加准确，提高可比性，工具必须作为评价专用工具。

二、偏瘫下肢能力评价法

此评估方法是日本上田敏教授为研究偏瘫患者下肢基本动作与下肢功能级别关系所设计的。由于偏瘫患者下肢的能力是以步行为主的，表格所设计的基本动作从第 2 项到第 6 项都反映了步行能力方面的内容，因此在临床中将此表格作为下肢能力评价方法使用多年，现介绍如下。

1. 评价方法

将下肢能力分为 7 级，具体见下表。

偏瘫下肢能力评价表

级别	动作要求	
0 级	不能维持独立坐位	
1 级	能独立（不需要帮助）维持坐位	
2 级	能独立保持立位姿势	
3 级	能在平行杠内步行	需要使用长下肢支具者为3-1
		需要使用短下肢支具或不用支具者为3-2
4 级	能拄拐步行	佩戴长下肢支具者为4-1
		佩戴短下肢支具者为4-2
		不需要佩戴者为4-3
5 级	能独立步行	佩戴支具者为5-1
		不需要支具者为5-2
6 级	能上、下阶梯（扶扶手或用拐杖均可）	

注：没有制作和配备支具条件的也可以分成7级，3级～5级内不分第二档次的级别。

2. 注意事项

（1）坐位时，不能由其他人扶持以固定身体。

（2）站立位平衡功能测定时，不能由他人扶持。

（3）3 ～ 6 级动作完成不可勉强，要有实用性。

附：根据我国社会环境调查而制定的偏瘫下肢分级方法见下表。

偏瘫下肢步行能力评价表

级别	判定标准
0	不能站立、行走
1	室内在别人扶持或保护下可以步行10米（室内借助步行）
2	平地在他人保护下步行20米（室内保护步行）
3	室内独立步行50米以上，并可独立上、下高18厘米的台阶2次（室内独立步行）

级别	判定标准
4	持续步行100米以上，可以跨越20厘米高的障碍物和上下台阶10次（阶高16厘米、宽25厘米。建筑物内步行）
5	持续步行200米以上，可以独立上下台阶（阶高16厘米、宽25厘米），步行速度达到20米/分钟。（室外步行自立）

注：①评价时患者可以使用各种拐杖和支具。
②1～4级步行速度不限。
③建筑物内步行是指患者具备在医院、电影院、剧场、商店、饭店、办公楼建筑物内步行的能力。
④5级能力者具备到社会环境中活动的能力，如乘坐地铁、公共汽车，过马路等。

三、身体平衡功能评估

详见下列身体平衡功能评估量表。

简易三级平衡评定法

姓名：_____　　性别：_____　　年龄：_____　　就诊卡号：_____

坐位平衡

级别	判定标准
Ⅰ级	静态维持自身平衡10秒以上
Ⅱ级	自动态维持平衡10秒以上（伴随上肢运动可以保持平衡）
Ⅲ级	轻外力作用下可以维持平衡（被轻推时患者可以维持平衡）

临床经验释义：当老年人达到坐位平衡Ⅰ级水平时，可以参加坐位的音乐活动，但要注意坐在轮椅内并绑好安全带（或四周被限定的座椅中）以保证安全；当老年人达到坐位平衡Ⅱ级水平时，可以参加坐位的音乐活动，但要注意坐在轮椅内（或四周被限定的座椅中）以保证安全；当老年人达到坐位平衡Ⅲ级水平时，可以参加坐位的音乐活动，可以坐普通座椅（最好有扶手）。

说明：坐位平衡三级评定方法只作为简单参考老年人的坐位平衡功能用，详细的平衡评估请参考更详细的评估量表。

站位平衡

级别	判定标准
Ⅰ级	静态维持自身平衡10秒以上
Ⅱ级	自动态维持平衡10秒以上
Ⅲ级	轻外力作用下维持自身平衡

临床经验释义：为了老年人的安全考量，只有当老年人的站立平衡功能达到Ⅲ级以上时，才考虑尝试站立位的音乐活动。同时，要让老年人进行站立位的音乐活动，一般要求 Berg 平衡量表>40分以上才考虑。

Berg 平衡量表

姓名：　　　　性别：　　　　年龄：

检查项目	指令	完成情况	评分	得分		
				×月×日	×月×日	×月×日
1.从坐位站起	尽量不用手支撑，站起来	不用手扶能够独立地站起，并保持稳定	4			
		用手扶着能够独立地站起	3			
		若干次尝试后自己用手扶着站起	2			
		需他人小量的帮助才能站起来或保持稳定	1			
		需他人中量以上的帮助才能站起来或保持稳定	0			

检查项目	指令	完成情况	评分	得分		
				×月×日	×月×日	×月×日
2.无支持站立	请独立站立2分钟	能够安全站立2分钟	4			
		在监护下能够保持站立2分钟	3			
		在支持条件下能够站立30秒	2			
		需要若干次尝试才能无支持地站立达30秒	1			
		无帮助时不能站立30秒	0			
3.无靠背坐但双脚着地或放在凳子上	两手抱胸坐2分钟	能够安全地保持坐2分钟	4			
		在监护下能够保持坐2分钟	3			
		能坐30秒	2			
		能坐10秒	1			
		没有靠背支持,不能坐10秒	0			
4.从站立位坐下	请坐下	最小量用手帮助安全地坐下	4			
		借助于双手能够控制身体的下降	3			
		用小腿的后部顶住椅子来控制身体的下降	2			
		独立地坐,但不能控制身体下降	1			
		需要他人帮助坐下	0			
5.转移	床→椅转移	稍用手扶着就能够安全地转移	4			
		绝对需要用手扶着才能够安全地转移	3			
		需要口头提示或监护才能够转移	2			
		需要一个人的帮助	1			
		为了安全需要两个人的帮助或监护	0			
6.无支持闭目站立	闭眼站立10秒	能够安全地站立10秒	4			
		监护下能够安全地站立10秒	3			
		能站3秒	2			
		闭眼不能达3秒,但站立稳定	1			
		为了不摔倒而需要两个人的帮助	0			
7.双脚并拢无支持站立	无支撑下双足并拢站立	能够独立地将双脚并拢,并安全地站立1分钟	4			
		能够独立地将双脚并拢,并在监视下站立1分钟	3			
		能够独立地将双脚并拢,但不能保持30秒	2			
		需要别人帮助将双脚并拢,并保持双脚并拢站立15秒	1			
		需要别人帮助将双脚并拢,但保持双脚并拢站立不能维持15秒	0			
8.站立位时上肢向前伸展,并向前移动	抬起上肢成90°,伸开手指尽可能向前①	能够向前伸出＞25厘米	4			
		能够安全地向前伸出＞12厘米	3			
		能够安全地向前伸出＞5厘米	2			
		上肢可以向前伸出,但需要监护	1			
		在向前伸展时失去平衡或需要外部支持	0			
9.站立位时从地面捡起物品,如鞋	站立位捡起脚前面的物品	能够轻易且安全地完成任务	4			
		能够完成但需要监护	3			
		伸手向下达2～5厘米且独立地保持平衡,但不能完成任务	2			
		试着做伸手向下捡物品的动作时需要监护,但仍不能完成任务	1			
		不能做伸手向下捡物品的动作,或需要帮助,免于失去平衡或摔倒	0			

检查项目	指令	完成情况	评分	得分		
				×月×日	×月×日	×月×日
10.站立位转身向后看	左转看身后，再右转看身后	能从左右侧向后看，身体转移良好	4			
		仅能从一侧向后看，另一侧身体转移较差	3			
		仅能转向侧面，但身体的平衡可以维持	2			
		转身时需要监护	1			
		需要帮助以防失去平衡或摔倒	0			
11.转身360°	顺时针转身一周，暂停，再逆时针转身一周	在4秒内安全地转身360°	4			
		在4秒内仅能从一个方向安全地转身360°	3			
		能够安全地转身360°，但动作缓慢	2			
		需要密切监护或口头提示	1			
		转身时需要帮助	0			
12.无支持站立时，将一只脚放在台阶或凳子上	无支撑下双足交替踏台阶(或矮凳)	能够安全且独立站立，在20秒的时间内完成8次	4			
		能够独立站立完成8次，时间大于20秒	3			
		无需辅助，在监护下能够完成4次	2			
		需要少量帮助能够完成2次	1			
		需要帮助以防止摔倒或完全不能做	0			
13.一脚在前的无支持站立	示范②	能够独立地将双脚无间距地一前一后地排列，并保持30秒	4			
		能够独立地将双脚有间距地一前一后地排列，并保持30秒	3			
		能够独立地迈一小步，并保持30秒	2			
		向前迈步需要帮助，但能够保持15秒	1			
		迈步或站立时失去平衡	0			
14.单腿站立	无支撑下单脚站尽可能长时间	能够独立抬腿并保持10秒以上	4			
		能够独立抬腿并保持5～10秒	3			
		能够独立抬腿并保持3～5秒	2			
		试图抬腿，不能保持3秒，但可维持独立站立	1			
		不能抬腿或需要帮助，以防摔倒	0			

①上肢成90°时，身心活化康体指导师将直尺置于手指末端，手指不能触到尺子，老年人前倾最大值时手指向前伸的距离。尽量双手前伸避免身体旋转。

②一只脚向前迈步，如果不能直接向前迈步，尽量向前迈远点，前脚的脚跟在后脚的脚趾前，步长需超过脚长，步宽约等于老年人的正常步宽。

若得分为：

0～20分：提示老年人平衡功能差，需要坐轮椅。

21～40分：提示老年人有一定的平衡能力，可在辅助下步行。

41～56分：提示老年人平衡功能较好，可独立步行。

<40分：提示有跌倒的危险。

四、言语功能评估

详见下列言语功能评估量表（组表）。

言语能力评定

姓名：_____　性别：_____　年龄：_____　岁　科室：_____　床号：_____　住院号：_____
诊断：_____

言语筛查量表

言语筛查量表常用于对患者言语功能的评估，量表中包含认知情况、听理解、命名、短语复述等内容。评估方法简单快捷，能直接反映患者大脑与言语功能有关的问题。需要注意的是，被评估者有5秒钟的答题时间，答错或未答题均不计分。评估过程中评估者不能给予提示。

举例说明：

（1）命名测试使用方法　评估者手指着"电话"的图片提问："下面请您告诉我这张图片上画的是什么东西？"如被评估者回答"电话/手机"可得一分。

（2）图片识别测试使用方法　"请您仔细辨认一下图片上的内容，然后请您指一指哪一张是兔子。"如被评估者指向其他，该项不计分。

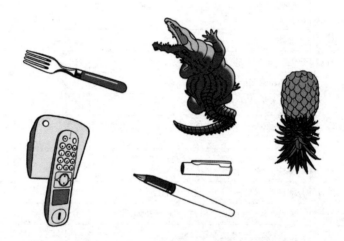

表达指数		θ	分值	得分
命名	电话		1	
	钢笔		1	
	菠萝		1	
	叉		1	
	鳄鱼		1	
命名得分			5	
复述	数学		1	
	邮递员给邻居带来一封信		1	
复述得分			2	
自发言语	从1数到10		1	
自发言语得分			1	
表达指数得分			8	

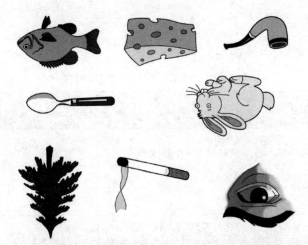

接受指数		分值	得分
图片识别	兔子	1	
	勺	1	
	眼睛	1	
	烟	1	
得分		4	
口头指示	请指一下天花板	1	
	不是拿酒杯,而是拿钢笔	1	
	把手放在你的头上,一个指头放在鼻子上	1	
得分		3	
接受指数得分		7	
总分		15	

口颜面失用检查

1. 鼓腮
   正常 □
   摸索 □
   模仿 □
2. 吹气
   正常 □
   摸索 □
   模仿 □
3. 咂唇
   正常 □
   摸索 □
   模仿 □

4. 缩拢嘴唇
   正常 □
   摸索 □
   模仿 □
5. 摆舌
   正常 □
   摸索 □
   模仿 □
6. 吹口哨
   正常 □
   摸索 □
   模仿 □

言语失用检查

1. 元音顺序(a—u—i)
   正常顺序 □
   元音错误 □
   摸　索 □
2. 元音顺序(i—u—a)
   正常顺序 □
   元音错误 □
   摸　索 □

3. 词序(复述爸爸、妈妈、弟弟)
   正常顺序 □
   词音错误 □
   摸　索 □
4. 词复述(啪嗒、洗手、你们打球、不吐葡萄皮)
   正常顺序 □
   词音错误 □
   摸　索 □

签名：_____
日期：_____

五、心肺功能评估

详见下列心肺功能评估量表（组表）。

心脏功能分级及治疗分级（美国心脏学会）

		临床情况	持续-间歇活动的能量消耗/（千卡/分）	最大代谢当量/MET
功能分级	I	患有心脏疾病，其体力活动不受限制，一般体力活动不引起疲劳、心悸、呼吸困难或心绞痛	4.0～6.0	6.5
	II	患有心脏疾病，其体力活动稍受限制，休息时感到舒适，一般体力活动时，引起疲劳、心悸、呼吸困难或心绞痛	3.0～4.0	4.5
	III	患有心脏疾病，其体力活动大受限制，休息时感到舒适，较一般体力活动为轻时，即可引起疲劳、心悸、呼吸困难或心绞痛	2.0～3.0	3.0
	IV	患有心脏疾病，不能从事任何体力活动，在休息时也有心功能不全或心绞痛症状，任何体力活动均可使症状加重	1.0～2.0	1.5
治疗分级	A	患有心脏疾病，其体力活动不应受任何限制		
	B	患有心脏疾病，其一般体力活动不应受限，但应避免重度或竞赛性用力		
	C	患有心脏疾病，其体力活动应中度受限，较为费力的活动应予终止		
	D	患有心脏疾病，其体力活动应严格受到限制		
	E	患有心脏疾病，必须完全休息，限于卧床或坐椅子		

呼吸困难分级

分级	评价	表现
1	正常	—
2-	轻度	能上楼梯，从第1层到第5层
2		能上楼梯，从第1层到第4层
2+		能上楼梯，从第1层到第3层
3-	中度	按自己的速度不休息能走1千米
3		按自己的速度不休息能走500米
3+		按自己的速度不休息能走200米
4-	重度	走走歇歇能走200米
4		走走歇歇能走100米
4+		走走歇歇能走50米
5-	极重度	起床、做身边的事情就感到呼吸困难
5		卧床、做身边的事感到呼吸困难
5+		卧床、说话也感到呼吸困难

呼吸功能分级

分级	临床表现
0	活动如正常人，对日常生活无影响，无气短
I	一般劳动较正常人容易出现气短
II	较快行走或登楼、上坡时有气短
III	慢走100米以内即有气短
IV	讲话、穿衣等轻微活动时气短
V	安静时也出现气短，不能平卧

六、日常生活活动能力评估

日常生活活动能力评估量表

项目	评分	内容
1.进食：指用餐具将食物由容器送到口中、咀嚼、吞咽等过程	□分	10分，可独立进食（在合理的时间内准备好的食物，独立进食） 5分，需部分帮助（进食过程中需要一定帮助，如协助把持餐具） 0分，需极大帮助或完全依赖他人，或有留置胃管
2.洗澡	□分	5分，准备好洗澡水后，可自己独立完成洗澡过程 0分，在洗澡过程中需他人帮助
3.修饰：指洗脸、刷牙、梳头、刮脸等	□分	5分，可自己独立完成 0分，需他人帮助
4.穿衣：指穿脱衣服、系扣、拉拉链、穿脱鞋袜、系鞋带	□分	10分，可独立完成 5分，需部分帮助（能自己穿脱，但需他人帮助整理衣物、系扣鞋带、拉拉链） 0分，需极大帮助或完全依赖他人
5.大便控制	□分	10分，可控制大便 5分，偶尔失控（每周＜1次），或需要他人提示 0分，完全失控
6.小便控制	□分	10分，可控制小便 5分，偶尔失控（每天＜1次，但每周＞1次），或需要他人提示 0分，完全失控，或留置导尿管
7.如厕：包括去厕所、解开衣裤、擦净、整理衣裤、冲水	□分	10分，可独立完成 5分，需部分帮助（需他人搀扶去厕所、需他人帮忙冲水或整理衣裤等） 0分，需极大帮助或完全依赖他人
8.床椅转移	□分	15分，可独立完成 10分，需部分帮助（需他人搀扶或使用拐杖） 5分，需极大帮助（较大程度上依赖他人搀扶和帮助） 0分，完全依赖他人
9.平地行走	□分	15分，可独立在平地上行走45米 10分，需部分帮助（因肢体残疾、平衡能力差、过度虚弱、视力等问题，在一定程度上需他人搀扶，或使用拐杖、助行器等辅助用具） 5分，需极大帮助（因肢体残疾、平衡能力差、过度虚弱、视力等问题，在较大程度上依赖他人搀扶，或坐在轮椅上自行移动） 0分，完全依赖他人
10.上下楼梯	□分	10分，可独立上下楼梯（连续上下10～15个台阶） 5分，需部分帮助（需扶着楼梯、他人搀扶，或使用拐杖等） 0分，需极大帮助或完全依赖他人
总分	□分	分级：□级 0能力完好：总分100分 1轻度受损：总分61～99分 2中度受损：总分41～60分 3重度受损：总分≤40分

睡眠质量评估量表（匹兹堡睡眠质量指数量表）、精神心理状况评估量表［焦虑自评量表（SAS）、抑郁自评量表（SDS）］参见初级教材。

案例介绍

【案例情境】

某康养中心有老年人50人，其中男32人、女18人，平均年龄76岁。所有老年人处于半自理状态，均具备参与音乐照护活动的条件，并自愿参与。

【案例分析】

干预方法：

由音乐照护康体指导师定期在社区居家服务中心和各养老机构对老年人进行音乐照护服务，2次/周，1.5小时/次，持续12个月。所有参与者每3个月开展一次身心功能检测，以了解其健康状况在活动前后的变化。

表1　音乐照护内容、时间、频率及方法

活动内容	时间	频率	活动方法
生命体征测量	10分钟	2次/周	每次干预前后的安全监护
拉伸运动等	5分钟	2次/周	被动活动：应用加热板将麦饭石垫加热，再将麦饭石垫至于患者的手部、肩部、背部、膝部等部位，按压、捶打、按摩、温热身体各部位。主动拉伸
音乐照护主题活动	45分钟	2次/周	每次根据老年人的需求并结合我们的专业特色，进行针对性的主题活动
整理运动分享感悟	20分钟	2次/周	活动结束后，对老年人活动中易疲劳的躯体进行适当放松，针对老年人活动过程中的表现给予反馈，提出进一步的期待；老年人之间互相交流活动后的感受，给出下一次活动的主题方向

安全性评估

活动前进行身体健康状况调查并记录，排除认知功能存在严重障碍导致无法完全理解或配合音乐照护康体指导师的可能，后对有跌倒风险，以及有严重基础性疾病或处于全身性疾病急性发作期（如继发性癫痫、严重心血管疾病、恶性肿瘤手术后、严重的心肺功能衰竭等）的老年人进行评估，确保活动的安全性。如评估可参加活动，须在活动过程中对其进行重点关注和监督。

环境评估

在老年人进行音乐照护活动时，音乐照护康体指导师通过对老年人参与活动的物理环境进行详细评估，对风险因素提前预防，排除潜在安全隐患；对老年人进行详尽的社会环境评估，以更加深入了解老年人的社会环境，从而确保整个活动的安全顺畅。

强度与有效性评估

（1）SAS 评估量表：评估有无焦虑状况。

（2）SDS 评估量表：评估有无抑郁状况。

（3）匹兹堡睡眠质量指数量表：对睡眠质量进行评估。

（4）感知觉与沟通能力：对听力、视力、交流沟通能力评估。

（5）日常生活活动：对于家务劳动能力进行评估。

（6）简易精神状态检查表：对于精神及认知情况进行评估。

（7）主观感受评估问卷：记录老年人对活动的整体评价，以及参加活动后的进步情况。

在整个音乐照护活动过程中，发现老年人有良好的音乐活动体验，在躯体功能层面有不同程度的提升，日间的生活更加丰富，夜间睡眠质量进一步改善，焦虑抑郁的状态得到一定程度的改善。同时该活动通过团体协作、沟通和交流，改善了老年人的心理状况。

项目二
音乐照护技术指导

任务1　为半自理老年人讲解音乐照护技术增进健康的原理和功效

刘老先生，今年78岁，坐轮椅，他经常会日夜颠倒、情绪失控，需要家人24小时陪伴和看护，这让家人倍感疲惫和焦虑。无奈之下，家人找到社区养老服务中心求助，刘老先生到了中心后，慢慢愿意参加中心的一些活动，尤其是中心组织的"音乐照护"。

为了更好地让刘老先生参加音乐照护活动，请音乐照护康体指导师为刘老先生及中心的其他老年人们讲解音乐照护技术增进健康的原理和功效。

【任务实施】

一、任务流程

任务分析 ⟶ 工作准备 ⟶ 步骤操作 ⟶ 效果评价

二、实施步骤

（一）任务分析

1. 主要身心状况及健康问题

序号	主要身心状况及健康问题
1	坐轮椅，处于半自理状态
2	情绪不稳定
3	需要24小时陪伴与看护

2. 主要目标措施及依据

主要目标措施	依据
为半自理老年人讲述音乐照护技术增进健康的原理和功效	音乐照护技术对半自理老年人增进健康方面具有重要作用，它在生理、心理、人际互动、感知觉训练、自我价值感重塑等方面效果显著

（二）工作准备

1. 物品准备

序号	名称	单位	数量
1	手摇铃	个	30
2	响板	个	30
3	木槌	对	30
4	铃鼓	个	5
5	双响筒	个	5
6	高低音筒	个	5
7	红蓝沙筒	个	5
8	沙锤	个	5
9	鸡蛋沙铃	对	5
10	三角铁	个	5
11	大鼓	个	1
12	铜镲	对	1
13	36音风铃	个	1
14	手鼓	个	1
15	半月铃	个	1
16	丝巾	条	30
17	气球伞	组	1

注：音乐照护康体指导师自用的乐器需要自行配备，不在上表中体现。

2. 环境与人员准备

序号	环境与人员	准备
1	环境	（1）通风、光线明亮、干净、整洁、安全，空气清新、无异味 （2）活动场地开阔，以能够容纳参与活动的所有老年人围成一个大圈，同时双手打开，不会打到对方为宜
2	音乐照护康体指导师	（1）洗手、着裤装，轻便易活动，不宜穿着领口较低的上衣 （2）熟悉并掌握为半自理老年人讲解音乐照护技术增进健康的原理与功效的相关知识与技能要点 （3）提前了解老人基础信息，便于沟通
3	半自理老年人	神志清醒，情绪比较稳定，身心能够放松

（三）步骤操作

步骤	流程	为半自理老年人讲解音乐照护技术增进健康的原理与功效
工作前准备	沟通与观察	（1）沟通　音乐照护康体指导师来到老年人旁边，说明来意："爷爷奶奶，早上好，今天由我来为大家开展音乐照护活动，首先我先为大家讲解音乐照护技术增进健康的原理与功效，可以吗？" 老年人回答："可以，谢谢！" （2）观察　通过观察，评估老年人神志是否清楚、意愿是否明显

步骤	流程	为半自理老年人讲解音乐照护技术增进健康的原理与功效
步骤1	讲解音乐照护技术增进健康的原理与功效	（1）音乐照护康体指导师站在场地中间，大声、缓慢地介绍："爷爷奶奶，今天我带领大家一起进行音乐照护活动。" （2）音乐照护康体指导师继续介绍："活动时大家可以坐在椅子上进行。音乐照护是运用音乐的特性，配合特定设计的身体康复以及促进言语训练的动作，获得身体活化、心情愉悦的效果，达到身心健康的目的。" （3）音乐照护康体指导师继续介绍："长期进行，可以放松心情、减低焦虑、鼓舞精神、活化身心、增进健康。"
步骤2	整理记录	（1）询问老年人感受 （2）解答老年人疑问 （3）针对性地记录要注意的内容
注意事项		（1）讲解过程中观察老年人情绪，注意语言表达与语速 （2）康体指导师要理性客观地分析、检验自己的工作成效，检视自己所做的、没做的、做得太多的 （3）讲解过程中充分体现人文关怀

（四）效果评价

（1）通过讲解，老年人初步了解了音乐照护技术增进健康的原理和效果。

（2）根据自身需要，老年人产生了参加音乐照护活动的意愿。

【相关知识】

一、音乐照护技术在半自理老年群体中的应用

1. 半自理老年人的特征和需求

半自理老年人可能由于不同病痛受到不同的影响，包括身体的、精神的、情绪的、智力的、社交的变化。通常有以下几方面的情况。

（1）认知　患老年失智和脑部疾病的老年人，容易丧失记忆。他们每天都会重复地问"为什么"，不记得日常用品放在哪里。

（2）说话和交流　中枢神经系统受到影响的老年人，比如患帕金森病、中风等，说话和交流的能力也会受损或丧失，难用成型的句子表达，而且伴随一些并发症，如忘词、失去理解能力等。

（3）身体和动作技能　患骨质疏松、帕金森病等的老年人身体缺乏协调能力，会有肌肉萎缩、疼痛、身体没有平衡，不能参与日常活动。更严重者丧失了听力和视力。

（4）情绪智力和社交能力　部分老年人因不能做平常喜欢做的事情，慢慢变得孤立。当家人不在周围的时候，会有压力，心情低落，容易忧郁。

2. 音乐照护技术增进健康的原理

（1）生理方面的应用原理　音乐可提供放松、警醒、振奋、活化等不同功用，也会影响呼吸、心跳、血压、脉搏、脑波的变化。对于能动的老年人，跟着音乐的节奏舞动，可以放松心情、活化身心。半自理老年人的感知觉通常不够灵敏，因此可透过音乐照护活动恢复或发展其各项感官功能，增加肢体活动机会，提升身体器官功能，促进身体机能的协调和康复。

（2）心理方面的应用原理　音乐照护活动和人体的感觉、知觉、肢体活动息息相关。音乐聆听本身是一种听觉刺激，唱歌、律动、乐器演奏则提供视觉、听觉、触觉等，提供刺激、

训练的机会。音乐有让参与者宣泄情绪、鼓舞精神、感觉被了解、创造愉悦体验等效用，美好的音乐体验也会让人充满幸福感。

（3）沟通渠道方面的应用原理　音乐是一种非语言沟通工具，半自理老年人中有些不能用语言表达自己的意思，但可以从表情、动作或其他媒介来显露自己的需求。对于有经验的音乐照护师或带动者来说，可以由音乐照护技术来了解其需求与内在世界。半自理老年人由于身体的不便，参加其他日常活动会有些困难，但音乐照护技术生活化的动作和优美动听的音乐旋律，可以给其更有针对性的帮助，尤其是患有阿尔茨海默病、脑卒中、精神障碍与残障的老年人。

（4）增加环境接触、现实感与安全感的应用原理　多数半自理老年人常有注意力不能够集中、缺乏持久性、容易疲劳或反应迟缓等环境适应问题。借由变化不同的音乐照护活动的刺激与唤起作用，增加老年人的注意广度，维持兴趣，保持警觉，继而达到提升专注力、增加现实接触的功用。音乐照护是一种放松和调整情绪与精神的方式，其优势在于可通过乐感和节奏引发人内在的情感。比如患阿尔茨海默病的老年人，对时间、地点以及人物的认知能力越来越弱，对周围的空间和人感到陌生，变得没有安全感。这时，如果有一首熟悉的乐曲响起，会给老年人带来一定的安全感，或许能够唤起一段熟悉的记忆和情感。因为即使老年人患有阿尔茨海默病，但他们的听觉、感觉、感情依然存在，不会随着记忆消失。

（5）提升信心、增强自我价值感的应用原理　半自理老年人由于身心病痛或障碍容易导致信心缺乏，适当的音乐照护活动可以让他们自由表达，像是唱歌、敲打乐器或跳舞，在没有强迫、压力的活动环境中，老年人可以从中获得自我认同而提升信心。老年人借由自信心的提升，进而增加学习兴趣与团体参与，由此获得成就感，产生"我可以""我能行""我能做"的心态，从而提升自我的价值感。

（6）人际互动的应用原理　社交就像灵魂的食物、生命的必需品。跟着音乐的节奏，身心一起运动，是收获健康和快乐的理想疗法。半自理老年人因生理、心理的缺憾，容易有退缩、被动、害羞、恐惧等负面情绪而造成人际疏离，音乐照护提供多变化、趣味性的活动，像是乐器合奏、律动舞蹈、心情分享等互动形式，使其有机会与同伴或活动带动者进行互动，学习正确、适当的良性沟通。即使听力不太好的老年人，也可跟着带动者的身体动作舞动起来，提升社交互动。

（7）语言训练的应用原理　可以利用聆听、歌唱、说唱或戏剧表现等方法，使老年人增加说话的机会。活动中利用说唱、对唱来提高老年人开口意愿，并借由带领者的鼓励或同伴的互动，来增加老年人的信心，渐渐提升语言表达次数及沟通技巧。

（8）认知训练的应用原理　利用音乐元素，如旋律、节奏、速度、曲式等的反复，配合认知性的目标，如经由改变歌词来引导老年人（认知症）穿衣服、扣扣子等，更容易使老年人牢记认知训练步骤，重燃积极的回忆。音乐还可以调节情绪，把老年人带回青春记忆，使紧张的情绪平静下来，把消极情绪转换为积极情绪等。

（9）表达情感的应用原理

配合音乐说、唱、击鼓、律动，可以让半自理老年人宣泄积累的抑郁情绪，适当地缓解焦虑。有研究表明，随着音乐的节奏来拍手、跺脚等，有利于老年人缓解心理和身体压力，激发快乐的思想。

（10）发展兴趣爱好的应用原理　经由音乐照护活动使老年人学会使用乐器，在日常生活中可以听听乐曲、唱唱歌、打打鼓、舞动下身体，既能打发时间，也能自我娱乐，缓解孤独无聊感。对于老年人来说，越来越少的活动会使他们感到寂静和无聊，渐渐地丧失脑力劳动，听一些音乐对于老年人来说有利于增加和社会的连接，发展兴趣爱好。

音乐是自然送给人类的礼物，可以抚慰身心、缓解疼痛。音乐照护是通过音乐的方式，在愉悦老人身心的同时起到一定程度的辅助治疗作用，从而提升或恢复老年人的身心健康。

二、音乐照护对半自理老年人可使用的方式、方法

音乐照护对半自理老年人可使用的方式有唱歌、曲目选择、录音、放松练习、按摩、演奏乐器、音乐冥想、生命回顾、延伸活动。具体方法如下。

（1）唱歌　可由老人独唱，或与他人合唱，难以言喻的情绪情感有时透过歌曲反而容易传达彼此的感受。

（2）曲目选择　以自选歌曲来分享、讨论，让老年人有主控权。

（3）录音　让老年人为自己或家人录下有特别意义的歌曲或音乐。

（4）放松练习　借音乐节奏配合呼吸练习放松，可缓和紧张焦虑，转移对疼痛的注意，改善睡眠质量等。

（5）按摩　配合音乐进行按摩。

（6）演奏乐器　利用乐器演奏，带动团体气氛，分享彼此心情。

（7）音乐冥想　利用柔和音乐，冥想放松，引导老年人在想象情景中放松身心。

（8）生命回顾　可与家人或亲友一起，以音乐回顾生命中的重要片段，用音乐串起彼此的回忆，体会生命的丰腴，为自己和家人留下值得回忆的乐章。

（9）延伸活动　如"音乐绘画"：音乐照护康体指导师发给老年人图画纸与彩笔，请老年人画下自己对音乐的感受后，分享与讨论。

三、音乐照护对半自理老年人的功能目标

（1）增加上、下肢力量、灵活性及关节活动度。

（2）促进人际交往和社会交流。

（3）增进长时记忆。

（4）增进短时记忆和其他认知能力。

（5）增进现实取向。

（6）提高自尊。

（7）促进松弛与减轻压力。

（8）增进语言技巧。

（9）增进个人卫生。

（10）强化感官训练。

（11）增进沟通技巧。

（12）减少不适宜行为。

（13）加强怀旧。

（14）预防或延缓老年失智症的发生。

（15）增进和维持早期老年失智症患者的活动参与、动作与语言行为。

（16）减轻迷游症状。

（17）协助回忆信息。

（18）降低激躁行为。

（19）增强情绪情感的抒发。

（20）加强同伴的支持和互动。

四、音乐照护成效评价

1. 音乐照护中的成效评价要点

（1）肢体表现与语言表达　由于半自理老年人在语言或动作中，存在一定的困难和障碍，在参与一段时间的音乐照护活动后，应判断肢体的协调和灵活性及语言的表达上是否有改善和提升。

（2）人际互动和自尊自信　由于对象是半自理老年人，所以音乐照护活动应配合老年人的身心状况循序渐进，因此应着重对老年人在微小成功经验的累积之下，在乐于与人互动、提升个人的信心与自尊方面的成效进行评价。

（3）放松欢乐与自发创造　音乐照护活动过程中的欢乐气氛会使老年人心情放松，行为和姿态也会慢慢松弛下来，可在自发性与创造力方面进行成效评价。

（4）活动的认同感和参与感　对参与活动老年人的活动体验感、参与率进行评价。

（5）注意力　评价在反复练习的音乐照护活动中，老年人的注意力是否有所提升。

（6）兴趣爱好的培养　对娱乐需求与兴趣的觉知、参与有意义的活动、了解社区资源相关知识方面进行成效评价。

2. 音乐照护中成效评价的注意事项

（1）活动组织者和带领者在评价过程中要理性客观地分析、检验自己的工作成效。检视自己所做的、没做的、做得太多的。

（2）评价过程中应充分体现人文关怀。

（3）评价活动参与者是否达到预期目标，若未达成，原因何在？是否需要设定进一步的目标。

（4）评价的来源包括　活动带领者的观察和记录、其他身心测量工具、活动参与者的主观感受描述、其他工作人员的反馈等。

（5）生理、心理、人际互动方面的成效应分别评估，可将定量和定性资料相结合。

五、拓展知识

1. 与生理有关的音乐照护理论

音乐照护的生理理论以具体、易于直接测量为特色，目前常被用于引导研究。

音乐节奏的快慢具有催化和镇静作用，在生理层面会影响心脏、血管、呼吸、肌肉、骨骼、神经与代谢系统功能，达到改善血压、呼吸及肌肉张力的效果，心理层面则有助于自我表达、情感沟通或提高自尊。

由于医学研究仪器和研究证据的累积，音乐对生理机能的实际效果变得可以很精确地加以观察与测量，基于此的音乐治疗理论因此出现。它把焦点放在种种身心疾患的生物因素上，认为研究音乐如何直接影响大脑部位或神经系统，是音乐治疗研究与音乐治疗实践中最重要的工作。这对半自理老年人的音乐照护研究和实践具有相当重要的启发意义。

2. 与护理有关的音乐照护理论

近年，在养老护理服务行业，音乐照护愈来愈受到欢迎，常被养老护理机构用作老年人的另类身心护理法。

南丁格尔时代虽然没有音乐照护的研究，但南丁格尔本人曾说管弦乐器所产生的音乐对患者具有镇静的作用，所以 1940 年美国密西根大学和堪萨斯大学就把音乐治疗纳入了护理教育中。

而且护理界有两个护理理论曾被用来指引音乐治疗的临床运用与研究。其一是帕西斯人类适转理论，指护理照护是一种真诚陪伴，帕西斯认为音乐可以是一种护士和患者间的非语言沟通媒介，乔纳斯就曾以长笛吹奏患者喜欢的乐曲，陪伴临终患者走过人生最后的阶段。另一个是罗杰斯人本理论，罗杰斯视每一独特个体为一不可分割的整体，且与外在的环境有能量场的沟通。以此理论为基础的研究发现，柔和的音乐可改变外在的环境，并影响患者的内在环境，可以使其感觉平和宁静而达到完全休息的状态。

3. 与康复有关的音乐照护理论

目前养老服务组织机构运用音乐照护最多的当属康复护理养老机构以及康复医院，尤其是专业的音乐治疗师都在医院的康复科和精神科。因此跟康复有关的音乐照护理论有职能治疗模式和新近发展的神经学音乐治疗。

职能治疗模式是指借由音乐演奏所伴随的动作，以改善身心功能障碍。实际运用上必须考虑患者的康复目标，选取适当的方法，如唱歌与乐器吹奏可以强化心肺功能，弹琴则可以促进手部、颈部、背部的运动，以及手指之间的协调能力；敲打各种乐器可以训练肌肉运动与控制。音乐更可以提高患者康复的参与度，快乐的乐器演奏可以克服恐惧康复治疗的心态。对心理疾患，音乐更能提供情绪舒缓的管道，可以使枯燥的治疗活动变得充满乐趣，提升患者的配合度，也可增加康复的效率与成功率。

神经学音乐治疗是近年来康复音乐治疗领域的一个新进展，它是一种建立在实证研究之临床技巧上的音乐治疗方法，运用音乐改善因为神经系统病变而引起的认知、感觉或运动功能的失能现象。主要运用于感觉动作功能训练、语言能力训练和认知功能训练等领域，服务对象包括不同年龄层的神经和精神病患者，是一个值得关注的领域。半自理老年人的康复照护理论即康复锻炼可吸纳借鉴。

任务2 为半自理老年人独立连贯地展示标准的音乐照护技术，同时指导并辅助学练

某老年公寓里入住了 100 多位老年人，其中有 30 多位偏瘫老年人。姜爷爷是一位患有心血管疾病偏瘫的老年人，刚入住的时候坐轮椅，脾气暴躁，晚上不睡、白天赖床，睡颠倒觉，血压和血糖偏高，需要定期服用治疗心血管的药物；自卑心烦，对生活没有希望，不喜欢参与任何活动，也不喜欢和人说话。入住后，工作人员为姜爷爷进行 2 个月的康复训练。姜爷爷可以自己拄着四脚拐杖慢慢地自行行走了，情绪也稍微好转了一些。为了让姜爷爷的状况再提升一些，院长及工作人员推荐姜爷爷参与音乐照护活动。他们在平日吃饭、洗澡的时候，就跟姜爷爷说音乐照护活动对身体健康的好处，也跟姜爷爷的家属沟通了很多次。终于，姜爷爷接受并决定参与音乐照护活动。

下面请音乐照护康体指导师为姜爷爷及同公寓的相似情况老年人展示标准的音乐照护技术，同时指导并辅助其学练。

【任务实施】

一、任务流程

任务分析 ➞ 工作准备 ➞ 步骤操作 ➞ 效果评价

二、实施步骤

（一）任务分析

1. 主要身心状况及健康问题

序号	主要身心状况及健康问题
1	有心血管疾病，血压和血糖偏高，偏瘫，可以拄着四脚拐杖行走
2	睡眠不好、脾气暴躁
3	不喜欢参与团体活动
4	了解音乐照护活动后，对音乐照护活动很感兴趣，希望参与活动

2. 主要目标措施及依据

序号	主要目标措施	依据
1	掌握音乐照护中级曲目表及操作示例	音乐照护中级技能要求中关于曲目的基础知识与操作要领
2	展示及指导音乐照护技术	音乐照护中级技能要求中关于技术与指导的基本知识与操作要领

（二）工作准备

1. 物品准备

序号	名称	单位	数量
1	手摇铃	个	30
2	响板	个	30
3	木槌	对	30
4	铃鼓	个	5
5	双响筒	个	5
6	高低音筒	个	5
7	红蓝沙筒	个	5
8	沙锤	个	5
9	鸡蛋沙铃	对	5
10	三角铁	个	5
11	大鼓	个	1
12	铜镲	对	1
13	36音风铃	个	1
14	手鼓	个	1
15	半月铃	个	1
16	丝巾	条	30
17	气球伞	组	1

注：音乐照护康体指导师自用的乐器需要自行配备，不在上表中体现。

2. 环境与人员准备

序号	环境与人员	准备
1	环境	（1）通风、光线明亮、干净、整洁、安全，空气清新、无异味 （2）活动场地开阔，以能够容纳参与活动的所有老年人围成一个大圈，同时双手打开，不会打到对方为宜 （3）考虑到参加活动的老年人为半自理老年人，应充分考虑活动场地的无障碍程度。不仅应满足活动需要，还要便于坐轮椅、使用助行器或手杖的老年人移动，确保活动的安全开展
2	音乐照护康体指导师	（1）洗手、着裤装，轻便易活动，不宜穿着领口较低的上衣 （2）熟悉并掌握为半自理老年人独立连贯地展示标准的音乐照护技术的相关知识与技能要点 （3）提前了解老年人基础信息，便于沟通
3	半自理老年人	（1）神志清醒，情绪稳定，肢体活动度较良好，身心放松 （2）穿着舒适的衣服，排空大小便。（鼓励老年人自己在活动签到本上签名。播放舒缓的音乐，进行放松静坐训练，调整呼吸）

（三）步骤操作

步骤	内容	为半自理老年人展示并指导音乐照护技术
工作前准备	沟通与观察	（1）沟通　音乐照护康体指导师来到老年人旁边，微笑地打招呼，说明来意："爷爷奶奶，早上好！今天由我来为大家开展音乐照护活动，想邀请您参加。为了为大家选择合适的音乐照护曲目，愉快地参与音乐照护活动，我们想先听听您的想法，您愿意和我们说说吗？" 老年人回答："可以，欢迎你来为我们带活动，你们来了我们很开心。" 老年人介绍自己的音乐喜好、平时的活动习惯等。音乐照护康体指导师认真倾听并做好记录 向老年人再次简要解释音乐照护活动的基本原理、效果，征得同意，取得老年人的配合。老年人具有参与活动的意愿 （2）观察　通过观察，评估老年人的面部表情、肢体活动度等，确认老年人神志清楚、肢体活动度较良好，可以参加音乐照护活动

步骤	内容	为半自理老年人展示并指导音乐照护技术
步骤1	选择曲目	根据老年人的现场评估情况选择合适的带动曲目，不是一次选定所有的带动曲目，而是每一首开展完，根据现场情况再决定下一曲要带动的曲目。选曲要考虑节奏的快慢、曲风的舒缓、辅具的使用 音乐照护康体指导师来到老年人旁边："爷爷奶奶，请大家跟着我一起做哦，动作难度不高，这一首曲目的名称是……"
步骤2	选择辅具	每首曲目带动前请老年人选择相应的辅具："接下来，我们选择活动过程中用到的辅具了，您可以根据自己的喜好来选择。" 选择的辅具种类是多样的，如手摇铃、响板、木槌、木鱼、沙锤、铃鼓、三角铁、大鼓、铜镲、彩色丝巾、气球伞等等。即使和乐曲对应的是同种同色的乐器，也鼓励老年人自主拿取喜欢的辅具，而非音乐照护康体指导师直接分发。 活动中的辅具设计增加了活动的趣味性。辅具不仅是康体指导师和老年人建立联系的重要工具，也是老年人在活动过程中表达心声的媒介。
步骤3	独立连贯地展示标准的音乐照护技术，同时指导并辅助学练	音乐照护康体指导师站在场地中间，用合适的音量和语气说："爷爷奶奶，我们的音乐照护活动就要开始了，等一下请大家跟着我的动作一起做，也请大家尽量跟着我们一起唱出来，一起喊口号哦！下面我们的活动准备开始喽，请大家把双手借给我，合掌，准备……"。 约10～15首曲目，由取得资质的音乐照护康体指导师引导，协助者适当协助，老年人跟随音乐进行肢体活动 活动过程中，尊重且不必勉强老年人。注意观察老年人的反应，依据现场情况及时调整，并给予适当协助 有些半自理老年人做不到的动作，指导照护人员坐着或站在老年人旁边，协助老年人一起进行活动
步骤4	歌曲讨论	"接下来，我们一起讨论一下活动中的歌曲好吗？爷爷奶奶们觉得刚才的活动中听到的歌曲合适吗，有哪些歌词或者旋律给您留下深刻的印象呢，可以和我们聊一聊吗？有些动作和我们劳作场景有些相似，大家觉得动作完成得难吗，是不是已经达到自己的预期目标了呀？" 了解老年人真实的感受和需求的变化，为下一次活动的开展提供依据。帮助老年人认识自身的情绪状态，联合专业人士采取个性化的辅助方法，达到进一步的治疗效果
步骤5	实施反馈	"接下来，我们对您参加活动的体验进行反馈，在这个过程中，您觉得有哪些需要调整的吗？您希望下次活动中体验哪些类型的曲目呢？如果愿意的话可以和我们沟通一下吗？比如活动中动作的难易程度、节奏的快慢、过程中的互动等。" 播放轻音乐，启发老年人使用肢体和语言来表达自己参与活动的感受及收获，促进老年人之间的互动和情绪情感的分享
步骤6	整理记录	（1）记录老年人感受 （2）解答老年人疑问 （3）针对性地记录要注意的内容
注意事项		（1）展示过程中观察老年人情绪，注意语言表达与语速 （2）注意基本动作的标准度，口令须清晰并准确

（四）效果评价

（1）通过音乐照护康体指导师的展示及指导，老年人了解了音乐照护活动的动作及方法，家属或照护人员了解并配合了音乐照护康体指导师的工作。

（2）解答老年人参与活动中产生的疑问、针对性地记录，让老年人更乐意参与音乐照护活动。

（3）解答家属或照护人员在活动中对于辅助工作的疑问，有针对性地给予了指导。

【相关知识】

为半自理老年人展示并指导音乐照护技术的相关知识

一、音乐照护指导的口令

1. 口令的定义

音乐照护中使用的口令是在每个动作之前必须说出来的提示语，所以音乐照护中所指的口令也称为提示语。

2. 口令的作用

口令（提示语）在音乐照护的初、中、高级中贯通使用。提示语是为了在开展音乐照护活动时，利用提示语协助老年人跟上节奏、合上节拍，在适当的时候拍手、摇动或敲打乐器。为了可以让老年人在每首曲子一开始的时候就能准确地对上节奏，提示语起着极其重要的作用。音乐照护康体指导师并不只是发出声音喊出口令，而是要配合身体语言、眼神等，运用全身心展示提示语。

二、音乐照护的身体语言

音乐照护是运用音乐的特性，将简单的动作用身体语言呈现出来，将音乐和动作组合用自然的照护方式建立人与人之间的信赖关系，协助身体功能训练。音乐照护可以协助每个人结合美妙的音乐、简单的动作、多样的乐器，积极主动地鉴赏音乐。通过展现出来的情绪，传达心情与感受。身体语言并不是简单地把动作做出来而已，而是要能达到以下三个功能。

1. 运用身体表现心理状态，运用音乐诱发动作传达情感

人的心情并不仅是透过语言传达的，多用身体语言传达，可以从姿势和表情，根据身体的动作传达出丰富的感情、扩大交流的空间。在音乐照护的曲目中，拍手这个动作很简单，但在音乐照护活动开展中就能发现不同状态的人呈现出来的拍手动作就不一样。"想睡觉的张爷爷心里恐怕在想，让我现在做这些呀，困都困死了，眼睛都张不开，无精打采""紧张的李奶奶身体僵硬""心里不安的王爷爷眼神很慌张""开心的宋奶奶满脸的笑容"等，这些讯息音乐照护康体指导师都可以通过观察每个人的身体语言去了解。

人并不只是用姿势和态度传达心情，也可以利用音乐引发动作传达情感。例如，在音乐节奏的刺激下通过进行"拍肚子"和"拍手"等简单的动作交流情感与心情。在音乐照护团体互动、带动的情况下，音乐照护康体指导师的作用尤为重要。不仅要呈现出优美的动作、还要配合上眼神、表情、节奏、声音等要素进行交流，可以让失智、失能的老年人更快速地接收到信息，感受到关怀。

2. 促进运动感觉机能和协助身体功能训练

播放轻快的音乐可以刺激脑部的各部位认知功能，配合着音乐做一些简单的动作，可以让身体运动训练变得更简单。由音乐介入诱发的动作针对老年人可以起到预防照护和健康照护的作用，因为曲目都是配合着音乐创作的动作，所以在开展时会让人自然地感受到心情的舒畅感。

在音乐照护活动中并不是以训练身体的某个部位为主要目的，而是让人放松心情，愉悦地参与到音乐活动中。开展音乐照护活动可以让手抬不起来的有脑中风后遗症的患者，在音乐照护的活动安排下，以康复为目标，自然地进行康复训练，提升手部机能，提升患者的可动范围。在活动开展中无意识地敲打乐器、学习组合动作，都是自然地诱发人的原本能力，促进运动感觉机能的表现。

3. 积极主动地体验音乐的本质

很多人都认为艺术性很强的古典乐曲以及节奏感很强的流行乐曲有很大的疗愈作用。但是对于身体有障碍的老年人，有很多人都很难集中注意力聆听乐曲，所以为了解决这个问题，音乐照护技术配合着美妙的乐曲设计了基本动作以及组合动作，通过身体语言将乐曲呈现给老年人，让老年人可以集中注意力享受乐曲的美妙，感受乐曲的趣味性。老年人们看着动作，可以感受到乐曲的本质、乐曲的强弱拍以及节奏感。为了更好地体验音乐，也加入了多样化的乐器。

身体活动作为交流互动的方式，有着重要的作用，包括尊重对方；容许活动开展时，老年人带着让他安心的人或物一起参加；等待的重要性；提示语诱发参与感；眼神与笑容带给人的温暖、温柔感等。

三、音乐照护的乐器

1. 乐器的作用

（1）锻炼肢体协调能力　演奏乐器需要运用整个大脑。这种训练方式会比其他的方式更容易达到音乐照护活动的目的。在演奏乐器过程中，肢体协调能力也获得了发展。手指活动时，轻、重、缓、急恰到好处，由于手指与人体心脏、大脑神经密切相关，经常活动手指，能很好地促进手指末梢神经和血液循环。

（2）建立交流互动的方式　在音乐照护活动中，增加乐器演奏可以极大地提高音乐照护活动的成果。老人们通过亲自参与演奏，会在欢乐与严肃的氛围中得到人格的升华。因为乐器是康体指导师与老年人之间沟通的重要媒介。音乐的非语言表达方式，让它成为很好的沟通方式。音乐活动康体指导师正是应用了音乐的这一特殊性，才能够很快建立起与老年人之间的联系。因为有了乐器，老年人会感觉更为安全，他们不再是生硬地面对面的交流，而是有了一种特殊的方式，一种不用语言但同样可以表达情感的交流方式。在老年音乐照护活动中的器乐演奏形式，一般是合奏。合奏形式是由多个声部组成的。每个声部与每个人都是合奏中不可或缺的一部分，也就是说，他们都随时要充当主角和配角，通过这种音乐上的角色转换可以非常好地锻炼老年人们的反应能力与合作意识，使老年人们更好地融入到集体中。极大提高高龄老年人或者有语言障碍老年人的语言交往能力，也给予他们自信心参与交流互动。

（3）体现纪律性和责任感　音乐表现得完美，要求所有参与演奏活动的老年人都有严格的纪律性和一丝不苟的责任感，因为快一拍或者慢半拍都会破坏音乐的完美性。这种对完美的追求是人心理内驱的本能，所以人们要准确无误地演奏出来。在这样的氛围下，可以促使老年人们更好地去管理自己，因为每个人的演奏不能全靠指挥的提醒，一定是非常自觉地去要求自己记忆和配合整个集体。演奏时，老年人们需要认真关注指挥的提示，并养成自己数节拍和记住演奏几小节的习惯，他们会充满激情主动地去表现好自己需要演奏的那部分内容。

（4）增进人们之间的交往　不同的老年人使用不同的乐器，可以让他们互相有了区分的意识，如王爷爷拿着鼓、张奶奶拿手摇铃。当每个人演奏不同声部时，大家通过乐器对同伴有了认识。老年人们一起演奏乐器，学会了互相配合，同时也产生了集体关系。合奏时需要兼顾与其他人的合作，该发出声音的时候需要敢于发声，不应该出来时要努力使自己的声音与别人的声音相融合。另外，音乐活动中交换乐器演奏也可以增加他们之间的互动性，在互相交换乐器演奏时会出现一些情况，如有些老年人不愿意交换乐器，而有些老年人想要演奏别的乐器。康体指导师需要帮助他们学会等待、轮流、主动谦让等，可以帮助高龄或失智老年人们有效地提高社会交往的能力。

2. 乐器的即兴演奏

老年音乐照护活动中使用的乐器一般是指无需经过冗长技术练习的打击乐器。老年人们可从最简单的节奏训练快速进入到即兴演奏。即兴演奏为音乐照护活动提供一个"玩耍"的机会，康体指导师和老年人们一起创造音乐交响乐，大家会一起通过此类音乐活动建立关系，刺激并引发想象力，是一个创造交往的过程。

3. 乐器使用的注意事项

音乐照护活动中使用乐器时，为了让老年人们在演奏时更好地获得成就感，康体指导师不仅要充分了解每一种乐器的特性，如音色特征、演奏时的难点等，同时还要谨记以下几个事项。

（1）活动策划时提前准备　在每一次音乐活动开始之前，康体指导师要根据当天的活动安排准备好需要使用的乐器，乐器数量则根据当天参与活动的人数来决定。最好将准备好的乐器放入一个备用的盒子中，等到需要使用时再将乐器拿出来。这样的细节安排在活动中不可忽视。

（2）有选择地使用乐器　老年音乐照护活动中，需要选择以节奏性为主，并且是比较容易掌握使用方法的乐器。在实践活动中，无需技巧准备的乐器，往往为老人们的参与和体验音乐提供了途径。节奏训练是非常必要的。通过老年人自己奏乐，即通过即兴演奏并设计和创造自己的音乐，促进老年人的主动性。

（3）评估老年人的能力　康体指导师要在活动策划时对老年人具备哪些能力做出专业的评估。比如，什么样的动作对他们合适？在设计活动目标之前，必须考虑老年人是否在活动中感到舒适。

（4）活动中乐器的拿取　乐器活动中，尽量不要用分发的方式，最好把装在篮子或托盘里的乐器拿到老年人面前，供老年人选择并拿取。通过这样的方法，可以让老年人获得选择的快乐，同时伸出手拿取乐器，也是一种康复训练。

（5）介绍不同的乐器　在使用乐器之前，康体指导师需要介绍乐器的名字、来源、构造，以及通常演奏的一些方式，在这之前也可以先让老年人尝试不同的演奏方法。比如传递一件乐器，让大家都尝试不同的演奏方法和用途；也可以用乐器来设计一些游戏，这些游戏活动都可以很大程度地引发大家对乐器的好奇心，同时通过游戏可以减少他们对在演奏乐器时出错的担忧。

四、音乐照护的曲目展示

1.《你好》——缓慢轻松的评估曲目

康体指导师："爷爷奶奶好，我们先感受一下这首曲子的节奏，试着跟着音乐做一下伸展动作，如果您觉得有哪里不舒服的话和我说，好吗？这首乐曲的名称是《你好》，准备！"

关键动作的姿势：音乐照护康体指导师采用站姿，双脚分开与肩同宽，身体微微前倾（展示友善并易于接近的姿态），双置于双眼两侧，慢慢往前延伸，双手像拿了一个气球一样，肩部放松勿耸肩，面带微笑。

说清楚指令，如双手搓手心、手指交叉搓、手心向前慢慢抬起约45°、双手向前慢慢抬起与肩膀平行、双手向前慢慢抬起达到最高处等动作。随着音乐的节拍边说边做动作，活动手指、肩膀的机能，促进手、眼、脑的协调。

第一首一般是评估曲目，评估参与者的身体活动度。观察老年人的精神状态。同时，在轻松的氛围中活动与放松身体，提高互动率，增进感情。

带动时，音乐照护康体指导师应和着曲子走到每位老年人面前，用眼神或轻声跟老年人们说"你好"。过程中可以按照自己舒服的状态去做动作，不用一定按照标准动作。

乐曲结束后做鼓掌的动作，表示这首曲目已经完成，表扬大家都做得很好，同时鼓励大家再进行下一首曲目。

2.《草原上升起不落的太阳》——意境优美，可以跟着唱歌以及动作的经典乐曲

康体指导师："爷爷奶奶们感觉怎么样呀？刚才的这一首大家都做得很棒。请大家再继续跟着我进行下一首曲目，曲目的名称是《草原上升起不落的太阳》。请大家想象一下自己置身于大草原上，草原上有小鸟在飞翔，我们骑着马、挥着鞭子在草原上奔驰，准备！"

在这首曲目中设计了曲目特色的动作，如骑马、挥鞭子、飞翔等动作，让人可以沉浸在美妙的旋律及在草原奔驰的意境中。

乐曲结束后做鼓掌的动作，表示这首曲目已经完成，表扬大家都做得很好，同时鼓励大家再进行下一首曲目。

3.《众人划桨开大船》——可以跟着喊口号的流行乐曲

康体指导师："爷爷奶奶们是不是感觉身体活络起来了呢？刚才的这一首大家都做得很棒。请大家再继续跟着我进行下一首曲目，曲目的名称是《众人划桨开大船》，下面我们要一起划船喽！请跟着我一起，准备！"

此首曲目设计了熟悉的划船动作，也特别设计了图像认知的动作，包含三角形和正方形，进行益智和手眼协调训练。

乐曲结束后做鼓掌的动作，表示这首曲目已经完成，表扬大家都做得很好："爷爷奶奶，我们的船靠岸喽！大家都用力的划桨，非常棒哦！给大家点个赞！"同时鼓励大家再进行下一首曲目。

4.《安妮特拉之舞》——旋律优美、可以配合乐器进行鉴赏的古典乐曲

康体指导师："爷爷奶奶，请大家再继续跟着我进行下一首曲目，曲目的名称是《安妮特拉之舞》，请跟着我一起感受音乐的美妙，准备！"

此首曲目旋律优美，配合手摇铃感受节拍并在准确的节拍上摇响手摇铃，可以让老年人们感受到准确摇铃后的畅快及成就感，促进继续活动的欲望。乐曲中也巧妙地设计了双手叉腰、舒展身体以及跟着节奏扭动臀部的动作，增加乐曲的趣味性。

乐曲结束后做鼓掌的动作，表示这首曲目已经完成，表扬大家都做得很好，同时鼓励大家再进行下一首曲目。

5.《杜鹃圆舞曲》——旋律优美、可以配合乐器进行鉴赏的古典乐曲

康体指导师："爷爷奶奶们都做得很棒哦！是不是感觉到身体暖和起来了？请大家再继续跟着我进行下一首曲目，也是特别美的一首乐曲哦！乐曲名称是《杜鹃圆舞曲》，乐曲的动作里面会出现拉大提琴和小提琴的动作哦，请先跟着我一起练习一下。"练习好后："准备！"

此首曲目旋律优美，可以配合手摇铃感受节拍并在准确的节拍上摇响手摇铃，可以让老年人们感受到准确摇铃后的畅快及成就感，促进继续活动的欲望。乐曲中也巧妙地设计了拉大提琴和小提琴的动作，在模拟乐器演奏的同时，增加乐曲的趣味性。

6.《健康摇》——节奏感强的创作曲

康体指导师："爷爷奶奶做得非常棒哦！请将手摇铃放在椅子下面，下来我们两个人手拉手，两个人一组，曲目的名称是《健康摇》，准备！"

此首曲目节奏感强，会让人情不自禁地跟着摇摆起来，动作设计了双手及单手摇摆、屈伸的动作，可以促进活化身心以及两人节奏的配合，增加人际互动，提升照护关系及信赖感。

此首曲目在活动时需注意勿大力摇摆、拉扯，以免受伤，手拉手的动作要轻柔。如果是协助人员跟老年人一组时，协助人员的手部要在下方轻轻地拖住老年人的手，不紧握，保持老年人可以随时将手抽回的力度。

乐曲结束后做鼓掌的动作，表示这首曲目已经完成，表扬大家都做得很好，同时鼓励大家再进行下一首曲目。

7.《保卫黄河》——节奏感强，可以配合单一乐器或进行合奏的红歌

康体指导师："爷爷奶奶做得非常棒哦！请选择自己喜欢的木槌，跟着我进行下一首乐曲，曲目的名称是《保卫黄河》，准备！"

此首曲目节奏感强，配合木槌清脆的声音或选择合奏的方式，都会给老年人带来舒畅感。乐器的响声会让老年人感到愉快，愉快的心情下经常会加快敲击乐器。所以康体指导师准确地说出提示语非常重要，可有效引导老年人合着节拍敲在节奏上，促成老年人的达成感与舒畅感。在动作设计上，此首曲目设计了敲桌面、木槌互敲的动作，可促进手眼协调与益智。

乐曲结束后做鼓掌的动作，表示这首曲目已经完成，表扬大家都做得很好，同时鼓励大家再进行下一首曲目。

8.《运动员进行曲》——节奏感强、可以配合单一乐器或进行合奏的经典乐曲

康体指导师："爷爷奶奶做得非常棒哦！请将木槌交还给协助人员，选择自己喜欢的乐器，跟着我进行下一首乐曲，曲目的名称是《运动员进行曲》，准备！"

此首曲目节奏感强，配合响板或选择合奏的方式，都会给老年人带来舒畅感，和《保卫黄河》有异曲同工的效果。

此首乐曲在最后结束时特别设计了"敬礼"的动作。"敬礼"这个动作对于以前当过兵的老年人们有着很深的意义，具有回想疗法的功能。

乐曲结束后做鼓掌的动作，表示这首曲目已经完成，表扬大家都做得很好，同时鼓励大家再进行下一首曲目。

9.《铃儿响叮当》——轻快愉悦、节奏感强的流行乐曲

康体指导师："爷爷奶奶做得非常棒哦！请将手摇铃以外的乐器交还给协助人员，跟着我进行下一首乐曲，曲目的名称是《铃儿响叮当》。这首乐曲我们选用手摇铃来配合，准备！"

此首曲目节奏轻快愉悦，是充满节日气氛的一首乐曲。在乐曲中响铃处巧妙搭配了摇铃、拍手、摇摆、旋转、挥手的动作。清脆的铃声会给人愉悦欢快的感觉。

乐曲结束后做鼓掌的动作，表示这首曲目已经完成，表扬大家都做得很好，同时鼓励大家再进行下一首曲目。

10.《快乐记忆》——可作为怀旧疗法用的创作曲

康体指导师："爷爷奶奶做得非常棒哦！请把乐器交给我们的协助人员，然后选择自己喜欢的毛巾（丝巾），跟着我进行下一首乐曲，曲目的名称是《快乐记忆》，准备！"

此首曲目中的动作设计分为四个模块，都是日常常用的动作，搭配毛巾或者丝巾，可以唤起老年人以往的记忆。其中出现的四个模块动作如下。

首先是缝补衣服的动作，展开丝巾做"缝"和"拉"的动作。

其次是"钉钉子"的动作，将丝巾绑在头上，松紧合适，跟着音乐的节奏做"钉钉子"的动作。

再次是做饭的动作，跟着音乐的节奏做"切蔬菜"的动作，如切黄瓜、拨开、装盘。

最后是洗衣服的动作，将丝巾转换为衣服，做出"搓衣服、抖衣服、拧衣服"的动作。

乐曲结束后做鼓掌的动作，表示这首曲目已经完成，表扬大家都做得很好，同时鼓励大家再进行下一首曲目。

11.《如果感到幸福你就拍拍手》——节奏轻快的经典乐曲

康体指导师："爷爷奶奶做得非常棒哦！下面请大家跟着我把毛巾（丝巾）折叠好交给我们的协助人员，跟着我进行下一首乐曲，曲目的名称是《如果感到幸福你就拍拍手》，准备！"

上一首曲目用的毛巾或丝巾要带着老年人们一起折叠好交给协助人员，折叠的这一系列动作也是对于老年人的功能训练，这也是贯彻"生活即康复"的理念。

此首乐曲的动作设计是跟着乐曲的歌词进行"拍手、跺脚"的动作，跟着节奏合着拍子进行拍手、跺脚，会有舒畅感和达成感。

乐曲结束后做鼓掌的动作，表示这首曲目已经完成，表扬大家都做得很好，同时鼓励大家再进行下一首曲目。

12.《军港之夜》——曲风悠扬的经典歌曲

康体指导师："爷爷奶奶做得非常棒哦！请跟着我进行下一首乐曲，曲目的名称是《军港之夜》，准备！"

跟着乐曲的歌词进行"拍手、跺脚"的动作。

乐曲结束后做鼓掌的动作，表示这首曲目已经完成，表扬大家都做得很好，同时鼓励大家再进行下一首曲目。

13.《月光下的凤尾竹》——节奏舒缓流畅的鉴赏型曲目

康体指导师："爷爷奶奶做得非常棒哦！请跟着我进行下一首乐曲，曲目的名称是《月光下的凤尾竹》，请大家双手交叉、闭上双眼！"

此曲选用海洋鼓，配合着节奏发出海洋的声音，让老年人得到精神舒缓，放松心情。

乐曲结束后做鼓掌的动作，表示这首曲目已经完成，表扬大家都做得很好，同时鼓励大家再进行下一首曲目。

14.《听我说谢谢你》——节奏轻松的流行乐曲

康体指导师："爷爷奶奶做得非常棒哦！请跟着我进行下一首乐曲，曲目的名称是《听我说谢谢你》，以表示我的感谢之意，感谢爷爷奶奶今天参与音乐照护活动，准备！"

乐曲结束后做鼓掌的动作，表示这首曲目已经完成，表扬大家都做得很好，感谢老年人的参与，此次活动圆满结束。

音乐照护中级曲目表

序列	曲目	乐器	音乐之星
1	《快乐记忆》		
2	《健康摇》		
3	《匈牙利舞曲》	手摇铃	
4	《众人划桨开大船》		*
5	《铃儿响叮当》	手摇铃	
6	《草原上升起不落的太阳》		
7	《大海航行靠舵手》		*
8	《保卫黄河》	响板、合奏	*
9	《安妮特拉之舞》	手摇铃	
10	*We will rock you*		
11	《小城故事》	毛巾	
12	《军港之夜》	气球伞	
13	《布谷鸟》		
14	《年轻的朋友来相会》		
15	《中国功夫》	合奏	
16	《花仙子》		
17	《我爱洗澡》	毛巾	
18	《如果感到幸福你就拍拍手》		
19	《月光下的凤尾竹》	海洋鼓	
20	《听我说谢谢你》		

注："音乐之星"是指该首曲目可以邀请做得比较好的老年人进行展示与互动，以鼓励和带动其他老年人的参与意愿，提升活动兴趣。

案例介绍

【案例情境】

某老年服务中心音乐照护康体指导师小张和团队接到一个新的任务。服务中心的老年人们因天气转凉，活动参与热情有所减弱。有部分半自理老年人看到其他自理老年人能够开心自由地参加团体活动而产生自卑感，偶尔会在休息或看电视时表露出低落情绪。

这些老年人中，有3位入住中心前有跌倒史，导致髋关节骨折，生活不能完全自理；有6位老年人因"脑出血"住院治疗后仍肢体活动障碍，康复效果不佳，卧床，一侧肢体在协助下各关节能做屈伸活动，能坐在轮椅上进食。中心负责人希望能够通过音乐照护等团体活动来提高老年人的活动参与度，提高半自理老年人的肢体活动度。老年人们也愿意在照护人员的协助下到活动室参加团体活动。

小张在活动前和爷爷奶奶们做了简短的沟通并评估，了解老年人目前较为关注的健康问题、喜欢的音乐，以及日常的爱好、生活习惯等，还介绍了音乐照护的特点及功效，准备了老年人喜欢的曲目。结合中心的活动情况和老年人喜好，初步将音乐照护活动时间定在了周三上午9～10点。周一，小张和协助者去活动现场确保场地布置、音响等设备可以正常使用。周三早上8：10，小张和3位小伙伴一起迎接老年人，9点钟准时开始，先后进行了8首曲目。老年人跟着节奏活动肢体，跟着音乐哼唱，讨论歌词，交流感想。在音乐照护康体指导师和照护人员的引导和鼓励下，享受活动的乐趣。活动结束后，老年人非常开心，小张和伙伴们以及中心的工作人员一起和老年人交流活动感受，并协助他们回房间休息，向老年人告别，最后整理现场。

【案例分析】

音乐的美，是一种潜移默化的美，通过各种因素（如音色、节奏、旋律等）营造情绪、情感，以此来让参与者自我了解，提高情绪智力。音乐疗法可以增强语言能力，刺激长时间记忆、增强短时间记忆，具备缓解紧张的作用。

音乐照护活动中，如何选择合适的曲目是治疗中的一个关键环节，应根据参与者的病情、心理状况、教育背景、性格、兴趣及欣赏能力等因素，合理选择不同的乐曲。对于心情低落的参与者，指导师可在活动开始前播放一些反映参与者当时心境的音乐，然后逐渐过渡并加入不同风格的音乐来慢慢引导参与者，通过观察参与者活动中的反应来发现和了解其当时的心情及状况。康体指导师在实施音乐照护活动时应遵循"评估 - 选曲 - 实施 - 评价"的步骤。

第一步：互动评估。评估的方法主要是观察法。评估内容包括身体状态、情绪及有无异常行为。身体状态的评估主要观察老年人四肢活动能力有无受限；情绪的评估主要是观察老年人情绪是否稳定，从而掌握老年人的生理指标状态、情绪控制效果、生命体征，如血压、心跳等变化。本案例中老年人肢体活动不灵便，应充分了解并科学评估，以制订可行的活动方案。

第二步：选曲。该案例中的老年人因身体活动不灵便而长期卧床，选曲应考虑节奏欢快、动作简单、易于互动。辅具应轻便、不带棱角且易于持握。利用不同乐曲的音乐特性、肢体活动设计、乐器选择及团体互动设计等，可以呈现的活动是相当多元化的，在运动性、认知性、艺术性、娱乐性、社交性等不同方面都有不同的强弱效果表现。

第三步：活动实施。音乐照护活动遵从尊重、接纳、顺从的原则，为其营造温馨舒适的环境，在老年人情绪稳定后方可开展活动。活动以自愿参加为主，每次活动时间以一小时为宜，主要的形式包括肢体律动（运用肢体配合音乐节奏的训练，以律动的方式去感受音乐，并做出主观的肢体表现）、声音表达（老年人随着音乐的节奏哼唱，促进情感的表达，在团体的氛围中传递快乐的情绪）等。曲目的选择以老年人耳熟能详且能唤起美好回忆的曲目为主，如《军港之夜》《小城故事》《保卫黄河》《月光下的凤尾竹》等。由针对不同对象设计的音乐引导，发挥音乐的特性，配合身体动作，让心与心之间能够互相回应，让参与者生活得更舒适、舒心。

经过实践，音乐照护在养老机构、社区深受认可和欢迎，本案例照护活动之所以取得效果，与活动的前期准备、过程中有序的组织实施、活动后及时的反馈密不可分。在音乐照护过程中，若老年人无法跟上节奏，只要不影响到活动的整体性，可以不用特意强调。带动者应适时和老年人有眼神和动作的互动，并运用语言和肢体语言鼓励老年人。如果出现老年人在活动中突然起身离开的情形，事前交代照护者注意此种情况，并陪伴老年人、询问原因。现场活动中，出现此种情况后，带动者可用眼神交代照护者按照预先方法应对。老年人在活动中有进步时，带动者应及时鼓励和表扬，提高老年人活动的参与性和自我照护能力。

第四步：反馈评价。每次活动结束，根据音乐照护康体指导师的观察、老年人及家属的反馈进行评估，了解活动的优点及不足之处，为日后训练方案的改进提供依据。将每次活动的记录都保存好，也可将数据导出到电脑进行专业性的数据分析，呈现可视化训练成绩报告，提供数据纵向分析，形成老年人的健康档案。

项目三

音乐照护活动组织

任务1　为半自理老年人制订音乐照护活动计划

　　某家养老服务机构，该机构主要聚焦失智、失能老年人的专业护理与生活照料。

　　张莉是刚入职该机构的工作人员，为了给机构老年人提供更好的服务，经常为老年人策划一些跳舞、唱歌等娱乐活动，希望能帮助老年人愉悦身心、开展功能性锻炼。但是，经过一段时间观察，张莉发现老年人参与活动的情况不佳。这天，她发现机构里的张奶奶闷闷不乐地一个人坐在轮椅上。张奶奶前几年因为脑血栓造成了身体偏瘫，无法行走，生活起居都需要专业人员照护，又很害怕给别人添麻烦，经常自己一个人待着。张莉走向张奶奶问道："奶奶，我看您这几天情绪都不高，是有什么事吗？可以跟我聊聊吗？"张奶奶回答说："也没什么，人老了，不中用了，什么也干不成，哪儿也去不了也不能动，唉。""奶奶，您还有很多能做的事情呢，平常咱们一起唱唱歌、跳跳舞也很开心啊！"听到这里，张奶奶不高兴地说："唱歌跳舞是好，我也喜欢，可跳舞我也动不了啊，站都站不起来，唱歌我也五音不全，你看咱们机构里有几个能动能跳的人啊！"

　　知道了张奶奶为什么不开心后，张莉也明白了为什么老年人对自己策划的活动不感兴趣了。她马上找到了音乐照护康体指导师王雪，希望她能经常带领机构老年人开展适合他们身体机能情况的音乐照护活动，从制订计划开始，帮助老年人拓展人际交往、提升自我价值。

一、任务流程

任务分析 ⟶ 工作准备 ⟶ 步骤操作 ⟶ 效果评价

二、实施步骤

（一）任务分析

1. 主要身心状况及健康问题

序号	主要身心状况及健康问题
1	半自理老年人有参与音乐照护活动的需求
2	半自理老年人有通过参与活动拓展人际交往、提升自我价值的需求
3	半自理老年人由于身体机能障碍，生活起居需要他人协助
4	半自理老年人由于身体机能障碍，参与活动时需要关注老年人的特殊要求和活动安全

2. 主要目标措施及依据

序号	主要目标措施	依据
1	评估判断半自理老年人参加音乐照护活动的愿望	个人参与活动的意愿是影响音乐照护活动是否能顺利开展的重要因素，也是音乐照护活动组织与设计的内驱力
2	评估判断半自理老年人的日常生活活动能力、精神状态情况、感知觉与沟通能力、社会参与能力	老年人自身的日常生活活动能力、精神状态情况、感知觉与沟通能力、社会参与能力状况影响着他们是否能够参与音乐照护活动，以及所能参与活动的强度

（二）工作准备

1. 物品准备

序号	名称	单位	数量
1	A4纸	份	5
2	中性笔	支	1

2. 环境与人员准备

序号	环境与人员	准备
1	环境	干净、整洁、安全，空气清新、无异味
2	音乐照护康体指导师	（1）洗手、着装整齐 （2）熟悉并掌握为半自理老年人制订音乐照护活动计划的相关知识 （3）熟悉并掌握半自理老年人的身心特殊情况，并知晓应对方法 （4）提前了解老年人基础信息，便于沟通
3	半自理老年人	神志清醒，情绪稳定，身心放松，有沟通交流的意愿

（三）步骤操作

步骤	内容	为半自理老年人制订音乐照护活动计划
工作前准备	沟通与观察	（1）沟通　音乐照护康体指导师来到养老机构，向机构工作人员说明来意：由于要为机构老年人开展音乐照护活动，而本机构入住的老年人大部分为半自理老年人，所以需要提前了解老年人的需求，以便为机构老年人制订适合自身机能特点的音乐照护活动计划，希望得到工作人员同意 征得工作人员同意后方可继续下一步 音乐照护康体指导师来到正在晒太阳的老年人旁边（注意态度和礼貌，动作温婉轻柔，避免惊扰老年人）："爷爷奶奶大家好，我是音乐照护康体指导师王雪，你们可以叫我小王。听说爷爷奶奶对咱们机构之前组织的一些活动不是很满意，不知道爷爷奶奶愿不愿意参加我们的音乐照护活动呢？"

步骤	内容	为半自理老年人制订音乐照护活动计划
工作前准备	沟通与观察	老年人："音乐活动？又是唱歌跳舞吗？你看我们哪个人像活蹦乱跳的？"李爷爷没好气地说："明明知道大家腿脚不方便，还老让我们参加这些活动，再说我又五音不全，唱什么歌？" 康体指导师："爷爷奶奶，音乐照护活动跟咱们平常说的唱歌跳舞不一样哦！音乐照护活动是利用音乐的特性，让大家在享受音乐的同时进行的锻炼，很有意思的，也有助于提高咱们大家的身体状况，而且不管是什么身体情况的人都可以参加哦，不影响的。" 老年人："我们坐轮椅也可以参加？" 康体指导师："当然啦，我们会为爷爷奶奶制订适合大家身体情况的音乐照护活动计划的。我今天来就是想了解一下大家的需求，邀请爷爷奶奶到时候一起参加哦。" 老年人："那可一定要考虑下我们的身体情况啊。" 康体指导师："放心吧爷爷奶奶，咱们的音乐照护活动以后会定期组织的，您可以先来试一下，不过我觉得您一定会因此而爱上它。" 耐心帮老年人解答疑惑，注意身体障碍老年人的身心特点，尊重老年人的个体需求，征得工作人员及老年人的同意方可进行下一步 （2）观察　观察老年人参与音乐照护活动意愿的强弱、老年人之间的人际互动情况、老年人的身体机能情况、心理特点及异常，坚守自愿原则，不强求、不胁迫、不反复劝说
步骤1	评估	音乐照护康体指导师评估老年人参加音乐照护活动的意愿 音乐照护康体指导师来到老年人中间，询问大家的参加意愿："爷爷奶奶，音乐照护活动是通过音乐的带动，给我们带来愉悦的享受，同时活跃身心，增强情绪的安定，也能促进人际交往，更重要的是能促进运动的感觉和智能方面的改善，让我们的生活有更好的改变。" 老年人回答："还有这么多好处呢，听起来和平常的唱歌跳舞不太一样啊。" 指导师接着回答："是的，爷爷奶奶，音乐照护不只是音乐哦，它是充分发挥音乐的特性，让参与其中的人感心与心之间的互相应对。不论是什么年纪、什么情况的人，都能够不受时间、地点限制，开心地活动哦。爷爷奶奶愿意和我一起试试吗？" 老年人说："可以啊，就是我们都行动不方便，不知道行不行。" 指导师回复："爷爷奶奶请放心，我们做一个简单的身体评估，你们配合我好吗？" 音乐照护康体指导师为半自理老年人进行身体健康状况评估。 （注意：针对半自理老年人的身体评估，重点注意充分利用和锻炼老年人的残存功能，使其得到锻炼和一定程度地恢复）
步骤2	确定时间	康体指导师："爷爷奶奶，通过评估，大家都可以参加音乐照护活动的，不用担心，我们也会制订适合大家身心情况的活动计划，音乐照护活动是对咱们身心有益的项目，定期开展才能更好地达到活跃身心的目的，从下周开始，咱们每周开展2次可以吗？" 老年人："小王啊，你每周可以多来几次嘛，反正我们也没有什么事情，既然你说音乐照护活动有那么多好处，你们就多组织几次嘛。" 康体指导师："爷爷奶奶，长期参加音乐照护活动不但能愉悦身心，而且也会促进身体功能的进步哦！不过咱们的活动也不能过于频繁和集中，要循序渐进才能达到最好的效果。" 老年人："行啊，那我们就先试试吧。" 康体指导师："好的，爷爷奶奶，那我们就定在周三和周六的下午4点怎么样？" 老年人："可以啊，我也同意。""我也没问题。" （注意：针对半自理老年人，音乐照护活动不可过于密集，可以根据老年人的身体状况进行相应增减。同时秉持以老年人为中心及老年人自决的原则，时间的确定要征求老年人的同意）
步骤3	确定场地	康体指导师："爷爷奶奶，咱们的音乐活动就在旁边的公共活动中心开展好吗？那里比较宽敞明亮，地面也没有障碍物，很适合我们做活动，爷爷奶奶坐着轮椅也可以自主活动哦，那里还有电脑音响，很适合咱们活动。" 老年人："可以啊，那好我们坐着轮椅也可以过去。" （注意：活动场地应该选择宽敞明亮、地面平坦、无障碍物、方便老年人活动的地方，尤其是坐轮椅老年人能自由进出的地方，以室内场地为佳。若选择室外场地，需要注重保障老年人的人身安全。场地的确定应该征得老年人同意，并告知老年人）
步骤4	确定人数	康体指导师："爷爷奶奶，音乐照护活动如何开展跟参与活动的人数也息息相关。人数不同，咱们选择的活动方式也略有差异。想要参加音乐照护活动的爷爷奶奶请举手示意我好吗？" 老年人："我愿意参加""我也想参加" （注意：参加活动的人数影响着活动开展的节奏，每次活动的参与人数不宜过多。对于半自理老年人来说，由于存在肢体障碍，需要音乐照护康体指导师更多的照护。因此，人数应控制在30人以内，若参与活动人数较多，在制订音乐照护活动计划时应多安排音乐照护康体指导助理进行配合）

步骤	内容	为半自理老年人制订音乐照护活动计划
步骤5	确定曲目	康体指导师："爷爷奶奶，根据大家的需求，我们也选择了一些乐曲，音乐照护活动就是根据不同音乐的节奏、特点等进行动作的编排。不同的曲目对应的动作也有所不同，大家听一下这几首你们喜欢吗？" 音乐照护康体指导师为老年人播放备选曲目，如《草原上升起不落的太阳》《保卫黄河》《铃儿响叮当》等 老年人："这首歌我知道，我们以前经常听""这首我也喜欢" 康体指导师："好的，爷爷奶奶，这些都是咱们以后会开展的曲目哦，除此之外，我们还会在音乐照护计划中多增加一些红歌和世界名曲，既有利于陶冶情操，也是大家熟悉的。" （注意：曲目的选择要根据老年人的评估情况做出恰当的选择。不能选择老年人力不能及的曲目。半自理老年人存在一定程度的肢体障碍，在选择曲目的时候尽量避开活动幅度过大的曲目。无法更改曲目时，应根据老年人身体情况对曲目动作做出适当更改）
步骤6	确定乐器	康体指导师："爷爷奶奶，在音乐照护活动中，我们除了跟着音乐进行肢体活动外，还会使用一些简单的乐器进行曲目合奏。通常我们会使用到的乐器有响板、鸡蛋沙铃、手摇铃、木槌等，也会使用到气球伞、毛巾、泡泡等。（向爷爷奶奶展示乐器）爷爷奶奶我给你展示一下这些乐器的样子，你们喜欢哪一些呢？" 老年人："我喜欢手摇铃""我喜欢响板" 康体指导师："好的，爷爷奶奶，颜色也可以自己选择哦" （注意：记录老年人各自的乐器偏好及颜色偏好，在制订音乐照护活动计划时作为考虑因素，并准备充足）
步骤7	确定老年人着装	康体指导师："爷爷奶奶，咱们音乐照护活动中会有适当的运动哦，不过不用担心，不会很难而且很有意思。但是爷爷奶奶要注意穿着宽松合体的衣裤哦，这样咱们活动起来会更方便。" 老年人："好的。"
步骤8	对音乐照护活动中可能存在的突发问题进行预案	音乐照护活动的开展离不开电脑、音响等硬件设施，音乐照护康体指导师在制订活动计划前应实地检查活动场地的硬件设备情况是否良好，调整好音乐效果及音量大小 对活动过程中可能遇到的突发问题进行预案，如音响效果不佳、老年人有不适情况等。提前计划，避免突发情况出现时产生慌乱 （注意：对活动过程中可能出现的突发情况要考虑周到，尤其是半自理老年人的意外状况，并提前拟定应对方案）
步骤9	制订照护计划	（1）整理记录收集到的信息 （2）根据老年人的意愿制订音乐照护计划，并形成文字 （3）征求工作人员的同意，取得配合和支持
注意事项		（1）音乐照护活动计划的制订要以老年人为中心，充分考虑老年人的特殊情况和整体需求 （2）半自理老年人大多存在着一定程度的肢体障碍，要特别注意对老年人的安全保护。活动乐曲不宜过于激烈，乐曲动作幅度不宜太大

（四）效果评价

（1）音乐照护活动计划的制订为后期开展音乐照护活动奠定了基础。

（2）通过音乐照护活动计划的制订过程，老年人对音乐照护的了解有所加深，有利于后期老年人更快地投入活动。

【相关知识】

一、半自理老年人的身心特点

半自理老年人一般大脑清楚，有完全的语言表达能力，但由于体质较差或患有某些慢性疾病，以致影响其正常行为能力，行动处于较为不便的体质状态。具体表现如下。

（1）感知方面　最常见的是视力和听力的老化。视觉分辨精细物体的能力在45岁之前有一个和缓下降的过程，45岁以后下降速度加快。半自理老年人的言语知觉障碍，不仅是由于听觉系统对不同频率声音的感受性降低，听懂言语的能力也在下降；嗅觉减退的一个重要原因是嗅神经的神经纤维数随年龄增加而减少；同样味觉也有所下降。

（2）注意力方面　半自理老年人的视觉注意力更容易受到无关刺激的干扰，而注意力转移的灵活性也变差。

（3）记忆方面　一般来说，记忆力从50岁开始就有所减退，70岁以后更明显。表现为不同程度的"近记忆"衰退，对新近接触的事物或学习的知识都忘得快。意义识记减退较少，机械记忆减退较多。半自理老年人的记忆能力是随着年龄的增加而减退的，并受受教育程度的影响。

（4）思维方面　半自理老年人的思维能力随年龄增长而下降，但衰退的速度和程度存在个体差异。表现为思维局限、固化，推理能力下降等。

（5）智力方面　成人智力分为液化、晶化智力。液化智力指与知觉整合、近事记忆、思维敏捷度、注意力反应速度等有关的能力，随年龄增长而减退较早，老年期下降更明显；晶化智力指与后天的知识、文化、经验积累有关的能力，如词汇、理解力、常识等，一般不随年龄增长而减退，有的甚至还有所提高，直到70岁后才出现减退，且减退速度缓慢。

（6）情绪方面　由于生理老化、社会角色改变、社会交往减少以及心理机能变化等主客观原因，半自理老年人经常会产生消极情绪体验和反应，如紧张害怕、孤独寂寞、无用失落以及抑郁焦虑等。

①失落感：由于社会角色、家庭角色的改变，经济负担加重，疾病困扰等因素，都会使老年人因心理不适应而产生失落感。因而可能出现两种情绪，一是沉默寡言，表情淡漠；二是急躁易怒，发脾气。

②孤独感：家庭是老年人生活的基本单元。家庭的小型化、儿女与老年人分居、丧偶、因疾病不能进行户外交往活动等都会使老年人产生孤独感。

③抑郁感：老年人离退休之后，接触社会的机会减少，与人交流的时间减少，信息的来源减少，加之衰老造成的沟通障碍，会使老年人产生抑郁感，表现为对周围事物漠不关心、对人冷漠、不爱讲话等。

④焦虑感：很多老年人担心疾病，担心自理能力进一步下降，担心给儿女加重负担，这种担心会随着衰老和疾病而加重，使老年人产生焦虑和恐惧，表现为冷漠或急躁。

（7）性格方面　随着年龄的增长，人的性格特点既有持续稳定的一面，也有变化波动的一面，而稳定多于变动。容易表现为以自我为中心、固执、保守、猜疑、心胸狭窄等。老年人的性格类型可分为以下几种类型。

①整合良好型：表现为生活满意度高、成熟、能正视新的生活。

②防御型：表现为刻意追求目标，否认衰老，要活到老、干到老，并乐在其中。

③被动依赖型：表现为强烈依赖和盼望他人对自己提供帮助和体恤，或对外界缺乏兴趣。

④整合不良型：有明显的心理问题，需在家庭照料和组织帮助下才能生活。

二、音乐照护活动计划制订的原则

音乐活动照护计划的制订是养老机构或社区中的老年人开展音乐照护活动的重要依据，需要结合养老机构、社区、居家的整体服务。只有在活动前期制订好科学、合理、可行的音乐照护活动计划，才能保证音乐照护活动顺利进行，并取得成功。在制订活动计划中要遵循以下几项原则。

1. 科学原则

音乐照护是利用音乐的特性，为老年人开展照护活动，既要让老年人感受到身心的愉悦，也要让老年人从中收获身心的健康，因此，音乐照护的活动设计必须具有科学的依据。虽然音乐照护活动可以被理解为一门艺术，但也必须在科学理论的指导下，遵循科学的程序，运用科学思维方法来进行。

2. 系统原则

坚持系统原则，就是把音乐照护活动作为一个整体来看待，而不是割裂的部分；坚持系统原则，就是把老年人作为一个全面考虑的团体来看待，而不是仅关注部分个体。强调音乐照护活动的整体性、团体性、效益性，对音乐照护活动中涉及的各个环节做好统筹安排、提前准备。

3. 可行性原则

音乐照护活动是针对老年人开展的实践活动，因此，音乐照护活动计划只有具备可行性才具有价值，否则就只是纸上谈兵。可行性原则就是要从实际情况出发，如服务对象的年龄、性别、体能、智能等方面的特点，切实可行，内容及曲目的选择必须具有吸引力和趣味性，同时也不脱离实际，具有可操作性。

4. 参与原则

音乐照护活动是针对所有老年人的，并不具有排他性，只要老年人有参与的意愿，均可以投入其中，并且参与性也是老年人活动中所追求的。因此，音乐照护活动应鼓励老年人积极参与，使老年人能整体参与并共同享受活动成果，从中感受自身的价值和重要性。这也是音乐照护活动十分注重的价值原则。

5. 以老年人为中心的原则

音乐照护活动的主体是老年人，在活动计划中，要时刻坚持以老年人为中心的原则。鼓励老年人积极参与音乐照护活动，但对于有畏难情绪或特殊困难的老年人不应强求。活动计划要从老年人的角度出发，充分考虑老年人整体的身体机能、活动水平等因素，而不能为计划而计划，想当然地设计老年人无法完成的项目。在乐曲的选择上，要站在老年人的角度，选择老年人耳熟能详或具有愉悦安神效果的乐曲。在乐器的选择上，也要充分尊重老年人自身的选择，不做过多干涉。

6. 循序渐进的原则

音乐照护活动的设计要坚持循序渐进的原则。一是在活动开展次数上，不得过于集中，应该张弛有度。二是在活动设计中，不得过于急切，要从简单的评估曲目开始，逐步加强难度，避免老年人有畏难情绪而抵触。

三、音乐照护活动计划制订的意义

1. 音乐照护活动计划为活动开展提供指导

音乐照护活动是根据科学的依据设计并实施的，提前制订活动计划，可以为实际开展起到指导作用，保证音乐照护活动的环节和流程顺利进行。

2. 音乐照护活动计划可以促使活动目标的达成

音乐照护活动的最终目的是使参与活动的老年人通过音乐的带动、身心的活动达到愉悦身心、保持康健的效果。提前制订活动计划可以促使老年人有计划、有周期地完成音乐活动，达到身心康健的目的。

3. 音乐照护活动计划减少可变因素的影响

在实际活动中，由于天气、场地、人员、参与活动的老年人等情况均不相同，容易出现可变因素。提前制订活动计划有助于减少可变因素的影响，提前对可能出现的问题及状况做好风险防范和预案安排。

四、音乐照护活动计划制订的流程

1. 征求老年人的意见

音乐照护活动是以老年人为主体的活动，在制订计划的时候也要充分考虑老年人的意愿，征得老年人的同意。

2. 评估老年人的情况

评估老年人参与活动的意愿和身体活动情况，根据身体活动能力的不同选择合适的曲目和开展方式。

3. 收集老年人的意见

通过与老年人交流，确定时间、场地、人数、曲目、乐器等信息，充分了解老年人的偏好，为老年人制订个性化的音乐照护计划。

4. 确定活动过程中可能出现的突发情况

音乐照护活动计划受天气、场地等条件制约，可能出现一些可变因素，在制订音乐照护计划时应充分考虑可能出现的突发状况，并制订预案。

5. 将音乐照护活动计划形成文字

将沟通内容整理记录，并制订音乐照护活动计划。

6. 征得工作人员同意

将音乐照护活动计划交由社区日间照料中心或养老机构工作人员审阅，征得其同意后方可开展。

五、音乐照护活动计划范例

某养老机构的音乐照护活动计划

（一）基本情况

某养老服务机构主要聚焦失智、失能老年人的专业护理与生活照料，以标准化运营体系支持个性化、精细化、透明化的养老服务需求，为老年人提供健康管理、营养膳食、康复训练、精神慰藉等综合性服务。入住在该机构中的老年人大多为半自理老年人，身体机能存在一定障碍，现需要为老年人制订适合其身心特点的活动计划。

（二）活动时间

（1）每周开展2次活动，分别是周三、周六下午2点。

（2）每次活动 40 ～ 60 分钟。

（三）活动场地

公共活动中心。

（四）参与人数

20 人。

（五）活动曲目

参与活动的老年人大多为半自理老年人，存在一定的身体机能障碍，因此，在选择曲目时需要充分考虑老年人的身心特点，同时要贴合老年人的喜好，具体曲目如下。

曲目名称	曲长	乐器
1.《你好》		
2.《手指歌》		
3.《在一起》		
4.《众人划桨开大船》		
5.《大海航行靠舵手》		
6.《草原上升起不落的太阳》		
7.《铃儿响叮当》		手摇铃
8.《欢迎进行曲》	共计：45分钟	木槌
9.《保卫黄河》		响板、合唱
10.《运动员进行曲》		响板
11.《布谷鸟》		手摇铃
12.《花仙子》		毛巾
13.《我爱洗澡》		气球伞
14.《军港之夜》		
15《听我说谢谢你》		

（六）活动乐器、辅具

根据活动曲目选择合适的乐器或辅具，本次选择的如下。

（1）手摇铃

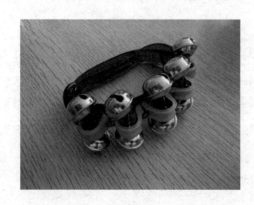

（2）响板

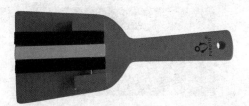

（3）木槌

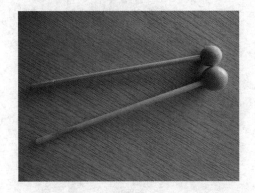

（4）36 音风铃

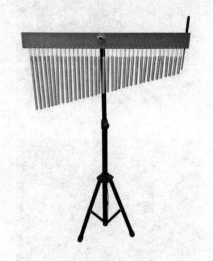

（5）大鼓

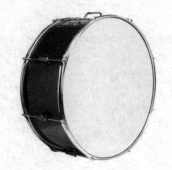

（6）气球伞

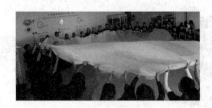

（7）铜镲

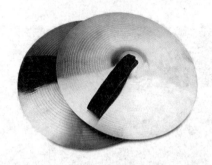

（8）沙铃

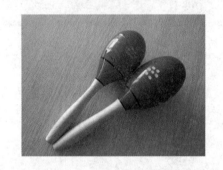

（9）三角铁

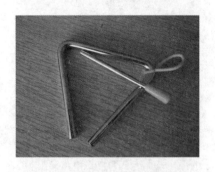

（10）铃鼓

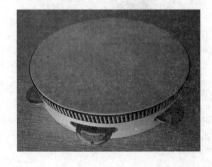

（11）毛巾

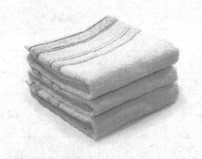

（12）木鱼

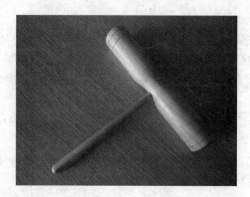

（七）音乐照护活动计划表

某养老服务机构年度音乐照护活动计划表

音乐照护年度活动计划表												
	1月	2月	3月	4月	5月	6月	7月	8月	9月	10月	11月	12月
计划次数												
完成次数												
活动目标												
活动总结												
负责人												

某养老服务机构月度音乐照护活动计划表

音乐照护月度活动计划表							
部门		月度		制表人		制表日期	
第一周		第二周		第三周		第四周	
时间		时间		时间		时间	
地点		地点		地点		地点	
时长		时长		时长		时长	
活动内容		活动内容		活动内容		活动内容	
参与人数		参与人数		参与人数		参与人数	
负责人		负责人		负责人		负责人	

完成情况		完成情况		完成情况		完成情况	
时间		时间		时间		时间	
地点		地点		地点		地点	
时长		时长		时长		时长	
活动内容		活动内容		活动内容		活动内容	
参与人数		参与人数		参与人数		参与人数	
负责人		负责人		负责人		负责人	
完成情况		完成情况		完成情况		完成情况	

（八）应急预案

本次活动参与人员主要为存在一定机能障碍的半自理老年人，因此在活动中要特别注意老年人的身体情况，应注意以下情况。

（1）提前准备电脑、音响、话筒等设备，并保障电量充足。准备备用电池及充电设备，避免因电量问题活动中断。

（2）活动前，应提醒老年人着适合运动、宽松舒适的衣物，避免着裙装，着防滑鞋，避免跌倒。

（3）活动前，乐器的准备应充足、完善，保证每位老年人都能选择到自己喜欢的乐器及颜色，避免因为乐器选择产生不快情绪。

（4）活动中，老年人应保持适当距离，并留出充足的供轮椅回转的空间。

（5）活动中曲目的安排应该循序渐进，从简单的评估曲目开始，逐步增加难度，避免老年人产生畏难情绪。

（6）本次活动有20位老年人参加，为保障教学效果及老年人安全，活动现场除音乐照护康体指导师外，另外安排两名活动助理，负责活动现场的监控并协助教学。

（7）如在活动中，老年人出现不适情况，应立即停止活动，查看老年人情况，并及时告知日间照料中心或养老机构的工作人员。如有需要及时就医。

任务2 为半自理老年人撰写音乐照护活动策划方案

【任务情境】

　　某养老服务机构主要聚焦失智、失能老年人的专业护理与生活照料。最近，机构的负责人张莉联系了音乐照护康体指导师王雪为老年人们定期组织音乐照护活动。王雪在前期已经充分了解了老年人的需求及意见，并制订了详细的活动计划，第一次活动就从下周开始。现在王雪需要为下周的活动撰写一份音乐照护活动策划方案。

【任务实施】

一、任务流程

任务分析 ⟶ 工作准备 ⟶ 步骤操作 ⟶ 效果评价

二、实施步骤

（一）任务分析

1. 主要身心状况及健康问题

序号	主要身心状况及健康问题
1	老年人存在一定的身体机能障碍，当仍具有一部分活动的能力，有活动的意愿
2	老年人对音乐照护活动不甚了解

2. 主要目标措施及依据

序号	主要目标措施	依据
1	评估判断半自理老年人有定期参加音乐照护活动的愿望	个人参与活动的意愿是影响音乐照护活动是否能顺利开展的重要因素，也是音乐照护活动组织与制订方案的内驱力
2	评估判断半自理老年人的日常生活活动能力、精神状态情况、感知觉与沟通能力、社会参与能力	老年人自身的日常生活活动能力、精神状态情况、感知觉与沟通能力、社会参与能力状况影响着他们是否能够参与音乐照护活动，以及他们所能参与活动的强度

（二）工作准备

1. 物品准备

序号	名称	单位	数量
1	A4纸	份	1
2	中性笔	支	1
3	电脑	台	1

2. 环境与人员准备

序号	环境与人员	准备
1	环境	干净、整洁、安全，空气清新、无异味
2	音乐照护康体指导师	（1）洗手、着装整齐 （2）熟悉并掌握为半自理老年人撰写音乐照护活动策划方案的相关知识 （3）提前了解老年人基础信息，便于沟通
3	半自理老年人	神志清醒，情绪稳定，身心放松

（三）步骤操作

步骤	内容	为半自理老年人撰写音乐照护活动策划方案
工作前准备	将已完成计划交由机构审阅	音乐照护康体指导师通过收集目标对象的资料，了解老年人的需求和意愿，为老年人制订个性化的音乐照护活动计划，并将活动计划交由该机构的工作人员审阅，提前告知开展活动的时间
步骤1	撰写音乐照护策划方案大纲	音乐照护策划方案是保证每一次音乐照护活动顺利进行的依据，而策划方案大纲是撰写策划方案的脉络
步骤2	列出各部分内容	音乐照护策划方案的主要内容包括标题、封面、活动背景、活动目的、活动时间、活动地点、组织结构及任务分工、主体活动策划、活动所需物品及场地、策划进度表、应急预案、其他事项、落款、附件等 （注意：音乐照护策划方案的撰写很灵活，没有固定的写作模式，只要将需要的信息描述清楚即可）
步骤3	检查各章节内容是否平衡	在一份音乐照护活动的策划方案中，主要内容为策划进度表，该表主要说明了本次活动的每个时间流程及相关事情。只有策划进度表科学合理、平衡得当，在实际开展活动时才能有据可依，按计划进行 （注意：策划进度表没有固定格式，但使用表格的方式更加清晰易懂，具有逻辑性）
步骤4	调整后确定各部分内容分配	不断优化音乐照护活动策划方案各部分的内容，调整后确定各部分内容分配 （注意：各部分内容均衡，避免虎头蛇尾）
步骤5	写出第一稿策划方案	根据前期收集情况及已经完成的音乐照护活动计划，撰写第一稿音乐照护活动策划方案，并将方案交由音乐照护康体督导进行审核，确保该策划方案科学合理，具有可行性 （注意：撰写音乐照护策划方案的基础是音乐照护活动计划）
步骤6	正式撰写音乐照护活动策划方案	经过督导审阅后，进一步修改完善，并形成音乐照护活动策划方案定稿
步骤7	制作封面	制作音乐照护活动策划方案封面
步骤8	交由机构工作人员审阅	（1）将定稿的音乐照护活动策划方案交由机构工作人员 （2）征得同意后方可开展第一次活动 （3）开展活动前，请机构工作人员帮忙组织老年人
注意事项		（1）音乐照护活动策划方案的撰写要以老年人为中心，充分考虑老年人的特殊情况和整体需求 （2）音乐照护活动策划方案要征得日间照料中心或养老机构的工作人员的同意，取得对方支持和配合后才可以开展

（四）效果评价

（1）音乐照护活动策划方案的撰写基础是前期已经完成的音乐照护活动计划，根据计划撰写每次活动的策划方案。

（2）音乐照护活动策划方案是每一次活动实施的依据，应尽量详细清楚，将时间节点和活动流程表述清楚。

一、音乐照护活动策划方案的重要性

音乐照护活动是利用音乐的特性，使老年人在活动中活跃身心、锻炼机体功能，而音乐活动策划方案的意义就像为一艘船指定的方向，因此具有制订活动预期、最大限度地吸引老年人参加、竭尽所能地完成活动的各种目标，并传达出活动背后内涵的深远含义。

二、音乐照护活动策划方案

音乐照护活动策划方案是针对每一次音乐照护活动设计的全局性战略策划，具有一定的针对性，其目的是为了使本次音乐照护活动顺利开展。把策划过程用文字的形式完整地记录下来就是音乐照护活动策划方案。音乐照护活动策划方案的写法和格式较为灵活，没有固定的写作模式，其正文基本结构和基本要求可以参考后面的"音乐照护活动策划方案范例"。

三、音乐照护活动策划方案的撰写步骤

（1）撰写音乐照护策划方案大纲。
（2）列出策划方案各部分内容。
（3）检查各部分内容是否平衡、完善。
（4）调整后确定各部分内容分配。
（5）写出第一稿音乐照护活动策划方案。
（6）正式撰写策划方案。
（7）制作音乐照护活动策划方案封面。

四、音乐照护活动策划方案的写作结构和要求

1. 标题
音乐照护活动策划方案的标题应简明扼要，清晰易懂。

2. 封面
封面中应注明以下几点：本次音乐照护活动的全称；策划人的姓名、单位、职位等；策划方案完成的日期。

3. 活动背景及目的
活动背景及目的主要说明此次音乐照护活动的特性，老年人对该项活动的需求程度，最终达到什么样的目的等。表述上要层次清晰，文笔生动。

4. 理论依据
理论依据主要说明此次音乐照护活动策划方案的理论支撑来源于哪里，解释音乐照护活动如此安排的理论原因。

5. 活动时间
主要说明活动开始、结束的时间，应包含日期、星期、开始时间、结束时间。

6. 活动地点

主要说明音乐照护活动的举办地点，一般在室内进行，如有特殊需要，也可以在户外开展，但要充分保障老年人的安全。

7. 组织结构及任务分工

此次音乐照护活动实施的工作组织的结构构成，及人员组成与分工。

8. 主体活动策划

此次音乐照护活动的操作流程。

9. 活动所需物品及场地

主要说明何时何地需要何种环境布置及物品的细致安排。

10. 活动策划进度表

音乐照护活动策划进度表包括整个活动从策划到实施的全过程，何时完成何事要在进度表上标出。时间安排上要留有余地，具有可操作性。

11. 应急预案

此部分主要对可能遇到的突发状况做好预先考虑，要有明确的规避风险的意见。

12. 其他事项

活动策划人需要强调的其他问题及建议。

13. 落款

活动策划人的姓名和文本形成的时间。

14. 附件

附件主要说明音乐照护活动开展过程中需要使用的动作明细及乐器明细等。

五、音乐照护活动评估的分类

在音乐照护活动的整个过程中，都可以进行活动评估。根据活动评估的时机，将音乐照护活动评估分为以下三类。

1. 目的性活动评估

这种评估通常发生在音乐照护活动的策划阶段，评估的目的是确定举办该音乐照护活动可能需要的资源量大小和继续活动的可能性，确定是否可以实行。它是建立在音乐照护活动可行性研究基础之上的，是衡量音乐照护活动是否成功的基准。

2. 形成性活动评估

形成性活动评估是通过对老年人参与音乐照护活动进展情况的评估，进而影响参与过程的一种评估模式。这种评估通过了解、鉴定音乐照护活动进展，及时地获取调节或改进活动的依据，以提高活动的实效。

3. 总结性活动评估

总结性活动评估是指在完成音乐照护活动之后进行的总结评估，是对音乐照护活动目标的达成程度的测定。

六、音乐照护活动评估的方法

通常采用的音乐照护活动评估方法有以下几种。

1. 调查法

调查法既可用来获得定量的数据，也可用来获得定性的描述。调查法主要用于针对那些不可能深入了解的问题，主要有以下几种形式。

（1）问卷调查　问卷调查是调研工作中最常用的工具，是为了调查音乐照护活动的成败与影响而专门设计印制有涉及音乐照护评估内容的各方面问题的表格，并要求被调查者以书面文字或者符号的形式作出回答，然后进行归纳、整理、分析，并得出一定结论的方法。

（2）谈话调查　谈话调查是指评估主体通过与评估对象及其他有关人员进行面对面交谈、讨论，收集与评估有关的信息资料，并就评估对象的情况作出评估的一种方法。这种方法最大的特点在于，整个过程是在交谈过程中相互影响、相互作用下进行的，因此它所获得的信息更全面、更直接、更真实。

① 电话访谈。这种方法可以在短时间内调查多数对象，而且成本低，获得资料方便迅速，但由于时间限制，很难询问比较复杂的问题。这种方法可用于对活动进行定性分析。

② 面谈。访问者可以提出较多的问题，以补充个人观察的不足，交谈可以相互启发，获取的资料往往比较真实可靠。在整个谈话过程中要保持一种轻松、和谐的气氛，并随时观察评估对象，随机应变。面谈的形式可以是有组织的座谈、专访，也可以是随机的采访，征求他们对活动的意见。

2. 总结述职

音乐照护活动结束后，要求每个工作人员对自己在音乐照护活动过程中的工作作出述职报告。不论是提交的书面材料还是口头汇报的情况总结，都是对音乐照护活动评估的内容。

七、音乐照护活动策划方案范例

某养老服务机构的音乐照护活动策划方案

（一）活动背景

随着人口老龄化程度的不断加深，人们对于如何养老的理解也越来越深刻，"健康老龄化"应运而生。它是指老年人的健康并不仅仅是身体上的健康，还包括心理上的健康和社会交往中的健康。因此，在对老年人的照护中，除了生活照料、医护服务外，生活娱乐、精神慰藉也应该是我们关注的重点。

位于成都市的某养老服务机构，该机构主要聚焦失智、失能老年人的专业护理与生活照料，以标准化运营体系支持个性化、精细化、透明化的养老服务需求，为老年人提供健康管理、营养膳食、康复训练、精神慰藉等综合性服务。养老机构负责人现邀请音乐照护康体指导师为机构的老年人们定期组织音乐照护活动。

（二）理论依据——音乐照护活动理论

音乐照护是运用音乐的特性，在专业人士的带动下，配合特定设计的身体康复以及促进言语训练的动作，从而获得改善身体机能、安定情绪、愉悦心情效果的一种活动。音乐照护不分对象、不分地点、在任何时间都能以音乐为引导，达到身心健康照护的目的。

音乐照护尤其注重心与心的沟通，强调活动中以引导老年人间整体互动为重点，运用音乐调动起整场活动的起、承、转、合，激活其本身具有的生命力，增强人与人之间的信赖关系。

学习音乐照护，掌握音乐照护的规定曲目，包括古典乐、流行音乐、自创曲目等，可以带给参与活动者个人层次的身心成长，同时是一种相当良好的身体活化媒介与心灵成长的催化剂。

（三）活动目的

本次活动是"博爱养老"音乐照护活动的第一次活动，主要目的如下。

（1）促进老年人进一步了解音乐照护活动。

（2）使老年人在音乐照护活动中感受到趣味。

（3）通过音乐照护活动增进老年人的互动和交流。

（4）通过音乐照护活动使半自理老年人得到一定的功能锻炼。

（四）活动时间

202× 年 ×× 月 ×× 日（星期 ×）15:00—15:40。

（五）活动场地

机构公共活动中心。

（六）参与人员

养老机构的老年人，共计 20 人。

（七）活动流程

序号	时间	内容	负责人	具体内容及注意事项
1	13:30	查看活动场地	×××	（1）活动场地应该平坦开阔、宽敞明亮、干净卫生，保证参与活动的老年人能自如地加入进来 （2）活动场地应提供必要的座椅，避免老年人因久站产生身体不适 （3）注意仔细查看场地死角，避免安全隐患
2	14:00	检查活动器材	×××	（1）音乐照护康体指导师根据活动参与人数及前期音乐活动照护计划准备合适的乐器，如乐器种类齐全、颜色丰富，力争满足所有老年人的需要 （2）将乐器摆放至适当的位置 （3）检查音乐照护活动需要的电脑、音响等设备是否正常
3	14:30	邀请老年人	×××	（1）准备就绪后，音乐照护康体指导师向老年人发出邀请，邀请有意愿的老年人共同参与 （2）对于部分内向腼腆的老年人，音乐照护康体指导师要主动与老年人沟通，询问意愿，并鼓励老年人勇于尝试 （3）对于暂时不想加入的老年人，音乐照护康体指导师不可过分强求，充分尊重老年人的自决权
4	14:50	组织老年人就位	×××	（1）音乐照护康体指导师组织老年人入场，并选择喜欢的位置就座 （2）音乐照护康体指导师组织老年人选择自己喜欢的乐器种类及颜色，并耐心解释该乐器的使用方法
5	15:00	开场	×××	（1）所有老年人就位后，音乐照护康体指导师宣布活动正式开始 （2）进行活动开场，对老年人的到来表示欢迎，通过开场吸引老年人的注意力，调动老年人的积极性
6	15:10	评估曲目	×××	（1）音乐照护康体指导师指导老年人开展评估曲目，如《你好》《手指歌》《在一起》等 （2）评估曲目可根据当天活动现场情况及参与老年人情况进行及时调整和更换

序号	时间	内容	负责人	具体内容及注意事项
7	15:15	热场曲目	×××	（1）音乐照护康体指导师指导老年人开展热场曲目，如《铃儿响叮当》《众人划桨开大船》《草原上升起不落的太阳》等 （2）热场曲目可根据当天活动现场情况及参与老年人情况进行及时调整和更换
8	15:20	活力曲目	×××	（1）音乐照护康体指导师指导老年人开展活力曲目，如《保卫黄河》《中国功夫》等 （2）活力曲目可根据当天活动现场情况及参与老年人情况进行及时调整和更换
9	15:30	放松曲目	×××	（1）音乐照护康体指导师指导老年人开展放松曲目，如《月光下的凤尾竹》《听我说谢谢你》《花仙子》等 （2）放松曲目可根据当天活动现场情况及参与老年人情况进行及时调整和更换
10	15:35	结束语	×××	（1）音乐照护康体指导师对本次活动进行总结，充分表扬老年人的活动表现，并鼓励老年人下次继续参加 （2）感谢老年人的参与，与老年人道别
11	15:40	结束，整理器材及活动现场	×××	（1）收纳整理音乐照护活动器材，以备下次使用 （2）协助日间照料中心工作人员进行场地的整理和清扫

（八）活动所需物品

序号	内容	单位	数量	负责人
1	电脑	台	1	×××
2	音响	套	1	×××
3	曲目 CD	套	1	×××
4	话筒	个	1	×××
5	座椅	张	20	×××
6	手摇铃	个	20	×××
7	响板	个	20	×××
8	木槌	对	20	×××
9	海洋鼓	个	1	×××
10	沙铃	对	20	×××
11	三角铁	个	20	×××
12	铜镲	对	1	×××
13	36音风铃	个	1	×××
14	毛巾	条	20	×××

（九）活动应急预案

本次活动参与人员主要为身体健康情况良好的老年人，在活动中应注意以下情况。

（1）提前准备电脑、音响、话筒等设备，并保障电量充足，准备备用电池及充电设备，避免因电量问题使活动中断。

（2）活动前应提醒老年人着适合运动、宽松舒适的衣物，避免穿裙装，着防滑鞋，避免跌倒。

（3）活动前乐器的准备应充足、完善，保证每位老年人都能选择到自己喜欢的乐器及颜色，避免因为乐器选择产生不快情绪。

（4）活动中老年人应保持适当距离，留出充足的轮椅回旋空间。

（5）活动中曲目的安排应该循序渐进，从简单的评估曲目开始，逐步增加难度，避免老年人产生畏难情绪。

（6）本次活动有 20 位老年人参加，为保障教学效果及老年人安全，活动现场除音乐康体指导师外，另外安排两名活动助理，负责活动现场的监控，并协助教学。

（7）如在活动中，老年人出现不适，应立即停止活动，查看老年人情况，并及时告知日间照料中心或养老机构的工作人员。如有需要及时就医。

撰写人：×××

时间：202× 年 × 月 × 日

任务3 为半自理老年人组织开展音乐照护活动

张爷爷来到某养老中心已经半年了。入住时，经过老年人生活自理能力评估，他住进了半自理老年人护理区，这里的爷爷奶奶们虽然能够自己照料自己的生活，但是身体行动不太方便，衣、食、住、行需要别人协助。但是让他开心的是，养老中心每天都会为他们安排各种各样的活动。张爷爷最喜欢的就是音乐照护活动。每周一次的音乐照护活动，让他觉得记忆力也比以前更好了，没事的时候，他也喜欢唱一唱音乐照护的曲子，有节奏地动一动，觉得身体比以前更有活力了。

请音乐照护康体指导师组织一场音乐照护活动。

一、任务流程

任务分析 ⟶ 工作准备 ⟶ 步骤操作 ⟶ 效果评价

二、实施步骤

（一）任务分析

1. 主要身心状况及健康问题

序号	主要身心状况及健康问题
1	生活可以自理，但是身体不太方便，有一些慢性病
2	对音乐照护活动有兴趣

2. 主要目标措施及依据

序号	主要目标措施	依据
1	组织半自理老年人音乐照护活动	按照照护计划和照护方案组织实施音乐照护活动，保证活动的顺利完成
2	对于半自理老年人音乐照护活动进行总结评价	通过调查反馈，对音乐照护活动进行结果评估，为下次活动提供支持和依据

（二）工作准备

1. 物品准备

序号	名称	单位	数量	备注
1	手摇铃	个	30	
2	响板	个	30	
3	三角铁	个	30	

序号	名称	单位	数量	备注
4	铃鼓	个	30	
5	报纸	张	50	
6	毛巾	个	30	
7	电脑	台	1	
8	音响	组	1	
9	话筒	个	2	
10	照相机	个	3	
11	投影仪	台	1	
12	摄像机	个	3	
13	接线板	个	2	
14	连接线	条	2	
15	歌曲曲目	组	2	
16	茶水	壶	随机	视情况调整
17	点心	个	随机	视情况调整
18	一次性水杯	盒	随机	视情况调整
19	急救药箱	套	1	视情况调整
20	消毒洗手液	瓶	随机	视情况调整

2. 环境与人员准备

序号	环境与人员	准备
1	环境	（1）活动室或者会议室（能够容纳30及以上人的轮椅周转） （2）干净、整洁、安全，空气清新、无异味
2	音乐照护康体指导师	（1）洗手、着装整齐，精神饱满 （2）熟悉并掌握为半自理老年人组织开展音乐照护活动的相关知识 （3）熟悉手摇铃、响板、三角铁、铃鼓等道具的使用方法 （4）提前了解老年人基础信息，便于沟通
3	半自理老年人	（1）具有一定的自我料理生活的能力，但是某些方面需要借助他人的帮助或者辅助工具生活 （2）大脑思维清楚 （3）老年人身心状况适合音乐照护活动
4	场地工作人员	（1）洗手、着装整齐，精神饱满 （2）熟悉并掌握为半自理老年人开展音乐照护活动的相关知识 （3）熟悉电脑、音响、扩音器、照相机、投影仪、摄像机、连接线的使用方法 （4）提前了解老年人基础信息，便于沟通

（三）步骤操作

步骤	内容	为半自理老年人组织开展音乐照护活动
活动前	准备与沟通（5分钟）	（1）准备 ①电脑、投影仪、音响、扩音器等设备连接，开启电脑 ②活动分工：音乐照护康体指导师负责带动老年人音乐照护的操作，其他工作人员负责场地布置、道具准备、PPT制作、现场拍摄等 ③乐曲曲目准备：包括评估曲目、热场曲目、活力曲目、放松曲目等 ④老年人围圈或者呈"U"形排列，坐在轮椅上或者座位上 （2）沟通　音乐照护康体指导师向老年人问好寒暄，询问老年人身体和精神状况。通过交谈，评估老年人对音乐带动的接受程度；选取老年人愿意倾听的曲目，设计适合老年人身体状况的动作 　康体指导师："爷爷奶奶好，我是音乐照护康体指导师小王，今天又是我们每周一次的音乐照护活动时间。今天身体怎么样？这次根据爷爷奶奶们提出的建议，我们对活动又进行了改进，希望今天你们能够活动得更加开心，身心都能够更加愉悦健康。"

步骤	内容	为半自理老年人组织开展音乐照护活动
步骤1	练习评估曲目（5分钟）	播放评估乐曲，音乐照护康体指导师进行乐曲重点说明，包括乐曲名称、乐曲背景、内容、节奏 康体指导师："爷爷奶奶好，我们现在在播放的曲目是《布谷鸟》，我们一起来听布谷鸟的声音和它的歌，动动你们的手，我们跟着一起来，布谷、布谷，好听吗？" （注意：乐曲选择老年人喜欢和适合的曲目，在带领过程中观察每位老年人的身体活动情况和动作幅度，一开始的曲目活动力度不能太大）
步骤2	练习热场曲目（10分钟）	播放热场乐曲，音乐照护康体指导师进行乐曲重点说明，包括乐曲名称、乐曲背景、内容、节奏 康体指导师："爷爷奶奶好，我们现在在播放的曲目是《年轻的朋友来相会》，让我们一起来回忆美好的年轻时代，动动你们的手，我们跟着一起来，好吗？" （注意：在带领过程中观察每位老年人的身体活动情况和动作幅度，活动力度不能太大，让老年人们的情绪高昂起来）
步骤3	中场休息（10分钟）	交流曲目学习和练习情况、老年人身体状况、老年人活动参与度、满意度
步骤4	练习活力曲目（10分钟）	播放欢快型音乐进行热场，音乐照护康体指导师同样进行乐曲介绍、道具说明、动作带领、基本动作检测 康体指导师："爷爷奶奶好，下面播放的曲目是《杜鹃圆舞曲》，拿起桌上的手摇铃，抓住手摇铃的把手，不能抓歪了哦。" "我们跟着圆舞曲的节奏，摇动手摇铃，想象美好的春天就在我们身边，我们一起欢快地舞唱歌。" "张爷爷，手不要举得太高，低一点就可以了。" "李奶奶慢慢地摇，不着急。" "孙奶奶摇铃不要打着自己哦。" （注意：说明要用到的道具时，语言清晰明了，语速适中。详细说明本次活动中要用到的道具的功能、用法、注意事项、涉及的动作有哪些、存在的风险提示，如身体的轻拍方式、抬头、低头、转手、拍肩、拍腿等）
步骤5	重复练习（10分钟）	重复播放曲目，动作重复练习 音乐照护康体指导师介绍曲目节奏，说明每一个节奏所用道具的节拍和动作，老年人跟着节奏和旋律体验歌曲，进行身体律动和动作练习 （注意：音乐照护康体指导师带领动作，语言清晰明了，语速适中。注意观察老年人节奏动作进行情况，根据曲目进行完成动作操作，观察老年人表情和动作完成情况）
步骤6	练习放松曲目（5分钟）	播放老年人熟悉的纯音乐，舒缓放松 康体指导师："爷爷奶奶们，累了吗？下面我们来放一首《月光下的凤尾竹》，让我们听着美好的音乐身体放松下来，休息一下。"
步骤7	总结与结束（5分钟）	（1）音乐照护康体指导师对本次活动进行总结，充分表扬老年人的活动表现，并鼓励老年人下次继续参加 （2）感谢老年人的参与，与老年人道别
步骤8	整理与记录	（1）收纳活动器材工具，整理清扫现场 （2）记录活动的时间、形式、参与者、内容等，并将活动计划、评估、满意调查进行存档 （3）解答老年人相关疑问
注意事项		（1）活动前，考虑到老年人生理需要，现场工作人员和志愿者对老年人分组照看 （2）活动中要时刻注意老年人状态，及时处理一些突发情况 （3）活动中注意具体动作的幅度，引导老年人参与，给予老年人鼓励和充分肯定 （4）活动中，认真观察和记录老年人参与程度、身心状况、人际关系反馈，及时对计划做出相应调整 （5）活动中，应注意个人态度，耐心细致，体现人文关怀

（四）效果评价

（1）通过交流和活动满意度调查，了解了老年人对活动的满意度。

（2）通过观察老年人活动过程中的参与度和表现，调整活动的项目设计的内容和难度，为后续活动开展奠定基础。

一、为半自理老年人组织音乐照护活动的目的

利用音乐的特性来带给老年人身心上的刺激，进而增强对人的关系及情绪的安定，促进运动的感觉和智能方面的改善，使老年人的身心和生活上有更好的改变。

二、半自理老年人音乐照护活动的组织原则

（1）可行性原则　根据半自理老年人的特点和身体情况，活动过程当中，在歌曲选择、律动动作、运动方式的动作要求等方面，要符合老年人的心理、生理特点，符合老年人的需求，安排活动节奏尽量舒缓一些。要从实际出发，考虑老年人年龄、性别、家庭、智力等方面特点，提供切实可行内容和曲目选择，要有前瞻性和吸引力，可操作。

（2）启发性原则　歌曲曲目选择和活动带领过程当中，能刺激老年人身体机能，激发老年人记忆的功能，提高和恢复老年人的认知水平，用提问的方法和互动使老年人的认知能力得到刺激，活动能力得到加强。

（3）引导性原则　活动带领过程当中，注意对老年人多方面、多角度地进行引导，使老年人能够顺利完成动作，并跟上音乐的节奏。

（4）协调性原则　活动组织人员之间相互协调，活动对象和组织者实际相协调，活动的形式、内容举办地点相协调。

（5）参与性原则　活动要让老年人有整体参与的感觉，使他们感觉到自身的价值和重要性，活动相关的群体代表全程参加活动的策划决策，并且充分听取意见和建议。

三、活动时间管理

（1）活动持续时间估算　老年人活动持续时间是根据现有条件估算出完成这一活动所需要的时间。活动时间估计是活动进度中非常重要的工作，直接关系到各项任务起止时间的确定，以及整个活动的完成时间。活动持续时间估算的方法主要运用类比法，又称经验比较法，由活动负责人或者是具有丰富活动组织经验的人员来估算完成，根据以前类似的实际活动时间来推测大致时间，是一种非常有效的方法。时间掌握不准确，会直接影响老年人休息或者吃饭等，是活动进程把控和现场管理的关键。时间选择最好在白天，不要影响晚上老年人休息。

（2）活动计划安排　进度计划是在确定活动目标时间的基础上，根据相应完成的活动量，对各项过程程序的起止时间、环节衔接、人员安排和物资供应所进行的具体策划和统筹安排。为了有效控制老年人活动的进度，必须在进度计划实施之前对影响活动进度的因素进行分析。主要有以下几个方面。

① 资金的影响。如果活动涉及费用，要考虑活动资金费用是不是及时给足，如活动预付款项。资金的周转会影响活动进度，活动负责人要根据资金的供应情况合理安排进度。

② 物资供应的影响。老年人活动过程当中，食物、饮料、活动道具以及必要的设施设备要能按时送达并且质量符合要求。

③ 情况变更的影响。在活动过程当中出现变更情况是不可避免的，比如老年人临时改变

想法或者出现意外情况等。活动组织者要加强审核，严格控制，避免随意变更。

④ 各种不可预见因素的影响。包括政策、经济形势、技术、自然环境、安全、临时突发情况等各种因素。

⑤ 管理水平的影响。现场情况千变万化，如果管理过程当中计划步骤管理跟不上、解决问题不及时等都会影响活动进度。

由于以上各种因素的影响，组织活动进度计划执行过程当中难免出现偏差，一旦发生偏差就要及时分析原因，采取必要的纠偏措施或者调整原进度计划，这种调整过程是一种动态控制过程。

（3）活动举办持续时间注意事项

① 活动举办时间。对于大多数老年人而言，因为没有固定的上下班时间限制，所以活动时间相对比较宽裕，安排比较自由，但是考虑到老年人生活安排和日常作息时间，尽量不要打扰老年人的常规生活。

② 避开事项。为了保证活动效果，要避开恶劣天气，如严寒酷暑、冰天雪地、狂风暴雨、雾霾等日子，同时还要避开上下班高峰期，节省老年人来回赶路时间。

③ 活动持续时间。对于半自理老年人一般活动持续时间不超过一个小时，要安排休息，避免让老年人感到劳累。

④ 提醒事项。对于半自理老年人群体，在活动中需要给他们留出时间上厕所、短暂休息等。在活动开始前，要了解老年人是否需要固定时间吃药。如果有后勤人员，需要按时提醒老年人。每次活动结束前后需要强调下次活动时间，并且在下次活动之前再次提醒活动时间。

四、活动场地的布置及管理

（1）场地类型的选择

① 室内场地。老年人活动可选择在固定的建筑物内举行，如会议中心、活动中心、宴会厅、电影院、展览馆等。这些场地往往是多功能的，经过装饰和调整，适合音乐照护。

② 临时搭建的凉棚式场地。凉棚式的场地指的是临时搭建的用来举办活动的暂时性场地。往往选择在没有建筑设施阻挡，有一定范围的草坪广场，或者其他平台上的开阔地。

③ 露天场地。有些活动由于有流动性，不需要顶棚，可以在露天场所举行。

（2）选择场地应考虑的主要因素

① 场地面积要充足。考虑到轮椅运转和活动的伸展空间。场地需要可容纳 30～50 人，面积在 80～100 平方米。

② 场地条件和活动项目要适合。要考虑场地地面是否平整，电脑、音响投影仪等是否有电源，是不是有合适的墙壁幕布等。

③ 场地的区位因素。交通是否便利，是否有电梯方便到达，是否有卫生间供老年人使用。

④ 设施设备及环境要求。设施设备齐全，对于出入口，一定要确保老年人可以畅通无阻地出入，疏散通道、急救车辆的通行区不能阻塞。要考虑活动场地的照明强度、温度、湿度、场地尺寸、更衣室等是否符合要求。

五、活动人员管理

目前，对老年人活动的策划和带领者以及活动推行者的素质要求越来越高，一方面要是经过专门音乐照护训练和培训的人员或者专业系统教育的人员，才能适应新观念运用，了解老年人身体情况、心理情况以及老年群体差异性的变化。另一方面，音乐照护活动康体指导师和活动组织者要学习活动手册、音乐照护基本原理、活动说明等规范要求，进行专业培训，保证工作人员操作能力、活动带领能力，随着活动的要求不断发展，长期保持进取的活力。对于组织者、实施者、相关利益者进行培训和合理分工，科学管理和人性化管理结合，对于现场考勤、过程监控做到及时到位。

六、活动的危机管理

老年人活动举行过程中可能发生的危险、灾害、设备故障、疾病等具有突发性、不确定性、紧迫性，都可以成为危机性事件。

在活动中应对危机的防范措施包括如下几点。

（1）制订安全计划，做好安全教育，预防为先。目的在于避免或者最大限度地减少危机，减少对个人、本次活动和贵重物品造成的损失。保护的顺序依次为人员、本次活动和财产。

（2）关注老年人需求，细心观察老年人对于活动和乐曲动作的想法。工作人员要细心、细致、周到，活动分组注意老年人情况差别、个体差别。活动开展过程当中，对于个别不愿意参加，或者身体、情绪出现问题的老年人，不能强求，要尊重他们的选择。工作人员要讲解清楚活动规则，演示过程当中要缓慢、清晰、大声地进行沟通，用容易识别的文字和图片，确保每位组员和老年人都能够明白规则。

（3）在活动之前要制定危机应变方案，确保危机来临之前有准备。要高度重视各种危机的防范和预警。当发生危机和不确定情况时，要临危不乱，快速做出反应，尽早处理，加强行动力和执行力。在危机突然降临时，积极的行动比言语提示更有用。还要注意掌握信息发布的主动权，当出现危机时最好成立一个新闻中心，将详细情况和活动管理者的决策告诉社会大众，保证活动继续进行，维护活动的信誉。

案例介绍

━━━━━━━━ 【案例情境】 ━━━━━━━━

某养老中心是一家综合型康养养老中心，小王是半自理护理区的音乐照护康体指导师。上周来了一位张爷爷，因为摔了一跤，本来身体很好的他，暂时生活不能自理，由活力区转到了半自理区。他心情不太好，情绪也不安定。中心领导希望能够通过音乐照护来安抚老年人的心灵，让张爷爷能够和其他爷爷奶奶一起适应这里的生活，安定下来，并且能够高兴起来。小王打听了张爷爷的爱好，原来张爷爷以前是一位老师，很喜欢文艺活动。正好这个月的音乐照护活动又要开始了，小王决定去跟张爷爷好好聊一聊，看看他喜欢的音乐是什么，并且介绍一下中心的音乐照护活动。

下周要举办的照护活动，因为班里的老年人身体不是很好，所以小王在活动之前对老年人身体做了全面评估。小王团队设计了完整的活动计划和方案，活动时间定在了周六上午9:00～10:00。周五小王去活动会议室现场确保电脑、音响等可以正常使用，并检查了手摇铃、响板等道具。周六一大早小王、工作人员和志愿者一起从房间用轮椅把老年人接过来，9点钟准时开始。根据爷爷奶奶们的爱好和特点，小王从准备的15首曲目库中选取了5首曲目。老年人们跟着节奏拍响板、摇手摇铃，还跟着音乐哼唱。

活动结束了，老年人们非常开心，他们发现张爷爷也很开心，和其他爷爷奶奶一起有说有笑。小王团队也很高兴，大家一起做好记录、整理现场、打扫卫生，分工合作，把老年人送回房间。

【案例分析】

要组织一场成功的音乐照顾活动，需要在活动之前就进行充分的调研思考，对老年人的情况进行充分评估。在充分调查的基础上，写出活动计划并具体地进行实施方案的设计。音乐的本质是有组织的音响运动，创造音乐形象，表达感情思想，反映社会生活的艺术形式。通过感受力和表现力，激发、挖掘、发展每个人的音乐基本能力，起到培养塑造和修复功能。本案例照护活动之所以取得明显效果，活动的事先谋划和组织实施的考虑非常重要。

一、活动前充分准备

1. 工作准备

（1）进行调查研究　和老年人充分沟通交流，了解老年人的需求和爱好、老年人们喜欢的曲目，以及老年人的身体状况、活动情况等，对其进行充分评估，这是每一次音乐照护活动开展的前提和基础条件。

（2）撰写音乐照护计划　对于活动时间、地点安排、目标、形式、规模大小、现场布置、活动流程安排等活动所涉及的基本要素事先谋划，以及活动所涉及的人、财、物预算和安排等。

（3）活动实施方案　活动实施方案中对于活动的具体细则和步骤进行更详细的说明，包括对活动标题、内容、活动范围、人员配置分工、活动过程的详细说明，对活动的效益效果进行预先的分析和评估，对活动所有道具物品的详细说明等。

2. 乐曲准备

本案例中选择了《众人划桨开大船》《铃儿响叮当》《草原上升起不落的太阳》《保卫黄河》《安妮特拉之舞》《匈牙利舞曲》《小城故事》《年轻的朋友来相会》《中国功夫》《花仙子》《我爱洗澡》《如果感到幸福你就拍拍手》《月光下的凤尾竹》《布谷鸟》《军港之夜》等曲目。乐曲的选择非常重要，在活动刚开始的开场曲目能够把老年人带入音乐的旋律当中。在活动进行当中，选择老年人喜欢的轻快、有节奏的音乐，可以焕发老年人身心、调节老年人精神。在活动快结束时，选择安静平和的曲目使老年人情绪平稳、身心愉悦。

二、活动中现场管控

在组织实施活动过程中还要充分考虑以下几个方面。

（1）工作准备是基础　包括道具准备、场地准备、环境准备和人员准备。

（2）好曲目是关键　每一次从歌曲库当中抽取不同的曲子做一个系列主题，作为半自理老年人歌曲的选择，要相对舒缓。对于活力曲目的设计，要适合老年人在轮椅上活动和身体的律动。

（3）活动流程的管控是重点　根据老年人们的身体情况，将音乐照护活动的时间控制在40～60分钟。因此每首乐曲的时间、老年人活动和动作、老年人交流学习的时间过程等都要精心地考虑和安排。

（4）活动现场的安全风险防范是保障　虽然都是半自理老年人，但是在活动过程中仍然存在各种不确定的风险。要确保老年人从来参加活动前，到活动过程当中每个动作的进行，以及活动后离开现场都要有安全的保障。对于不可预知的、不确定的风险要提前预防。

三、活动后总结评估

活动总结评估也是一个重要环节。活动结束后对于本次活动所反映出来的问题进行思考、沟通、交流、反馈，进行书面总结、文案整理，便于下次活动改进。

参 考 文 献

[1] 薛梅华. 日常生活活动量表在老年护理中的应用[J]. 中国现代护理杂志, 2010, 16(03): 336-337.

[2] 阿尔茨海默病名词审定委员会. 阿尔茨海默病名词[M]. 北京: 科学出版社, 2018.

[3] 恽晓平. 康复疗法评定学[M]. 北京: 华夏出版社, 2005.

[4] 李春波, 何燕玲. 健康状况调查问卷SF-36的介绍[J]. 国外医学: 精神病学分册, 2002(02): 116-119.

[5] 吴幸如, 黄创华. 音乐治疗十四讲[M]. 北京: 化学工业出版社, 2010.

[6] 张刃. 音乐治疗[M]. 北京: 机械工业出版社, 2019.

[7] 蒋存梅. 音乐心理学[M]. 上海: 华东师范大学出版社, 2019.

[8] 唐东霞, 王允. 老年活动策划与组织[M]. 南京: 南京大学出版社, 2014.

[9] 邬沧萍, 姜向群. 老年学概论[M]. 北京: 中国人民大学出版社, 2006.

[10] 吴华, 张韧韧. 老年社会工作[M]. 北京: 北京大学出版社, 2011.

[11] 张沙骆, 刘隽铭. 老年人活动策划与组织[M]. 北京: 北京师范大学出版社, 2015.

[12] 李奎成, 闫彦宁. 作业治疗[M]. 北京: 电子工业出版社, 2019.

[13] 燕铁斌, 陈文华. 康复治疗指南[M]. 北京: 人民卫生出版社, 2020.

[14] 郑洁皎, 高文. 老年病康复指南[M]. 北京: 人民卫生出版社, 2020.

[15] 刘炎. 儿童游戏通论[M]. 北京: 北京师范大学出版社, 2014.

[16] 朱佩. 项目化教学改革的探索与实践——以《老年康乐活动策划与组织》为例[J]. 教育教学论坛, 2020,35: 279-280.

[17] 李文畅, 胡宏伟, 李斯斯, 等. 社会活动与老年健康促进: 基于2005-2014年追踪数据的考察[J]. 人口与发展, 2018,2: 90-100.

[18] 谢鸣. 老年人"文化养老"的现状及对策研究——以贵州省为例[J]. 广西广播电视大学学报, 2020, 31(04): 66-68.

[19] 姜佳怡, 陈明, 章俊华. 上海市社区公园老年游客活动差异及影响因素探究[J]. 景观设计学, 2020, 8(05): 94-109.

[20] 陆小香. 身心功能活化运动对社区和养老机构老年人健康的促进作用[J]. 中国老年学杂志, 2017, 37(23): 5956-5959.

[21] 邹文开, 赵红岗, 杨根来. 失智老年人照护职业技能教材(初级)[M]. 北京: 化学工业出版社, 2019.

[22] 邹文开, 赵红岗, 杨根来. 失智老年人照护职业技能教材(中级)[M]. 北京: 中国财富出版社, 2019.

[23] 邹文开, 赵红岗, 杨根来. 失智老年人照护职业技能教材(高级)[M]. 北京: 中国财富出版社, 2020.

[24] 曾守群. 论文化活动对老年人心理健康的促进功能[J]. 湖北函授大学学报, 2017,2: 85-86.

[25] 王冰. 音乐治疗活动手册[M]. 北京: 中央民族大学出版社, 2014.

教育部第四批1+X证书制度
老年康体指导职业技能等级证书系列教材

老年康体指导
职业技能教材（中级）

身心活化服务

北京中民福祉教育科技有限责任公司　组织编写

杨根来　邹文开　王胜三　赵红岗　总主编

韩　菊　石晓燕　曾　莉　主　编

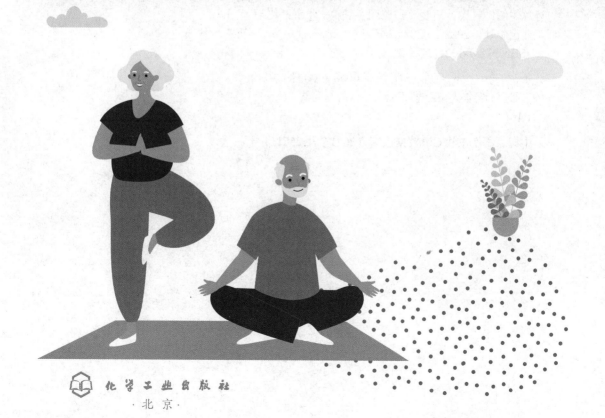

化学工业出版社

·北京·

图书在版编目（CIP）数据

老年康体指导职业技能教材：中级．身心活化服务 /
北京中民福祉教育科技有限责任公司组织编写；杨根来
等总主编；韩菊，石晓燕，曾莉主编 .—北京：化学
工业出版社，2022.1（2025.2重印）

ISBN 978-7-122-40421-3

Ⅰ.①老…　Ⅱ.①北…②杨…③韩…④石…⑤曾
…　Ⅲ.①老年人-保健-职业培训-教材　Ⅳ.
①R161.7

中国版本图书馆CIP数据核字（2021）第250119号

"身心活化服务"分册编写人员名单

主　　编　　韩　菊　石晓燕　曾　莉

副 主 编　　李红武　陆昱文

编写人员　　韩　菊　石晓燕　曾　莉　李红武

　　　　　　陆昱文　徐　玲　叶梓晨　蔡　莉

　　　　　　余凤玲　陈　琳　谢　扬　张　震

　　　　　　刘永强

身心活化服务

目前我国人口的自然结构、社会结构正处于快速转型中。未来 50 年里，老人的数量规模会呈快速增长的趋势，将给我国社会保障体系带来严峻考验。而随着老龄化的加剧，失能、半失能老年人数量也会随之增加，这些老年人不仅在吃饭、穿衣、上厕所、上下床、洗澡、室内走动等方面的基本生活无法完全自理，而且多数还患有各种慢性疾病，如高血压、糖尿病、心脏病等，所以他们不能像完全自理老年人那样参加种类繁多的文娱活动，加之部分身体活动功能的丧失，生活需要依靠家人或照护人员的帮助，很多半自理老年人也不愿意去参与活动。长此以往，身体机能和活动水平进一步弱化，生活质量降低，也会加剧照护者的负担。身心活化服务中级内容专门针对半自理老年人，为他们提供了一整套融合运动、休闲、竞赛、康复等特色于一体的活动，可以帮助半自理老年人改善身体活动状况、提升健康水平。

知识目标

1. 掌握为半自理老年人开展身心活化活动进行健康评估的相关知识。
2. 掌握为半自理老年人开展身心活化活动进行理论讲解的相关知识。
3. 掌握为半自理老年人开展身心活化活动进行技术示范的相关知识。
4. 掌握为半自理老年人开展身心活化活动进行技能指导的相关知识。
5. 掌握为半自理老年人组织身心活化活动的相关知识。

技能目标

1. 能为半自理老年人开展身心活化活动进行健康评估。
2. 能为半自理老年人开展身心活化活动进行理论讲解。
3. 能为半自理老年人开展身心活化活动进行技术示范。
4. 能为半自理老年人开展身心活化活动进行技能指导。
5. 能为半自理老年人组织开展身心活化活动。

思政与职业素养目标

1. 具备尊老、爱老品质，能够怡情，以老年人为中心。
2. 具备良好的服务礼仪、沟通能力及服务意识。

目　录

项目一

身心活化健康评估

任务1 为半自理老年人开展身心活化活动进行安全性及环境评估

【任务情境】

赵爷爷，男，71岁。数个月前因"脑卒中"住院治疗。出院后一直卧床，左侧肢体偏瘫，日常大部分生活需要协助；鼻饲在位，可进食少量糊状半流食，饮水时常有呛咳，偶有呕吐，营养状况尚可。现已入住养老院，看到其他老年人参加唱歌、打桥牌、种植花草等各种团体活动，喜欢热闹的他因不能参加活动，情绪很低落。近日，他的女儿来探望时，希望院方帮助父亲尽快恢复肢体功能，使其能参与到养老院的身心活化活动中。

院方安排身心活化康体指导师对赵爷爷能否开展身心活化活动进行安全性及环境评估。

【任务实施】

一、任务流程

任务分析 ⟶ 工作准备 ⟶ 步骤操作 ⟶ 效果评价

二、实施步骤

（一）任务分析

1. 主要身心状况及健康问题

序号	主要身心状况及问题
1	出院后一直卧床，左侧肢体偏瘫，日常大部分生活需要协助
2	鼻饲在位，可进食少量糊状半流食，饮水时常有呛咳，偶有呕吐
3	喜欢热闹却不能参加活动，情绪很低落
4	希望尽快恢复肢体功能，参与养老院的身心活化活动

2. 主要目标措施及依据

主要目标措施	依据
从开展身心活化活动的角度，为半自理老年人进行安全性评估	（1）安全性评估是为半自理老年人开展身心活化活动的前提 （2）通过调查半自理老年人健康状况，可以排除不适合进行身心活化活动的情况，保障安全性 （3）健康状况调查表的各项指标能够预估半自理老年人开展身心活化活动的安全性，同时让身心活化康体指导师根据半自理老年人身体情况注意活动开展的强度

（二）工作准备

1. 物品准备

序号	名称	单位	数量
1	评估量表	份	若干
2	病例报告	份	若干
3	记录本	个	若干
4	中性笔	个	若干

2. 环境与人员准备

序号	环境与人员	准备
1	环境	干净、平整、防滑、安全、空气流通
2	身心活化康体指导师	（1）洗手、着装整齐 （2）熟悉并掌握为半自理老年人开展身心活化活动进行健康状况调查的相关知识 （3）提前了解老年人基础状况、疾病状况，便于分析
3	半自理老年人	神志清醒、情绪稳定、身心放松

（三）步骤操作

步骤	内容	为半自理老年人开展身心活化活动进行安全性评估
工作前准备	沟通	取得理解与配合
步骤1	为半自理老年人进行一般情况调查	一般情况调查是为了更好地了解半自理老年人的身体状况，主要从饮食、睡眠、二便、情绪，以及是否存在口渴、头晕、呕吐、呛咳、基础疾病等进行调查
步骤2	为半自理老年人进行疾病相关并发症及继发障碍调查	参考既往疾病相关并发症的资料，避免活动时发生意外，保障参加活动的安全性，主要针对坠积性肺炎、尿路感染、深静脉血栓、压疮、肩-手综合征、心功能不全等进行评估
步骤3	为半自理老年人进行功能状态调查	功能状态调查是为后续功能的改善提供基础依据，主要从躯体运动功能、平衡功能、心肺功能、吞咽功能、认知功能、日常生活活动能力、生活质量等进行调查
步骤4	根据调查结果进行安全性评估	（1）分析和整理调查评估结果 （2）告知老年人及家属调查评估结果 （3）解答老年人及家属相关疑问
注意事项		调查评估过程中要时刻注意老年人状态，及时处理一些突发情况

步骤	内容	为半自理老年人开展身心活化活动进行环境评估
工作前准备	沟通与观察	（1）沟通　身心活化康体指导师来到老年人旁边，说明来意："爷爷好！为了更好地让您参与我们的身心活化活动，我们需要进一步了解您的一些情况，我来问、您来回答好吗？" （2）观察　通过观察，判断老年人神志是否清楚、意愿是否明显。

步骤	内容	为半自理老年人开展身心活化活动进行环境评估
步骤1	从物理环境层面评估	身心活化康体指导师来到活动中心，对活动用具的摆放位置、灯光的明暗程度以及座椅的稳定性等影响身心活化活动安全性的几个方面进行评估
步骤2	从社会环境层面评估	"接下来，和我聊聊您和您的家人，以及您参加过身心活化或者类似活动吗？"（注意：环境的隐蔽性，保护老年人的情绪变化）
步骤3	整理记录	汇总量表，及时得出活动场所的环境适宜程度
注意事项		（1）及时记录可能存在的安全隐患 （2）及时记录需要进一步改进的方面

（四）效果评价

（1）通过一般情况调查，排除不适合进行身心活化活动的情况。

（2）通过疾病相关并发症及继发障碍调查，为身心活动开展时采用有效措施来预防或减轻并发症提供依据。

（3）通过功能状态调查，为身心活动开展时采用有效措施改善老年人功能障碍程度、提高日常生活能力和社会适应能力，全面提高生存质量提供依据。

（4）通过安全性评估，深度分析和评估老年人身体状况，排除活动危险，提升活动安全性。

（5）通过环境评估，为指导老年人进一步安全学练身心活化提供参考。

【相关知识】

为半自理老年人开展身心活化活动进行安全性及环境评估的相关知识

以下主要以脑卒中后偏瘫老年人为例，着重介绍。

（一）脑卒中后偏瘫老年人一般健康情况调查的方法及意义

1. 方法

通过查询病例报告（出院小结）以及入住养老机构时对老年人健康状况的评估、对本人或家属的访谈，进行一般健康状况调查，以评估身心活化活动开展的安全性。

2. 意义

活动开始前，老年人饮食、睡眠、二便、情绪等状况尚可，无口渴、头晕、呕吐、呛咳等情况。

当偏瘫老年人出现以下状况时，则身心活化活动必须停止：心慌胸闷、血压异常增高、体位性低血压、情绪异常（过于兴奋）等。

（二）脑卒中后偏瘫老年人相关并发症及继发障碍调查的方法及意义

脑卒中后偏瘫老年人相关并发症及继发障碍调查包括：中风发作至入住养老院期间的并发症情况，如坠积性肺炎、尿路感染、深静脉血栓、心功能不全、直肠功能障碍、压疮、肩-手综合征、癫痫、关节挛缩、跌倒后外伤、骨折等。

1. 方法

查询医疗记录（病例报告、出院小结、入院评估等），与医技护团队、家属、老年人交流访谈并做记录。

2. 意义

（1）坠积性肺炎导致的发热或血氧饱和度低于95%时，停止活动。

（2）尿路感染导致的发热或血尿时，停止活动。

（3）有深静脉血栓者，下肢肿胀，须抗凝治疗或滤网治疗，不适宜开展活动。

（4）心功能不全评估采用"6分钟步行试验"进行评估，该方法能较好地反映老年人生理状态下的心功能，是一种无创、简单、安全的临床试验。测试方法：要求老年人在平直走廊里尽可能快地行走，测定6分钟的步行距离。步行测试前宜穿着舒适，穿适合步行的鞋子，试验中使用平时步行时使用的辅助器，步行前不进行热身活动，老年人在试验开始位置附近坐在椅子上休息至少10分钟。结果判断：6分钟步行距离小于150米，为重度心功能不全；150～450米为中度心功能不全；大于450米为轻度心功能不全。心功能不全者生活中要保持情绪稳定，随时调节自身的心理状态，保持乐观的精神状态，避免紧张、焦虑、情绪激动或发怒，避免重体力的劳动。心功能不全评估可作为身心活化活动开展的效果评估。

（5）直肠功能障碍者出现便秘或腹泻时，应先行医护处理。

（6）出现压疮时，给患者铺的垫子要柔软，最好使用专业褥疮垫（常见的为电动充气垫），以减少患者肢体和垫子的接触压力；日常护理及开展身心活动时，避免对压疮部位拖拉硬拽、摩擦，要经常给患者翻身，更换体位（可自行活动的老年人，坐位时每15分钟活动一次，每1小时变换1次体位；不能自行活动的老年人，坐位时每1小时变换1次体位，卧位时每2小时变换1次体位）。

（7）肩-手综合征表现为患者患手突然浮肿、疼痛并使手功能受限，以及肩关节疼痛、半脱位，或手背皮温增高、皮肤发白等。设计身心活化活动时，对于软瘫期的老年人，要加强患肢肩关节的肌力训练和关节活动训练，以预防肩-手综合征的发生、发展；对于痉挛期的肩-手综合征老年人，设计身心活化活动时，则侧重在确保肩关节复位的前提下，对肩关节痉挛肌肉肌张力的放松和关节活动度的训练，以及理疗等对症处理。

（8）中风后癫痫症是由于患急性脑血管病使脑组织受损，而引起神经元过度异常放电引起的症状，具体症状要根据脑组织损伤部位的不同而不同。但大脑皮质受损易发生癫痫，症状可以表现为肢体的抽搐、意识丧失、口吐白沫等。中风导致癫痫发作时，须立即停止任何活动，让老年人立即平躺，头偏向一侧，舌头牵拉出，保暖安抚，并等待医护的专业处理。

（9）关节挛缩指关节外软组织瘢痕形成，致使关节活动明显受限。见于关节周围的皮肤、肌肉、肌腱等损伤或病变后治疗过程中限制活动造成疏松结缔组织变性、致密结缔组织增生导致的后遗症。肢体软组织损伤后瘢痕挛缩致关节运动活动障碍者属轻伤，致关节运动活动丧失达50%者属重伤。长期卧床会导致关节挛缩，身心活化活动时，可通过关节松动术改善关节活动度，通过肌力训练改善关节肌肉力量和耐力，通过物理因子治疗（蜡疗）改善关节周围肌肉、韧带、关节囊等软组织的柔韧度，增加受累关节运动范围，最大限度地改善关节功能。

（10）跌倒后出现外伤、骨折时应立即停止活动，进行伤部消毒、包扎，防止感染；疑似有骨折时，立即现场进行固定、包扎，送医处理。

（三）脑卒中后偏瘫老人功能状态调查的方法及意义

脑卒中后偏瘫老年人功能状态调查包括以下内容。

1. 躯体运动功能评估

（1）Brunnstrom 运动功能评定　Brunnstrom 认为中枢性损伤引起的瘫痪是一种失去了运动控制的质变过程，常将此过程分为弛缓、痉挛、共同运动、部分分离运动、分离运动和正常六个阶段。

分期	运动特点	上肢（除手外）	手	下肢
1	无任何运动	无任何运动	无任何运动	无任何运动
2	引出联合反应、共同运动	仅出现协同运动模式	仅有极细微的屈曲	仅有极少的随意运动
3	随意出现的共同运动	可随意发起协同运动	可有钩状抓握，但不能伸展	在坐和站立位上，有髋、膝、踝的协同性屈曲
4	共同运动模式打破，开始出现分离运动	出现脱离协同运动的活动：肩0°、肘屈90°的条件下，前臂可旋前、旋后；肘伸直情况下，肩可前屈90°；手臂可触及腰骶部	能侧捏和松开拇指，手指有半随意的小范围伸展	在坐位上，可屈膝90°以上，足可向后滑动。足跟不离地的情况下，踝可背屈
5	肌张力逐渐恢复，有分离精细运动	出现相对独立于协同运动的活动：肩前屈30～90°时，前臂可旋前、旋后；肘伸直时，肩可外展90°；肘伸直、前臂中立位时，上肢可举过头	可做球状和圆柱状抓握，手指可同时伸展，但不能单独伸展	健腿站，病腿可先屈膝，后伸髋；伸膝下，踝可背屈
6	运动接近正常水平	运动协调近于正常，手指指鼻无明显辨距不良，但速度比健侧慢（≤5秒）	所有抓握均能完成，但速度和准确性比健侧差	在站立位，可使髋外展到抬起该侧骨盆所能达到的范围；坐位下，伸直膝，可内外旋下肢，合并足内外翻

（2）简易 Fugl-Meyer 评定量表（FMA）　包括上肢功能33项66分和下肢功能17项34分，满分100分，评分越高提示患者运动功能越好。

Fugl-Meyer评定量表

姓名：
康体指导师：

项目	0分	1分	2分	日期	
I 上肢					
坐位与仰卧位					
1.有无反射活动					
（1）肱二头肌	不引起反射活动		能引起反射活动		
（2）肱三头肌					

项目	0分	1分	2分	日期		
2.屈肌协同运动						
（3）肩上提	完全不能进行	能部分完成	无停顿地充分完成			
（4）肩后缩						
（5）肩外展≥90°						
（6）肩外旋						
（7）肘屈曲						
（8）前臂旋后						
3.伸肌协同运动						
（9）肩内收、内旋	完全不能进行	能部分完成	无停顿地充分完成			
（10）肘伸展						
（11）前臂旋前						
4.伴有协同运动的活动						
（12）手触腰椎	没有明显活动	手仅可向后越过髂前上棘	能顺利进行			
（13）肩关节屈曲90°，肘关节伸直	开始时，手臂立即外展或肘关节屈曲	在接近规定位置时，肩关节外展或肘关节屈曲	能顺利充分完成			
（14）肩0°，肘屈90°，前臂旋前、旋后	不能屈肘或前臂不能旋前	肩、肘位正确，基本上能旋前、旋后	顺利完成			
5.脱离协同运动的活动						
（15）肩关节外展90°，肘伸直，前臂旋前	开始时，肘就屈曲，前臂偏离方向，不能旋前	可部分完成此动作或在活动时肘关节屈曲或前臂不能旋前	顺利完成			
（16）肩关节前屈举臂过头，肘伸直，前臂中立位	开始时肘关节屈曲或肩关节发生外展	在肩部屈曲时，肘关节屈曲、肩关节外展	顺利完成			
（17）肩屈曲30°～90°，肘伸直，前臂旋前、旋后	前臂旋前、旋后完全不能进行或肩肘位不正确	肩、肘位置正确，基本上能完成旋前、旋后	顺利完成			
6.反射亢进						
（18）检查肱二头肌、肱三头肌和指屈肌三种反射	至少2～3个反射明显亢进	一个反射明显亢进或至少两个反射活跃	活跃反射≤1个，且无反射亢进			
7.腕稳定性						
（19）肩0°、肘屈90°时，腕背屈	不能背屈腕关节达15°	可完成腕背屈，但不能抗拒阻力	施加轻微阻力仍可保持腕背屈			
（20）肩0°、肘屈90°，腕屈伸	不能随意屈伸	不能在全关节范围内主动活动腕关节	能平滑、不停顿地进行			
8.肘伸直，肩前屈30°时						
（21）腕背屈	不能背屈腕关节达15°	可完成腕背屈，但不能抗拒阻力	施加轻微阻力仍可保持腕背屈			
（22）腕屈伸	不能随意屈伸	不能在全关节范围内主动活动腕关节	能平滑、不停顿地进行			
（23）腕环形运动	不能进行	活动费力或不完全	正常完成			

项目	0分	1分	2分	日期		
9.手指						
（24）共同屈曲	不能屈曲	能屈曲但不充分	能完全主动屈曲			
（25）共同伸展	不能伸展	能放松主动屈曲的手指	能完全主动伸展			
（26）钩状抓握	不能保持要求位置	握力微弱	能够抵抗相当大的阻力			
（27）侧捏	不能进行	能用拇指捏住一张纸，但不能抵抗拉力	可牢牢捏住纸			
（28）对捏（拇食指可捏住一根铅笔）	完全不能	捏力微弱	能抵抗相当的阻力			
（29）圆柱状抓握	同（26）	同（26）	同（26）			
（30）球形抓握	同上	同上	同上			
10.协调能力与速度（手指指鼻试验连续5次）						
（31）震颤	明显震颤	轻度震颤	无震颤			
（32）辨距障碍	明显的或不规则的辨距障碍	轻度的或规则的辨距障碍	无辨距障碍			
（33）速度	较健侧长6秒	较健侧长2～5秒	两侧差别<2秒			
Ⅱ下肢						
仰卧位						
1.有无反射活动						
（1）跟腱反射	无反射活动		有反射活动			
（2）膝腱反射	同上		同上			
2.屈肌协同运动						
（3）髋关节屈曲	不能进行	部分进行	能充分进行			
（4）膝关节屈曲	同上	同上	同上			
（5）踝关节背屈	同上	同上	同上			
3.伸肌协同运动						
（6）髋关节伸展	没有运动	微弱运动	几乎与对侧相同			
（7）髋关节内收	同上	同上	同上			
（8）膝关节伸展	同上	同上	同上			
（9）踝关节跖屈	同上	同上	同上			
坐位						
4.伴有协同运动的活动						
（10）膝关节屈曲	无主动运动	膝关节能从微伸位屈曲，但屈曲<90°	屈曲>90°			
（11）踝关节背屈	不能主动背屈	主动背屈不完全	正常背屈			
站位						
5.脱离协同运动的活动						
（12）膝关节屈曲	在髋关节伸展位时不能屈膝	髋关节0°时，膝关节能屈曲但<90°或在屈曲进行时髋关节屈曲	能自如运动			
（13）踝关节背屈	不能主动活动	能部分背屈	能充分背屈			

项目	0分	1分	2分	日期	
仰卧					
6.反射亢进					
（14）查跟腱、膝和膝屈肌三种反射	2～3个反射明显亢进	1个反射亢进或至少2个反射活跃	活跃的反射≤1个且无反射亢进		
7.协调能力和速度（跟-膝-胫试验，快速连续做5次）					
（15）震颤	明显震颤	轻度震颤	无震颤		
（16）辨距障碍	明显不规则的辨距障碍	轻度规则的辨距障碍	无辨距障碍		
（17）速度	比健侧长6秒	比健侧长2～5秒	比健侧长2秒		

Fugl–Meyer评定的临床意义

运动评分	分级	临床意义
<50分	I	严重运动障碍
50～84分	II	明显运动障碍
85～95分	III	中度运动障碍
96～99分	IV	轻度运动障碍

上肢运动功能评定总分：66分
下肢运动功能评定总分：34分

（3）改良Ashworth痉挛评定

改良Ashworth分级评定标准

级别	评定标准
0级	无肌张力的增加
1级	肌张力轻微增加，受累部分被动屈伸时，在关节活动度（ROM）之末会出现突然卡住然后呈现最小的阻力或释放
1^+级	肌张力轻度增加，被动屈伸时，在ROM后50%范围内出现突然卡住，然后均呈现最小的阻力
2级	肌张力较明显的增加，被动活动患侧肢体在大部分ROM内肌张力均较明显地增加，但仍可较容易地活动
3级	肌张力严重增加，被动活动患侧肢体在整个ROM内均有阻力，活动比较困难
4级	受累部分被动屈伸时呈现僵直状态，不能活动

检查部位		左			右		
		月	月	月	月	月	月
头	侧屈						
	旋转						
肩关节	屈曲						
	伸展						
	内收						
	外展						

检查部位		左			右		
		月	月	月	月	月	月
肘关节	屈曲						
	伸展						
腕关节	掌屈						
	背伸						
手指（除拇指）	屈曲						
	伸展						
拇指	屈曲						
	伸展						
髋	屈曲						
	伸展						
	内收						
	外展						
膝	屈曲						
	伸展						
踝	背屈						
	跖屈						
评定者							

2. 平衡功能评估——Berg 平衡量表

Berg 平衡量表包括 14 项内容。每项评分 0～4 分，满分 56 分，评分越高提示受试者平衡能力越好。

Berg 平衡量表

内容	项目及分值	得分
1.从坐到站	指令：请试着不用手支撑站起来（用有扶手的椅子） 4 能够不用手支撑站起并且自己站稳 3 能够独自用手支撑站起 2 能在尝试几次之后用手支撑站起 1 需在些微帮助下才可站起或站稳 0 需要中度的或大量的帮助才能站起	
2. 独立站立	指令：请尽量站稳 4 能安全地站2分钟 3 需在监督下才能站2分钟 2 不需要支撑，能站30秒 1 尝试几次之后才能在不需支撑下站30秒 0 无法在没有帮助下站30秒	
3. 独立坐	指令：请将双手抱于胸前坐2分钟（坐着不扶） 4 能安稳且安全地坐2分钟 3 在监督下能坐2分钟 2 能坐30秒 1 能坐10秒 0 无法在没有支撑下坐10秒	

内容	项目及分值	得分
4. 从站到坐	指令：请坐下 4 能在手的些微（甚至没有）帮助之下，安全地坐下 3 需用手控制坐下速度 2 需用腿的背面抵着椅子来控制坐下 1 能自己坐下，但坐下来的过程中无法将身体（坐下的速度）控制好 0 需要协助才能坐下	
5. 床-椅转移	指令：准备数把椅子以供转位 4 能在手的些微帮助下安全地转位 3 需用手帮忙才能安全地转位 2 需在言语的引导或监督下才能转位 1 需一人帮忙才能转位 0 需两人帮忙或指导才能转位	
6. 闭上眼睛并维持站姿（不扶）	指令：请闭上眼睛并站好持续10秒 4 能安全地站好并持续10秒 3 能在监督下站好并持续10秒 2 能站好3秒 1 无法保持闭眼3秒，但可站稳 0 需要帮忙以避免跌倒	
7. 双脚并拢并维持站姿（不扶）	指令：请将双脚并拢，不扶任何东西站好 4 能独自并拢双脚，安全地站1分钟 3 在监督下能独自并拢双脚，站1分钟 2 能独自并拢双脚但无法维持1分钟 1 需协助才能并拢双脚但可站15秒 0 需协助才能并拢双脚且无法维持15秒	
8. 站立、手前伸	指令：抬起手臂至90°，将手臂与手指伸直并尽量往前伸（受试者手臂抬至90°时，施测者将尺规置于受试者手指末端。当受试者手臂往前伸展时，手指不可触碰尺规。记录受试者往前伸展之最远距离。可能的话，请受试者使用双臂，以避免受试者转动身体） 4 能自信地往前伸展25厘米以上 3 能安全地往前伸展12厘米以上 2 能安全地往前伸展5厘米以上 1 需在监督下才能往前伸展 0 伸展时失去平衡或需外力支持	
9. 由站姿捡起地上的东西	指令：捡起置于脚前的拖鞋 4 能安全轻易地捡起拖鞋 3 需在监督下才能捡起拖鞋 2 无法捡起拖鞋，但可弯腰几乎可以碰到拖鞋（2.5～5厘米左右），且可自己保持平衡 1 无法捡起拖鞋且在尝试时需要监督 0 无法尝试或需协助以免失去平衡或跌倒	
10. 站着转头向后看	指令：把头转向你的左边，往你的正后方看。然后向右边重复一次。（施测者可在受试者正后方举起一物供其注视，以帮助其转头的动作更流畅） 4 能够往两侧、向后看并且重心转移得很好 3 只能往一侧回头、向后看，往另一侧看时重心转移得较少 2 只能转头至侧面，但能维持平衡 1 转头时需要监督 0 需要扶持以防止失去平衡或跌倒	
11. 转圈走360°	指令：转一圈后走360°，停下来，换另一个方向再转一圈走360° 4 每侧皆能够在4秒内安全地转360° 3 在4秒内只能安全地往一侧转360° 2 能够安全地转360°但非常缓慢 1 转圈时需要密切地监督或口头提醒 0 转圈时需要协助	
12. 于站姿将两脚交替踩放在阶梯或凳子上	指令：两脚交替放在阶梯或凳子上，直到两脚都踏到阶梯或凳子四次为止 4 能够独自且安全地站立，并在20秒内完成 3 能够独自站立，但需超过20秒才能完成 2 可在监督下完成四步而不需要协助 1 在稍微协助下能够完成两步以上 0 需要协助以防止跌倒或无法尝试	

内容	项目及分值	得分
13. 两脚前后站	指令：将一只脚放在另一只脚的正前方，假如无法将一只脚放在另一只脚正前方，试着把一只脚尽量往前踏，让你的前脚脚跟超过后脚脚趾 4 能够独自把一只脚放在另一只脚的正前方并维持30秒 3 能够独自把一只脚放在另一只脚前面并维持30秒（步伐长度如果超过另一只脚的长度而且步宽①接近受试者的正常步宽，就计为3分） 2 能够独自踏出小步走并维持30秒 1 踏步时需要帮忙但可维持15秒 0 往前踏或站立时失去平衡	
14. 单脚站	指令：不要扶东西用单脚站，越久越好 4 能够独自把腿抬起超过10秒 3 能够独自把腿抬起并维持5～10秒 2 能够独自把腿抬起，并维持3秒或3秒以上 1 能尝试抬腿（少于3秒）但仍能维持独自站立 0 无法尝试或需要协助以防止跌倒	

① 步宽：双足足中线之间的宽度，即支撑面的宽度。

3. 心肺功能评估——6分钟步行试验

（1）适应证　评价中重度心肺疾病老年人对治疗的反应情况；评价老年人整体的功能状况，包括肺动脉高压、心力衰竭、慢性阻塞性肺疾病（COPD）、弥漫性实质性肺疾病、肺移植等。

（2）禁忌证

绝对禁忌证：近1个月存在不稳定心绞痛或心肌梗死。

相对禁忌证：静息状态下，心率超过120次/分钟；收缩压高于180毫米汞柱；舒张压超过100毫米汞柱。

（3）试验准备

① 场地准备：长30米的走廊。每3米做出一个标记。折返点上放置圆锥形路标（如橙色的圆锥形交通路标）作为标记。在地上用色彩鲜艳的条带标出起点线。起点线代表起始点，也代表往返一次的终点。

② 物品准备：抢救备用物品，如氧气、硝酸甘油、阿司匹林和沙丁胺醇（定量吸入剂或雾化剂）、简易呼吸器、除颤仪；操作应用物品，如秒表（或倒计时型计时器）、两个小型圆锥形路标用于标记折返点、椅子、轮椅、硬质夹板和工作记录表、血压计、脉氧仪。

③ 老年人准备：穿着舒适（穿适于行走的鞋）；携带其日常步行辅助工具（如手杖）；老年人应继续应用自身常规服用的药物。在清晨或午后进行测试前可少许进食；试验开始前2小时内应避免剧烈活动。

（4）操作过程

① 试验前，老年人应在试验开始位置附近的椅子上休息至少10分钟。在此期间，检查是否存在禁忌证，测量脉搏、血压，确认衣服和鞋子适于试验。填写工作表的第一部分（见附表）。

② 可根据老年人情况选择是否需要脉氧仪。如果使用脉氧仪，测量并记录基线心率和氧饱和度，按照说明书把信号调到最大，同时把将运动伪影减小到最低，确定读数稳定。注意脉搏是否规律和脉氧仪信号质量是否满意。

③ 老年人站立并用Borg量表评价老年人试验前呼吸困难和疲劳情况。

Borg量表

0	正常
0.5	非常非常轻微（刚刚能察觉到）
1	非常轻微
2	轻微（轻度）
3	中度
4	有些严重
5	严重（重度）
6～8	非常严重
9	非常非常严重
10	极度（最大）

注：6分钟步行试验开始前让老年人阅读量表并询问老年人："请对照这个量表说出您的呼吸困难级别。"然后问："请对照这个量表说出您疲劳的级别。"运动后重新评价呼吸困难和疲劳的级别，要提醒老年人运动前所选的级别。

④ 将圈数计数器归零，计时器调到6分钟。准备好所有必需的设备（圈数计数器、计时器、剪贴板、Borg量表、工作表）并且放到出发点。

⑤ 按如下指导老年人：

"这个试验的目标是在6分钟之内步行尽可能远的距离。您将在这个走廊上来回步行。6分钟的时间比较长，所以您在步行时要尽力去做。您可能会感到气喘吁吁或筋疲力尽，必要时可以放慢速度、停下来和休息。您可以靠着墙休息，但应争取尽快继续试验。

"您要围绕锥体来回步行，在绕过锥体时不要犹豫停留。现在我给您做示范，请注意我转身时没有犹豫停留。

"您自己要一圈一圈地走，步行时和绕过锥体时要轻快。

"您准备好了吗？我将用计数器来记录您走完的圈数，每次您绕过出发线时都可以听到我按动它发出的'嘀嗒'声。记住目的是在6分钟内步行尽量远的距离，但不可跑或跳。

"现在开始，或您准备完毕后开始。"

⑥ 让老年人站在出发线上。试验过程中施测者也应该站在出发线附近，不要跟着老年人步行。老年人一开始走就开始计时。

⑦ 步行过程中不要跟任何人交谈。用平缓的语调和声音以及标准用语鼓励老年人。要注意观察老年人，不要走神而忘记计圈数。每次老年人回到出发线就要按动圈数计数器一次（或在工作表上标记圈数），并让老年人看到它。计数时身体动作要夸张一点，如同比赛时使用秒表一样。

第一分钟过后，用平缓的语调告诉老年人："您做得很好，还有5分钟。"

当剩余4分钟时，告诉老年人："再接再厉，您还有4分钟。"

当剩余3分钟时，告诉老年人："很好，已经一半了。"

当剩余2分钟时，告诉老年人："加油，您只剩2分钟了。"

当只剩1分钟时，告诉老年人："您做得很好，再走1分钟就结束了。"

不要使用其他鼓励性的语言（或肢体语言）。

如果老年人在试验过程中停住需要休息，告诉他："您可以靠在墙上，觉得可以了就继续走。"不要停止计时器。如果老年人在6分钟之前停下并拒绝再继续（或施测者判断他们不应该再继续）时，在工作表上记下步行距离、停止时间和过早停止的原因。

当还剩 15 秒时要对老年人说："过一会儿我说停下时您要立刻停在原地，我会过来。"

时间到了要说："停！"然后走到老年人身边。如果老年人看上去很累要考虑给他们拿椅子。在他们停止的地方做一标识。

⑧ 试验后，按 Borg 量表记录呼吸困难和疲劳水平，并问："怎么样？您觉得不能走得更远一点的原因是什么呢？"

⑨ 如果使用了脉氧仪，要测量血氧饱和度和脉率，然后将其移开。

⑩ 记录步行的圈数。

⑪ 记录最后未完成的一圈的距离，然后计算步行的总距离，记录在工作表上。

⑫ 对老年人进行鼓励并提供饮用水。

（5）注意事项

① 安全注意事项。将抢救车安放于适当的位置，施测者应熟练掌握心肺复苏技术，能够对紧急事件迅速做出反应；老年人出现以下情况应考虑中止试验：胸痛、不能耐受的喘憋、步态不稳、大汗、面色苍白。

② 操作注意事项。测试前不应进行"热身"运动；测试时，施测者注意力要集中，不要和其他人交谈，不能数错老年人的折返次数；为减小不同试验日期之间的差异，测试应在各天中的同一时间点进行。

附表

下列项目应在6分钟步行试验工作表和报告上详细填写

老年人姓名：_____ 老年人ID _____

试验编号_____ 技术员ID：_____日期：_____

性别：____年龄：____ 民族：____身高：____厘米

体重：____千克 血压：____/____

试验前用药（剂量和时间）：_____

试验时是否需要氧气：否/是，流量_____升/分钟，方式____

	试验前	试验后
时间	__：__	__：__
心率	____	____
呼吸困难	____	____（Borg量表）
疲倦	____	____（Borg量表）
经皮动脉血氧饱和度（SpO_2）	____%	____%

试验是否提前结束？否/是，原因：_____

试验结束时的其他症状：心绞痛　头晕　臀、大腿或小腿痛

圈数：____（×60米）+ 最后未完成的一圈：____米 = 6分钟步行总距离：_____米

预计值：____米　　占预计值百分比：____%

技术员注解：

结论（包括与干预前6分钟步行距离的比较）：

4.认知功能评估——简易精神状态检查量表（MMSE）

简易精神状态检查量表（MMSE）包括时间定向力、地点定向力、即刻记忆、注意力和计算力、延迟记忆、语言及视空间 7 个方面的内容，满分 30 分，评分越高提示受试者认知功能越好。

简易精神状态评定表（MMSE）

诊断：　　　　　　　　　检查日期：

题号	检查内容	记录	分数
1	现在是哪一年？（1分）		
2	现在是什么季节？（1分）		

题号	检查内容	记录	分数
3	现在是几月份？（1分）		
4	今天是几号？（1分）		
5	今天是星期几？（1分）		
6	我们现在是在哪个国家？（1分）		
7	我们现在是在哪个城市？（1分）		
8	我们现在是在哪个城区（或什么路、哪一个省）？（1分）		
9	（这里是什么地方？）这里是哪家医院？（1分）		
10	这里是第几层楼？（你是哪一床？）（1分）		
11	我告诉你三样东西，在我说完之后请你重复一遍它们的名字：树、钟、汽车（各1分，共3分） 请你记住，过一会儿我还会请你回忆出它们的名字来		
12	请你算算下面几组算术题（各1分，共5分） 100－7= ？ 93－7= ？ 86－7= ？ 79－7= ？ 72－7= ？		
13	现在请你说出刚才我让你记住的那三种东西的名字？（各1分，共3分）		
14	（出示手表）这个东西叫什么？（1分）		
15	（出示铅笔）这个东西叫什么？（1分）		
16	请你跟我说"如果、并且、但是"（1分）		
17	我给你一张纸，请你按我说的去做，现在开始："用左/右手（未受累侧）拿着这张纸""用（两只）手将它对折起来""把纸放在你的左腿上"（每个动作1分，共3分）		
18	请你念念这句话，并按上面的意思去做："闭上你的眼睛"（1分）		
19	请你给我写一个完整的句子（1分）		
20	（出示图案）请你按这个样子把它画下来（1分）		
	总分		

注：评估标准（与文化程度有关）

判定痴呆标准：如文盲≤17分、小学≤20分、中学≤26分，即可考虑痴呆。判定痴呆等级：轻度21～26分、中度10～20分、重度10分以下。

5. 吞咽功能评估——洼田饮水试验

洼田饮水试验是日本学者洼田俊夫提出的评定吞咽障碍的实验方法，分级明确清楚，操作简单，利于选择有治疗适应证的患者。

局限性在于：该检查根据老年人主观感觉评估，与临床和实验室检查结果不一致的很多，并要求老年人意识清楚并能够按照指定要求完成试验。

具体操作：指导老年人选择坐卧位，以平常饮水速度饮用 37 ～ 40 摄氏度的温开水，观察所需时间和呛咳情况，等级高低与呛咳发生率呈正比。

等级	评分标准
1级（优）	5秒之内能顺利地1次将30毫升温开水咽下，无呛咳
2级（良）	能1次咽下30毫升温开水，超过5秒或分2次以上咽下，无呛咳
3级（中）	能1次咽下30毫升温开水，有呛咳
4级（可）	分2次或2次以上咽下30毫升温开水，有呛咳
5级（差）	不能全部咽下，频繁呛咳
测试结果	正常：1级
	可疑：2级
	异常：3～5级

6. 日常生活活动能力评估——Barthel 指数分级法

Barthel 指数分级法包括 10 项内容，满分 100 分，评分越高提示受试者日常生活能力越好。

Barthel 指数分级法

项目		分类和评分
大便	0分	失禁；或无失禁，但有昏迷
	5分	偶尔失禁（每周≤1次），或在需要帮助下使用灌肠剂或栓剂，或需要辅助器具
	10分	能控制；如需要，能使用灌肠剂或栓剂
小便	0分	失禁；或需由他人导尿；或无失禁，但有昏迷
	5分	偶尔失禁（每24小时≤1次，每周>1次），或需要器具帮助
	10分	能控制；如果需要帮助，能使用集尿器或其他用具，并清洗；如无需帮助，自行导尿，并清洗导尿管，视为能控制
修饰（个人卫生）	0分	依赖或需要帮助
	5分	自理：在提供器具的情况下，可以独立完成洗脸、梳头、刷牙、剃须（如需用电则应会用插头）
如厕	0分	依赖
	5分	需部分帮助：指在穿衣脱裤、使用卫生纸擦净会阴、保持平衡或便后清洁时需要帮助
	10分	自理：指能独立地进出厕所，使用厕所或便盆，并能穿脱衣裤、使用卫生纸、擦净会阴和冲洗排泄物，或倒掉并清洗便盆
进食	0分	依赖
	5分	需部分帮助：指能吃任何正常食物，但在切割、搅拌食物，或夹菜、盛饭时需要帮助，或较长时间才能完成
	10分	自理：指能使用任何必要的装置，在适当的时间内独立完成包括夹菜、盛饭在内的进食过程
转移	0分	依赖：不能坐起，需2人以上帮助，或用提升机
	5分	需大量帮助：能坐，需2人或1个强壮且动作熟练的人帮助或指导
	10分	需少量帮助：为保安全，需1人搀扶或语言指导、监督
	15分	自理：指能独立地从床上转移到椅子上并返回。能独立地从轮椅到床，再从床回到轮椅，包括从床上坐起，刹住轮椅，抬起脚踏板

项目		分类和评分
平地步行	0分	依赖：不能步行
	5分	需大量帮助：如果不能行走，能使用轮椅行走45米，并能向各方向移动以及进出厕所
	10分	需少量帮助：指在1人帮助下行走45米以上，帮助可以是体力或语言指导、监督。如坐轮椅，必须是无需帮助，能使用轮椅行走45米以上，并能拐弯。任何帮助都应由未经特殊训练者提供
	15分	自理：指能在家中或病房周围水平路面上独自行走45米以上，可以用辅助装置，但不包括带轮的助行器
穿着	0分	依赖
	5分	需要帮助：指在适当的时间内至少做完一半的工作
	10分	自理：指在无人指导的情况下，能独立穿脱适合自己身体的各类衣裤，包括穿鞋、系鞋带、扣解纽扣、开合拉链、穿脱矫形器和各类护具等
上下楼梯	0分	依赖：不能上下楼梯
	5分	需要帮助：在体力帮助或语言指导、监督下，上、下一层楼
	10分	自理：指能独立地上、下一层楼，可以使用扶手或用手杖、腋仗等辅助用具
洗澡（池浴、盆浴或淋浴）	0分	依赖或需要帮助
	5分	自理：指无需指导和他人帮助，能安全进出浴池，并完成洗澡全过程

评出分数后，可以按下列标准判断患者日常生活活动独立程度

日常生活活动独立程度	100分，表示受试者不需要特殊照顾，日常生活活动可以自理，但并不意味着能独立生活，他可能不能烹饪、料理家务和与他人接触 ＞60分，良，虽有轻度残疾，但生活基本能自理
	41～60分，中度残疾，生活需要帮助（40分以上者康复治疗效益最大）
	20～40分，重度残疾，生活依赖明显，需要很大帮助
	＜20分，完全残疾，生活完全依赖他人

注：Barthel指数评定简单，可信度高，灵敏度也高，是目前临床应用最广、研究最多的一种日常生活活动能力的评定方法，它不仅可以用来评定治疗前后的功能状况，而且可以预测治疗效果、住院时间及预后。

7. 生存质量评估——生存质量测定量表简表（QOL-BREF）

该量表由26个问题条目构成，每个问题设有5个不同级别的选项，并赋予每个级别分数，分值越高代表生存质量越好。此26个问题可归纳为4个不同的领域，即生理领域（PH）、心理领域（PS）、社会关系领域（SR）及环境领域（EN），领域得分越高，即生存质量越好，以此评估生活的不同方面的生存质量。

（1）方法　查询医疗记录（病例报告、出院小结、入院评估等），与医技护团队、家属、患者交流访谈、记录，并分析，为制定身心活化活动的方案提供依据。

（2）意义　脑卒中所引发的功能障碍以运动障碍为主，常伴发言语、吞咽、感觉、认知及其他多方面障碍。临床治疗的目的是在急性期挽救患者生命，逆转疾病的病理过程。康复治疗则是采用切实有效的措施预防脑卒中后可能的并发症，减轻或改善患者的各种功能障碍，减少活动及参与受限，提高患者的日常生活活动能力和适应社会生活的能力，全面提高病后的生存质量。

生存质量测定量表简表（QOL-BREF）

填表说明：
　　这份问卷是要了解您对自己的生存质量、健康情况以及日常活动的感觉如何，**请您一定回答所有问题**。如果某个问题您不能肯定如何回答，就选择最接近您自己真实感觉的那个答案。
　　所有问题都请您按照自己的标准、愿望，或者自己的感觉来回答。注意所有问题都只是您最近两星期内的情况。请阅读每一个问题，根据您的感觉，选择最适合您情况的答案。

1. 您怎样评价您的生存质量？

很差	差	不好也不差	好	很好
1	2	3	4	5

2. 您对自己的健康状况满意吗？

很不满意	不满意	既非满意也非不满意	满意	很满意
1	2	3	4	5

下面的问题是关于两周来您经历某些事情的感觉

3. 您觉得疼痛妨碍您去做自己需要做的事情吗？

根本不妨碍	很少妨碍	有妨碍（一般）	比较妨碍	极妨碍
1	2	3	4	5

4. 您需要依靠医疗的帮助进行日常生活吗？

根本不需要	很少需要	需要（一般）	比较需要	极需要
1	2	3	4	5

5. 您觉得生活有乐趣吗？

根本没乐趣	很少有乐趣	有乐趣（一般）	比较有乐趣	极有乐趣
1	2	3	4	5

6. 您觉得自己的生活有意义吗？

根本没意义	很少有意义	有意义（一般）	比较有意义	极有意义
1	2	3	4	5

7. 您能集中注意力吗？

根本不能	很少能	能（一般）	比较能	极能
1	2	3	4	5

8. 日常生活中您感觉安全吗？

根本不安全	很少感觉安全	安全（一般）	比较安全	极安全
1	2	3	4	5

9. 您的生活环境对健康好吗？

根本不好	没有太多好处	好（一般）	比较好	极好
1	2	3	4	5

下面的问题是关于两周来您做某些事情的能力

10. 您有充沛的精力去应付日常生活吗？

根本没精力	有较少精力	有精力（一般）	有较多精力	完全有精力
1	2	3	4	5

11. 您认为自己的外形过得去吗？

根本过不去	勉强过得去	过得去（一般）	多数过得去	完全过得去
1	2	3	4	5

12. 您的钱够用吗？

根本不够用	勉强够用	够用（一般）	多数时间够用	完全够用
1	2	3	4	5

13. 在日常生活中您需要的信息都齐备吗?

根本不齐备	很少齐备	齐备（一般）	多数齐备	完全齐备
1	2	3	4	5

14. 您有机会进行休闲活动吗?

根本没机会	很少有机会	有机会（一般）	多数有机会	完全有机会
1	2	3	4	5

15. 您行动的能力如何?

很差	差	不好也不差	好	很好
1	2	3	4	5

下面的问题是关于两周来您对自己日常生活各个方面的满意程度

16. 您对自己的睡眠情况满意吗?

很不满意	不满意	既非满意也非不满意	满意	很满意
1	2	3	4	5

17. 您对自己的日常生活能力满意吗?

很不满意	不满意	既非满意也非不满意	满意	很满意
1	2	3	4	5

18. 您对自己的工作能力满意吗?

很不满意	不满意	既非满意也非不满意	满意	很满意
1	2	3	4	5

19. 您对自己满意吗?

很不满意	不满意	既非满意也非不满意	满意	很满意
1	2	3	4	5

20. 您对自己的人际关系满意吗?

很不满意	不满意	既非满意也非不满意	满意	很满意
1	2	3	4	5

21. 您对自己的性生活满意吗?

很不满意	不满意	既非满意也非不满意	满意	很满意
1	2	3	4	5

22. 您对自己从朋友那里得到的支持满意吗?

很不满意	不满意	既非满意也非不满意	满意	很满意
1	2	3	4	5

23. 您对自己居住地的条件满意吗?

很不满意	不满意	既非满意也非不满意	满意	很满意
1	2	3	4	5

24. 您对得到卫生保健服务的方便程度满意吗?

很不满意	不满意	既非满意也非不满意	满意	很满意
1	2	3	4	5

25. 您对自己的交通情况满意吗?

很不满意	不满意	既非满意也非不满意	满意	很满意
1	2	3	4	5

26. 您有消极感受吗？（如情绪低落、绝望、焦虑、忧郁）

没有	偶尔有	时有时无	经常有	总是有
1	2	3	4	5

此外，还有三个问题

27. 家庭摩擦影响您的生活吗？

根本不影响	很少影响	影响（一般）	有比较大的影响	有极大影响
1	2	3	4	5

28. 您的食欲怎么样？

很差	差	不好也不差	好	很好
1	2	3	4	5

29. 如果让您综合以上各方面（生理健康、心理健康、社会关系和周围环境等方面）给自己的生存质量打一个总分，您打多少分？（满分为100分）_____分

您花了多长时间来填完这份调查表？（　　　　　）分钟

您对本问卷有何建议：_____

（四）脑卒中的康复治疗

脑卒中的病程时期不同，康复治疗措施不同。身心活化活动可以作为综合康复的手段，与康复治疗、日常生活活动和健康教育相结合，使患者能够回归家庭、重返社会、享受生活。

1. 脑卒中急性期康复治疗

脑卒中发病后1～2周为急性期，相当于 Brunnstrom 分期1～2期。此期患者多处于肢体软瘫期，部分患者肌内张力开始恢复，并有弱的屈伸肌共同运动或联合反应。该期的康复治疗为一级康复，主要目的是预防可能出现的各种并发症，如压疮、肩痛、肩关节半脱位、关节肿胀、肢体深静脉血栓形成、泌尿系和呼吸道感染等；同时还通过肢体被动活动和尽可能的主动参与，促进瘫痪肢体肌张力的恢复，配合物理因子治疗及传统中医康复治疗方法。对脑卒中急性期的患者，可以进行的身心活化活动有：偏瘫侧肢体被动活动，以维持关节活动度，预防关节肿胀和僵硬；早期床上活动，如双手交叉上举运动、桥式运动、翻身活动等。

2. 脑卒中恢复早期（亚急性期）康复治疗

脑卒中发病后3～4周为恢复早期，相当于 Brunnstrom 分期2～3期。此期患者从肢体弱的共同运动到能随意引出共同运动，部分患者痉挛明显。该期的康复治疗为二级康复，主要目的是除了常见并发症的预防和脑卒中二级预防外，还应抑制肌肉痉挛，促进分离运动，加强偏瘫侧肢体的主动活动，并与日常生活活动相结合。对患者其他方面的功能障碍同时应配合相应的康复治疗。

对脑卒中亚急性期的患者，开展身心活化活动时可以进行：床上与床边活动、坐位活动、站位活动等。

3. 脑卒中恢复中期康复治疗

脑卒中发病后4～12周为恢复中期，相当于 Brunnstrom 分期3～4期。此期患者从肢体能进行共同运动、痉挛明显到肌肉疼痛减轻，开始出现选择性肌肉活动。该期的康复治疗主要以加强协调性和选择性随意运动为主，并结合日常生活活动进行上肢和下肢实用功能的强化训练，同时要强调抑制异常的肌张力，改善各种感觉功能。

对脑卒中恢复中期的患者，开展时可以就患者功能状况选择合适的功能性活动训练和认

知性活动训练，如书法、绘画、打球、游戏、家务活动、社区购物等。

4. 脑卒中恢复后期康复治疗

脑卒中发病后 4～6 个月为恢复后期，相当于 Brunnstrom 分期 4～5 期。此期患者大多不受共同运动影响，肢体肌肉痉挛消失，大多数肌肉活动为选择性，能自主活动；分离运动平稳，协调性良好，但速度较慢。该期的康复治疗目标是纠正异常运动模式，改善运动控制能力，促进精细运动。提高运动速度和实用性步行能力，掌握日常生活活动技能，提高生存质量。

对脑卒中恢复后期的患者，开展身心活化活动时可进行上肢功能训练、下肢功能训练、日常生活活动能力训练、言语和认知训练以及心理治疗等。

5. 脑卒中后遗症期康复治疗

脑卒中后遗症期指脑卒中导致的功能障碍经过各种治疗，机体的功能在相当长的时间内仍然没有明显改善，此时为后遗症期，临床上多在发病后 1～2 年。常见的后遗症主要表现为患侧上肢运动控制能力差、手功能障碍、失语，构音障碍、面瘫、吞咽困难、偏瘫步态、患足下垂、行走困难、大小便失禁、血管性痴呆等。此期的身心活化活动应配合康复治疗并注意加强残存和已有功能的恢复，即代偿性功能训练，包括矫形器、步行架和轮椅等的应用，以及环境改造和必要的职业技能训练，以适应日常生活的需要。同时还要注意防止异常肌张力和挛缩的进一步加重，避免废用综合征、骨质疏松和其他并发症的发生。帮助患者下床活动和进行适当的户外活动，注意加强与患者交流和必要的心理疏导，激发患者主动性，发挥家庭和社会的作用。

（五）物理环境及社会环境评估表

环境评估的意义：环境评估是预测身心活化活动不良后果及安全隐患的过程，是确保老年人在安全环境下进行活动的重要方法，是对活动实施后可能造成的环境影响进行分析、预测和评估，提出预防或者减轻不良环境影响的对策和措施，进行跟踪监测的方法与制度。

1. 物理环境评估内容

（1）地垫边角卷起或容易打滑。

建议：移除地毯或用胶带将边缘固定。

（2）活动室桌椅欠牢固或有安全隐患。

建议：加强桌椅稳定性，消除安全隐患。

（3）活动室内地面容易打滑。

建议：定期清理水渍、更换防滑地毯，建议老年人穿防滑鞋。

（4）活动用具放置位置较高，放置方式欠稳。

建议：活动用具放置于安全可及位置，方便老年人放取，活动用具固定稳固放置翻倒。

（5）活动室内桌子边角突出。

建议：桌子包角，防止损伤老年人。

（6）活动时，老年人座位间距过小。

建议：适当增加人员的间距防止误伤。

（7）地面有线头等异物，使得老年人行动时过于小心。

建议：收起电线，固定电线于不妨碍行走的位置。

（8）环境灯光昏暗。

建议：老年人对照明的要求比年轻人要高 2～3 倍，需要改善照明，使室内光线充足。

（9）活动场地内放有很多不必要的设备，妨碍老年人转移。

建议：收起不必要的设备，以免阻挡老年人活动。

（10）桌面高度过高或过矮。

建议：调整桌面高度，方便老年人操作乐器，方便轮椅停放。

（11）未有专门的轮椅或者拐杖停放区域。

建议：增加轮椅、拐杖物品等停放区域。

（12）没有急救箱。

建议：增加急救箱，对于突发状况（癫痫、外伤等）及时处理。

（13）温度过冷或过热。

建议：建议温度恒温，避免过冷或过热，以防老年人生病。

（14）活动场地通风欠佳。

建议：增加通风及消毒设施。

（15）活动场地色彩明亮、对比强烈或色彩昏暗。

建议：活动场地布置温馨，色彩明快。

（16）没有帮助手灵活性欠佳的老年人进行抓握的用具。

建议：增加辅助带。

（17）活动室没有足够的活动用具供使用。

建议：考虑到团体身心活化需求量较多，请提前准备。

（18）活动室内未配有随身扩音器。

建议：考虑到老年人听力较差，组织活动时最好佩戴扩音器。

2. 社会环境评估内容

（1）经济情况

内容：＿＿＿＿＿＿＿＿＿＿＿＿＿＿＿＿

（2）受教育情况

内容：＿＿＿＿＿＿＿＿＿＿＿＿＿＿＿＿

（3）个人意愿（是否想参与身心活化活动）

内容：＿＿＿＿＿＿＿＿＿＿＿＿＿＿＿＿

（4）时间安排（活动的时间是否合适）

内容：＿＿＿＿＿＿＿＿＿＿＿＿＿＿＿＿

（5）家庭支持（参加身心活化活动家属是否支持）

内容：＿＿＿＿＿＿＿＿＿＿＿＿＿＿＿＿

（6）家庭成员

内容：＿＿＿＿＿＿＿＿＿＿＿＿＿＿＿＿

（7）家庭角色

内容：＿＿＿＿＿＿＿＿＿＿＿＿＿＿＿＿

（8）职业：

内容：＿＿＿＿＿＿＿＿＿＿＿＿＿＿＿＿

（9）宗教信仰

内容：＿＿＿＿＿＿＿＿＿＿＿＿＿＿＿＿

任务2 为半自理老年人开展身心活化活动进行强度和有效性评估

目前，赵爷爷已经参加完第一阶段的身心活化活动。近日，女儿为他买了一辆电动轮椅，护理员每日协助赵爷爷坐到轮椅上，并且教会爷爷如何安全地操作轮椅。现在赵爷爷每天都会在护理员的陪伴下自己操作电动轮椅出来参加活动、晒晒太阳，和新认识的朋友唠唠嗑。一周前赵爷爷吃饭的地方已经改成了餐厅。尽管赵爷爷左侧偏瘫，现在的日常生活仍然需要大部分协助，但是都会很积极地自己去做，护理员也尽可能地从旁协助和指导老年人进行日常生活活动，这让赵爷爷感受到了对生活的掌控力，对提高生活自理能力很有信心。

根据赵爷爷的现状，结合其参加活动前的评估资料，身心活化康体指导师计划对赵爷爷进行参加身心活化运动的有效性评估，以便掌握其参加身心活化活动前后的身心变化情况。

一、任务流程

任务分析 ⟶ 工作准备 ⟶ 步骤操作 ⟶ 效果评价

二、实施步骤

（一）任务分析

1. 主要身心状况及健康问题

序号	主要身心状况及健康问题
1	虽然日常生活中需要大量协助，但能积极参与到自己的日常生活中
2	饭量增加，喝水呛咳和呕吐的情况好转
3	会操作电动轮椅出来参加活动

2. 主要目标措施及依据

主要目标措施	依据
从开展身心活化活动影响老年人身心功能的角度，为半自理老年人进行开展身心活化活动的强度和有效性评估	（1）强度和有效性是衡量身心活化活动开展后的作用和价值的主要标准 （2）量表各项指标能够表征半自理老年人学练身心活化活动后身体各项健康指标的提升效果 （3）通过强度和有效性评估结果，身心活化康体指导师能够科学调整半自理老年人学练身心活化活动的时间、强度和内容

（二）工作准备

1. 物品准备

序号	名称	单位	数量
1	评估量表	份	若干
2	病例报告	份	若干
3	记录本	个	若干
4	中性笔	支	若干

2. 环境与人员准备

序号	环境与人员	准备
1	环境	干净、平整、防滑、安全、空气流通
2	身心活化康体指导师	（1）洗手、着装整齐 （2）熟悉并掌握为半自理老年人开展身心活化活动进行强度和有效性评估的相关知识 （3）提前了解老年人参加身心活化活动前的健康调查资料以及参加身心活化活动情况，便于分析
3	半自理老年人	神志清醒，情绪稳定，身心放松，已提前解决大小便

（三）步骤操作

步骤	内容	为半自理老年人开展身心活化活动进行强度和有效性评估的技术操作要求
工作前准备	沟通与观察	（1）沟通　身心活化康体指导师来到老年人旁边，说明来意："爷爷好！我们开展身心活化活动已经一个月了，为了了解您参加活动后的身体变化，便于改进我们的活动，为您提供更好的服务，我们要为您进行参加活动的强度和有效性评估。评估花费的时间可能比较长，但评估的内容比较简单，您只需要跟随我的指导完成就可以，您看可以吗？"老年人回答："可以。" （2）观察　通过观察，评估老年人神志是否清楚、意愿是否明显
步骤1	健康状况调查	"爷爷，还记得1个月前我们做过的健康状况调查吗？今天的调查还是和1个月前的一样，您需要配合我们完成一些动作，在这个过程中，如果出现任何不舒服的地方，请跟我们沟通。" 依次进行一般情况调查、疾病相关并发症及继发障碍调查、功能状态调查。
步骤2	肌力评估	"爷爷，我们现在评估一下您的肌力，您需要配合我们完成一些动作和回答一些问题，在这个过程中，如果出现任何不舒服的地方，请跟我们沟通。" 依次进行上肢和下肢主要肌肉徒手肌力检查
步骤3	睡眠质量评估	"下面一些问题是关于您最近1个月的睡眠情况，请回答最符合您近1个月实际情况的答案，在这个过程中，如果出现任何不舒服的地方，请跟我们沟通。" 依次进行入睡时间、睡眠时间、睡眠效率、睡眠障碍、催眠药物、日间功能障碍的评估
步骤4	活动强度评估	此项评估分为活动前和活动后两个部分 活动前：在活动开始前采用"观察法"，由康体指导师进行观察，无需对老年人进行询问 每一阶段开始，老年人尝试初次身心活化活动后："爷爷，今天参加身心活化活动感觉怎么样？有不舒服的地方吗？接下来，我们要对您进行活动强度评估，我来问、您来答，好吗？" 根据活动强度评估表依次进行询问
步骤5	生活满意度指数评估	"爷爷，最后是评估您的生活满意度，请回答最符合您近1个月实际情况的答案，在这个过程中，如果出现任何不舒服的地方，请跟我们沟通。" 依次进行生活满意度评定量表（LSR）、生活满意度指数A（LSIA）和生活满意度指数B（LSIB）的评估
步骤6	身心活化活动评估	此项评估由身心活化康体指导师记录
步骤7	整理记录	（1）分析和整理评估结果 （2）告知老年人及家属评估结果 （3）解答老年人及家属相关疑问
注意事项		（1）评估过程中，语言清晰明了，语速适中，要时刻注意老年人状态，及时处理一些突发情况，并根据评估量表逐一完成相应项目 （2）评估时要客观，避免被影响因素左右，如老年人做某项评估时表现得很出色从而掩盖了平时的状态

（四）效果评价

（1）通过评估，身心活化康体指导师了解老年人参与活动的身心健康状况与活动能力，为后续活动的开展做好资料基础。

（2）老年人了解自身评估结果，对自己参与身心活化活动后的身心变化有了明确的认知。

【相关知识】

为半自理老年人开展身心活化活动进行强度和有效性评估相关知识

一、健康状况调查

老年人参加身心活化活动是有阶段性的，需要根据老年人的实际情况适时调整身心活化活动的内容、时间等。因此，每一个阶段结束时进行健康状况调查非常必要，评估方法详见任务1"为半自理老年人开展身心活化活动进行安全性及环境评估"。

二、徒手肌力评定

肌力的定义：肌力是指肌肉或肌群产生张力，导致静态或动态收缩的能力，也可将其视为肌肉收缩所产生的力量。

徒手肌力评定是一种不借助任何器材，根据患者肌肉或肌群功能，使患者采取不同的受检体位，在减重、抗重力或抗阻力的状态下使受检肌肉做标准检测动作，评定受试者所测肌肉（或肌群）产生最大自主收缩能力的一种肌力评定方法。这种方法简便易行，在临床中得到广泛应用。

徒手肌力评定标准

等级	评价	评级标准
0级	零	无可见或可触及的肌肉收缩
1级	微缩	可触及肌肉的收缩，但不能引起关节活动
2级	差	解除重力的影响，能完成全关节活动范围的运动
3级	可	能抗重力，完成全关节活动范围的运动，但不能抗阻力
4级	良好	能抗重力及轻度阻力，完成全关节活动范围的运动
5级	正常	能抗重力及最大阻力，完成全关节活动范围的运动
测试结果		正常行走：5级
		可以借助工具完成走路动作：4级
		不能行走：0～3级

1.检查方法

检查时让老年人做肢体伸缩动作，检查者从相反方向给予阻力，测试老年人对阻力的克服力量，并注意两侧比较。

2.临床意义

只要下肢有4级以上的肌力，都是可以完成走路动作的，但是可能要借助工具，如拐杖。

3. 注意事项

（1）选定合适的测试时机，在运动后、疲劳时或饱餐后不宜做该评估。

（2）测试前向老年人做好说明，使老年人充分理解并积极配合，并做简单的预试活动。

（3）熟练掌握肌力检查的方法和技巧，根据老年人全身的功能状况、关节活动的质量、关节有无异常的病理形态以及老年人的配合意识，按照检查的基本原则，确定肌力检查的方法，选择适当的检查体位和姿势。对 3 级以下不能抗重力者，测试时应将被测肢体置于去除重力体位。

（4）对 4 级以上肌力的受检肌肉，在检查时所施加的阻力应为持续性的，且施加力的方向要与肌肉用力的方向相反。阻力因人、因部位而异。重复检查同一块肌肉的最大收缩力量时，前后间隔 2 分钟为宜。

（5）肌力检查时，应注意老年人的禁忌证，如持续的等长收缩可使血压升高，持续的憋气使劲可使心脏的活动负担加重，故对患有明显高血压和心脏病的老年人应忌用该检查。

三、匹兹堡睡眠质量指数（PSQI）

老年人的睡眠质量评估也是衡量身心活化活动是否能改善老年人身心功能的一个重要指标，详细评估量表请参照初级教材身心活化分册——项目一 身心活化健康评估。

四、活动强度评估

第一部分：观察法（活动前他评）

对于老年人是否可以有足够的耐力参加身心活化活动没有明显的界限，一般临床上我们在第一次进行有效性评估时，对老年人进行观察，如老年人可以完成坐在轮椅上 40 ~ 60 分钟没有明显不适，即可以考虑纳入身心活化活动。

第二部分：活动强度评估（活动后老年人自评）

释义：本表格是老年人在身心活化活动每一阶段开始时，尝试初步完成身心活化活动后的自我感受问卷评分，有助于康体指导师更好地了解老年人是否可以完成该强度的身心活化活动。

感谢您配合我们完成评估，请您对身心活化活动后的疲劳程度和身体状况找到最符合真实情况的选项进行描述。

评定项目	无	轻微	中等	偏重	严重
您有感觉到呼吸不畅吗？	A	B	C	D	E
您有感觉到疲惫吗？	A	B	C	D	E
您有感觉到头晕吗？	A	B	C	D	E
您有感觉到头痛吗？	A	B	C	D	E
您有感觉到胸闷吗？	A	B	C	D	E
您有感觉到困倦吗？	A	B	C	D	E
您有感觉到心跳加快吗？	A	B	C	D	E
您有感觉到四肢酸痛吗？	A	B	C	D	E
您可以接受现在的活动强度吗？	A	B	C	D	E
您愿意参加下一次的活动吗？	A	B	C	D	E

每道题 10 分，选项 A 10 分、选项 B 8 分、选项 C 6 分、选项 D 4 分、选项 E 0 分，总分 ≤ 75 分以及出现了两次以上选项 E 的，说明活动对于老年人来说强度过大，有较高的安全隐患，不建议参与当前强度的活动。

五、生活满意度量表

生活满意度概念：指个人对生活总的观点以及现在的实际情况与希望之间、与他人之间的差距。

（一）量表介绍

1. 测评方式

生活满意度评定量表（LSR）为他评量表，生活满意度指数 A（LSIA）和生活满意度指数 B（LSIB）为自评量表。

2. 量表功能

生活满意度量表包括 3 个独立的分量表，即生活满意度评定量表、生活满意度指数 A 和生活满意度指数 B。LSR 又包含有 5 个 1 ～ 5 分制的子量表。LSIA 由与 LSR 相关程度最高的 20 项"同意 - 不同意"式条目组成，而 LSIB 由 12 项与 LSR 高度相关的开放式、清单式条目组成。该量表用于评定被测者的生活满意度。

3. 适用人群

沟通理解能力正常的人群。

4. 测评时长

约 20 分钟。

（二）使用指南

LSIA 和 LSIB 与 LSR 的一致性仅为中等，男女之间及青老年间的差异相对较少。该量表的得分与受试者的社会地位相关。

经修改，LSIA 量表中 1、2、3、4、6、7、9、12、16、17、18、19、20 组成了新的量表生活满意度指数 Z，简称 LSIZ。

（三）量表内容

1. 生活满意度评定量表（LSR）。

结果及解释：得分在 5（满意度最低）～ 25（满意度最高）分之间。

（1）热情与冷漠

• 5 分——充满热情地谈到若干项活动及交往。感觉"当前"是一生中最美好的时光。喜爱做事情，甚至待在家里也感到愉快。乐于结交朋友，追求自我完善。对生活的多个领域表现出热情。

• 4 分——有热情，但仅限于一两项特殊的兴趣，或仅限于某个阶段。当事情出现差错并可能妨碍其积极享受生活时，可表现出失望或生气。即使是很短的时间也要预先做出计划。

• 3 分——对生活淡泊。似乎从所从事的活动中得不到什么乐趣。追求轻松和有限度的参与。可能与许多活动、事物或人完全隔离。

· 2分——认为生活的绝大部分是单调的，可能会抱怨感到疲乏。对许多事感到厌烦。即使参与某项活动也几乎体会不到意义或乐趣。

· 1分——生活就像例行公事，认为没有任何事情值得去做。

（2）决心与不屈服

· 5分——奋斗不息的态度：宁可流血也不低头。有抗争精神：抵抗到底、决不放弃。积极的人格：坏事和好事都能承受，尽力而为之，不愿改变过去。

· 4分——能够面对现实。"我对自己的遭遇没有怨言""我随时准备承担责任""只要去寻找就一定能发现生活中美好的一面"。不介意谈论生活中的困难，但也不过分渲染之。"人不得不有所放弃"。

· 3分——自述："我曾经攀上顶峰也曾跌入低谷，我有时在峰顶、有时却在谷底。"对生活中遇到的困难流露出遭受外在惩罚及内在惩罚的感觉。

· 2分——感到由于得不到休息而未能把事情办得更好，感觉现在的生活与45岁时截然不同，越来越糟了。"我努力工作，却什么也没有得到"。

· 1分——谈论自己未能承受的打击（外在惩罚），反复责怪自己（内在惩罚）。被生活所压倒。

（3）愿望与已实现目标的统一

· 5分——感到已完成了自己想做的一切。已经实现或即将实现自己的人生目标。

· 4分——对生活中失去的机遇感到有些懊悔。"也许我应该更好地把握住那些机会"。尽管如此，仍感到生活中自己想做的事情均已完成得相当成功。

· 3分——失去的机遇和把握住的机遇各占一成。如果能重新开始人生，宁愿干一些不同的事情，或许该接受更多的教育。

· 2分——为失去重要的机遇而懊悔，但对自己在某一领域（也许是其专业）中所取得的成绩感到满足。

· 1分——感到失去了生活中的大多数机遇。

（4）自我评价

· 5分——感觉正处在自己的最佳时期。"我现在做事比以往任何时候都做得都好""没有比现在更美好的时光了"。认为自己聪明、完美、有吸引力；认为自己比别人更重要。认为有资格随心所欲。

· 4分——感觉自己比一般人幸运。有把握适应生活的各种艰辛。"退休只是换个事情做而已"。对健康方面出现的任何问题均能正确对待。感到有资格随心所欲。"我想做的事情均能去做，但不会过度劳累自己"。感到能处理好自己与周围环境的关系。

· 3分——认为自己至少能够胜任某一领域，例如工作。但对能否胜任其他领域持怀疑态度。意识到自己已经失去了年轻时的活力，但能够面对现实。感到自己不那么重要了，但并不十分介意。感到自己有所得，也有所付出。随着年纪变大感到身体各方面的状况普遍下降，但并非严重下降。认为自己的健康情况好于平均水平。

· 2分——感到别人看不起自己，谈到人变老时往往感到绝望，试图抵御岁月的侵袭。

· 1分——感到老了、没有用了，或者快没有用了，贬低自己。"我已经成了别人的累赘"。

（5）心境

· 5分——"现在是我一生中最美好的时光"。几乎总是愉快的、乐观的。在旁人眼里其快乐似乎有些脱离现实，又不像是装模作样。

• 4分——在生活中寻找快乐，知道快乐之所在，并把快乐表现出来，有许多似乎属于青年人的特点。通常是正性的、乐观的情感。

• 3分——宛若一艘性情平和的船在缓缓地移动，一些不愉快均被正性心境所中和。总体上为中性到正性的情感，偶尔可表现出急躁。

• 2分——希望事情宁静、平和。总体上为中性到负性情感。有轻度的忧郁。

• 1分——悲观、抱怨、痛苦，感到孤独，许多时间里感到忧郁，有时在与人接触时会发脾气。

2. 生活满意度指数 A（LSIA）

指导语：下面的一些陈述涉及人们对生活的不同感受。请阅读下列陈述，如果你同意该观点，就请在"同意"之下做一记号；如果不同意该观点，请在"不同意"之下做一记号；如果无法肯定是否同意，则在"？"之下做一记号。请务必回答每一个问题。

结果及解释：将所有条目得分相加得到生活满意度水平，得分在 0（满意度最低）～20（满意度最高）之间，得分越高表明生活满意度越高。

注：※ 项目被 Wood 等人列入了生活满意度指数 Z（LSIZ）。A 为正序记分项目，同意计 1 分、不同意计 0 分；D 为反序记分项目，同意计 0 分、不同意计 1 分。

※（1）当我老了以后发现事情似乎要比原先想象得好（A）——同意 / 不同意 / ？

※（2）与我所认识的多数人相比，我更好地把握了生活中的机遇（A）——同意 / 不同意 / ？

※（3）现在是我一生中最沉闷的时期（D）——同意 / 不同意 / ？

※（4）我现在和年轻时一样幸福（A）——同意 / 不同意 / ？

（5）我的生活原本应该是更好的（D）——同意 / 不同意 / ？

※（6）现在是我一生中最美好的时光（A）——同意 / 不同意 / ？

※（7）我所做的事多半是令人厌烦和单调乏味的（D）——同意 / 不同意 / ？

（8）我估计最近能遇到一些有趣的、令人愉快的事（A）——同意 / 不同意 / ？

※（9）我现在做的事和以前做的事一样有趣（A）——同意 / 不同意 / ？

（10）我感到老了、有些累了（D）——同意 / 不同意 / ？

（11）我感到自己确实上了年纪，但我并不为此而烦恼（A）——同意 / 不同意 / ？

※（12）回首往事，我相当满足（A）——同意 / 不同意 / ？

（13）即使能改变自己的过去，我也不愿有所改变（A）——同意 / 不同意 / ？

（14）与其他同龄人相比，我曾做出过较多的愚蠢的决定（D）——同意 / 不同意 / ？

（15）与其他同龄人相比，我的外表年轻（A）——同意 / 不同意 / ？

※（16）我已经为一个月甚至一年后该做的事制订了计划（A）——同意 / 不同意 / ？

※（17）回首往事，我有许多想得到却未得到的东西（D）——同意 / 不同意 / ？

※（18）与其他人相比，我惨遭失败的次数太多了（D）——同意 / 不同意 / ？

※（19）我在生活中得到了相当多我所期望的东西（A）——同意 / 不同意 / ？

※（20）不管人们怎么说，许多普通人是越过越糟，而不是越过越好了（D）——同意 / 不同意 / ？

3. 生活满意度指数 B（LSIB）

指导语：请您根据自身实际情况，就以下问题进行回答并进行选择。

结果及解释：将所有条目得分相加得到生活满意度水平，得分在 0（满意度最低）～ 22（满意度最高）之间，得分越高表明生活满意度越高。

（1）你这个年纪最大的好处是什么？

- 1分：（积极的答案）
- 0分：没有任何好处。

（2）今后五年你打算做什么？你估计今后的生活会有什么变化？

- 2分：变好，或无变化。
- 1分：无法预料，"各种可能性都有"。
- 0分：变坏。

（3）你现在生活中最重要的事情是什么？

- 2分：任何自身之外的事情，或令人愉快的对未来的解释。
- 1分："维持现状"、保持健康或工作。
- 0分：摆脱现在的困境，或"目前什么重要的事情也没有"，或提起以往的经历。

（4）与早期的生活相比，你现在是否幸福？

- 2分：现在是最幸福的时期，过去和现在同样幸福，或无法比较出何时更幸福。
- 1分：最近几年有些不如以前了。
- 0分：以前比现在好，目前是最糟糕的时期。

（5）你是否曾担心人们期望你做的事，而你却不能胜任——你无法满足人们对你的要求？

- 2分：不曾担心。
- 1分：略有些担心。
- 0分：担心。

（6）如果你想怎样就能怎样，那么你最喜欢生活在哪里（国家名）？

- 1分：目前所在地。
- 0分：任何其他地方。

（7）你感到孤独的时间有多少？

- 2分：从未有过。
- 1分：有时。
- 0分：经常，十分频繁。

（8）你感到生活无目的的时间有多少？

- 2分：从未有过。
- 1分：有时。
- 0分：经常，十分频繁。

（9）你希望将来与好朋友在一起的时间更多一些还是自己独处的时间更多一些？

- 2分：现在这样很好。
- 1分：与好朋友在一起的时间更多一些。
- 0分：自己独处的时间更多一些。

（10）你在目前的生活中发现多少不幸的事情？

- 2分：几乎没有。
- 1分：有一些。
- 0分：许多。

（11）当你年迈之后，事情比原先想象得好还是不好？

- 2分：好。
- 1分：和预期的差不多。
- 0分：不好。

（12）你对自己生活的满意程度如何？

- 2分：非常满意。
- 1分：比较满意。
- 0分：不太满意。

六、身心活化活动评估表（由身心活化康体指导师记录）

（开始时，以及此后每周期结束时各评估记录一次）选出1～4项中符合的一项填入。

症状/项目	1	2	3	4	评估
（1）表情	表情丰富	有时会露出笑脸	很少有笑脸	面无表情	
（2）情绪不稳定	没有	偶尔有	时常有	有	
（3）协调性	非常的积极	能顺利与人交流，没有问题	只能与特定的人交流	没有协调性，处于孤立	
（4）多疑倾向	没有	偶尔有	时常有	有	
（5）依赖倾向	没有	偶尔有	时常有	有	
（6）不安倾向	没有	偶尔有	时常有	有	
（7）威胁倾向	没有	偶尔有	时常有	有	
（8）被害倾向	没有	偶尔有	时常有	有	
（9）忧郁倾向	没有	偶尔有	时常有	有	
（10）拘泥小节，无端生事	没有	偶尔有	时常有	有	
（11）过分否定自我	没有	偶尔有	时常有	有	
（12）说话的情况	话语很多	普通	大体上不说话	完全不说话	
（13）自发积极地与人交流	普通	有时会	大体上不会	完全不会	
（14）与身心活化康体指导师和其他老人都能交流	普通	有时会	大体上不会	完全不会	
（15）对谈话内容的理解度	完全能理解	简单的能理解，复杂的不能理解	大部分不理解或完全不理解	像带着假面具，毫无表情	
（16）谈话内容的重复程度	没有	偶尔有	时常有	一直重复	
（17）谈话内容的条理性	有条理	有时会离题	大部分无条理	完全无条理	
（18）主张、意向的表达如何	想要表达的都能表达	大体上能表达但不充分	只能表达用餐、排泄等	不能表达	
（19）话题的展开性	能自觉地展开话题	需引导后才能展开	一问一答	不能	
（20）集中力、持续力	决定了的事能够完成	容易厌弃	大体上没有	没有	
（21）场面变化时能积极地帮忙	经常有想帮忙的意思	有时会	大体上没有	没有	
（22）对他人组织举行的活动的兴趣度	积极参与	只看不加入	大体上不感兴趣	不感兴趣	

症状/项目	1	2	3	4	评估
（23）对共同作业的协作性	普通	只对特定的人有协作性	大体上没有协调性	没有	
（24）运动（体操）	节奏合拍	有时不合拍但能完成	不合节奏，动作不协调	无法完成	
（25）对比赛性运动的参与性	遵守规则，愉快完成	兴致勃勃但不理解规则	平淡地完成，规则也不理解	不感兴趣	
（26）对前一星期的事的记忆	完全记得	部分记得	大体上不记得	完全不记得	
（27）一个人能上洗手间吗？	能	有时能，有时需要别人引导	需人引导	完全需人引导	
（28）自己放物品的地方知道吗？	知道	有时会混乱	需要别人告知	不知道	
（29）对身心活化康体指导师的指导所表示的积极性	积极响应	一定程度上响应但容易厌弃	大体上没有积极性	没有	

改善后的结果等记录如下：

_____

_____

_____

_____

参加评估的身心活化康体指导师：

_____

施行日：_____年_____月_____日

七、效果评价

评估身心活化活动的有效性，需注意将老年人参与身心活化活动前后的数据资料进行对比，以评估老年人身心功能的改善情况。

评估项目		运动前	阶段一	阶段二	阶段三
一般情况调查					
疾病相关并发症及继发障碍调查					
功能状态调查	Brunnstrom 运动功能评定				
	简易 Fugl-Meyer 评定				
	改良 Ashworth 痉挛评定				
	Berg 平衡评定				
	6分钟步行试验				
	简易精神状态检查				
	洼田饮水试验				
	Barthel 指数分级评定				
	生存质量测定				

评估项目		运动前	阶段一	阶段二	阶段三
徒手肌力评定					
匹兹堡睡眠质量指数（PSQI）评定					
活动强度评估 （填写每一阶段的初始数据）					
生活满意度指数	生活满意度评定（LSR）				
	生活满意度指数A（LSIA）				
	生活满意度指数B（LSIB）				
身心活化活动评估					

案例介绍

【案例情境】

本部分内容将针对项目一情境中的主要问题，结合健康状况调查相关知识进行分析并提供问题解决方案。

【案例分析】

对本案例中赵爷爷的情况，在身心活化活动开始前进行健康状况调查如下。

一、一般健康情况调查

1. 方法

通过病例报告（出院小结）查询以及入住养老机构时老年人健康状况进行评估，或与患者本人、家属访谈。

2. 结果

活动开始前，赵爷爷鼻饲在位，饮食营养状况尚可，睡眠良好、二便通畅、情绪稳定，无口渴、头晕，偶有呛咳、呕吐现象；无心慌胸闷、血压异常增高、情绪异常（过于兴奋）等情况，但因长期卧床，有体位性低血压。

二、相关并发症及继发障碍调查

1. 方法

查询医疗记录（病例报告、出院小结、入院评估等），与医技护团队、家属、患者交流访谈并做记录。

2. 结果

赵爷爷无坠积性肺炎、发烧、尿血、下肢肿胀及抗凝治疗，无腹泻或便秘，无癫痫、关节挛缩、跌倒后外伤、骨折等情况。由于长时间卧床和脑卒中导致左侧肢体偏瘫，赵爷爷有轻度心功能不全，左上肢有疼痛，患手有肿胀和皮温增高，尾骶骨处皮肤有红斑。

三、功能状态调查

1. 方法

查询医疗记录（病例报告、出院小结、入院评估等），与医技护团队、家属、患者交流访谈、记录并分析，为制订身心活化活动的方案提供依据。

2. 结果

赵爷爷属于脑卒中的恢复后期，相当于 Brunnstrom 分期Ⅳ～Ⅴ期。赵爷爷肢体肌肉痉挛消失，大多数肌肉能自主活动，分离运动出现且协调性良好，但速度较慢。近期的主要目标是纠正异常运动模式，改善运动控制能力，促进精细运动，提高运动速度和实用性步行能力，掌握日常生活活动技能，提高生存质量；远期目标是避免废用综合征、骨质疏松和其他并发症的发生，实现在他人帮助下可下床活动和进行适当的户外活动。注意加强与患者交流和必要的心理疏导，激发患者主动性，发挥家庭和社会的作用。

四、指导意见

身心活化活动可以配合康复治疗尽早开展，可先从床上上肢功能训练、下肢功能训练、吞咽功能训练开始，循序渐进。上肢功能训练原则是抑制共同运动，促进分离运动，提高运动的速度和手的精细活动；下肢功能训练是抑制共同运动，促进分离运动及下肢的协调性，提高实用性步行能力；吞咽训练主要有唇、舌、颜面肌和颈部屈肌的肌力训练，糊状或胶状食物可少量多次吞咽，坐位颈前屈进食，逐步过渡到普通食物。床上活动时应经常给老年人翻身，更换体位；在确保肩关节复位的前提下，对肩关节痉挛肌肉肌张力的放松和关节活动度的训练，以及理疗等对症处理。从床上活动逐步过渡到坐位活动、站立活动、减重步行、室内行走与户外活动。注意体位调整时，如一旦出现体位性低血压，则须停止。活动过程中加强安全保护。后期开展日常生活活动能力训练以及心理疏导等。

项目二

身心活化技术指导

任务1　为半自理老年人讲解身心活化技术增进健康的原理和功效

在某医养结合型养老机构入住自理、半自理和失能失智老年人共56名。其中，半自理老年人22名。半自理老年人中多数患有脑血栓后遗症，部分肢体麻木或手臂、腿部等处活动不灵活，致使行动不便，对日常生活造成一定影响。机构有2名身心活化康体指导师，同时配有康复治疗及健身器材供老年人使用。另外，为了增强老年人的身体机能，机构新引进了身心活化项目的器材，并准备在周末邀请来探望老年人的家属陪同老年人一起参加身心活化活动。由于器材的数量有限，考虑到入住老年人的身体状况和需求，首先由2名身心活化康体指导师为9位半自理老年人进行原理和功效讲解。本次活动以讲解为主，同时有家人陪伴的老年人可以体验活动的内容。

━━━━【任务实施】━━━━

一、任务流程

任务分析 ⟶ 工作准备 ⟶ 步骤操作 ⟶ 效果评价

二、实施步骤

（一）任务分析

1. 主要身心状况及健康问题

序号	主要身心状况及健康问题
1	脑血栓后遗症、部分肢体麻木
2	行动受限，日常生活上需要帮助，属于半自理状态

序号	主要身心状况及健康问题
3	本人或家属希望参加身心活化的活动
4	希望通过参加身心活化改善身体机能

2. 主要目标措施及依据

主要目标措施	依据
为半自理老年人讲解身心活化技术增进健康的原理和功效	（1）身心活化活动对促进半自理老年人的身体健康具有良好效果 （2）身心活化温热运动、按摩球及脚底按摩器运动、活力健康操、手部筋力及伸展运动、主被动训练、全身协调及伸展运动、团体竞技运动的健康原理和功效提供了必要理论支撑

（二）工作准备

1. 物品准备

序号	名称	单位	数量	备注
1	温热组	组	10	含温热垫、加热板、毛巾
2	按摩球	个	10	
3	脚底按摩器	组	10	
4	手指棒	个	10	
5	健康环	个	10	
6	高尔槌球	套	1	含垫子、球、球杆
7	槟果	套	1	含垫子、得分杆、圆环
8	足部温热器	组	10	
9	桌子	张	10	每张桌子可供2人使用
10	椅子	把	10	供参加活动的老人使用

2. 环境与人员准备

序号	环境与人员	准备
1	环境	干净、整洁、开阔、安全，空气清新、无异味
2	身心活化康体指导师	（1）洗手、着装整齐 （2）熟悉并掌握为半自理老年人讲解身心活化活动的相关知识原理与功效 （3）提前了解老年人基础信息，便于沟通
3	半自理老年人	神志清醒，情绪稳定，身心放松

（三）步骤操作

步骤	内容	为半自理老年人讲解身心活化技术增进健康的原理和功效的技能操作要求
工作前准备	沟通与观察	（1）沟通　身心活化康体指导师来到老年人旁边，说明来意："各位爷爷奶奶，你们好！我们是身心活化康体指导师，今天将和大家一起开展身心活化活动。首先，为大家讲解身心活化技术的相关原理和功效。之后，会结合我们的技术内容来为大家推荐适宜参加的活动项目，各位爷爷奶奶们也可以根据自己的意愿和身体状况来选择想参加的项目。所以，请大家不要着急，我们慢慢来，希望各位在听我们讲解示范的同时有任何问题随时跟我们沟通。大家觉得可以的话，我们现在就开始好吗？"老年人们回答："可以"或者"好的"（先得到老年人的肯定回答） （2）观察　通过观察，评估参加活动的各位老年人神志是否清楚、意愿是否明显

步骤	内容	为半自理老年人讲解身心活化技术增进健康的原理和功效的技能操作要求
步骤1	讲解适合半自理老年人的温热运动	身心活化康体指导师面对老年人站好，做好准备后开始进行讲解："各位爷爷奶奶，现在您看到的是温热垫、加热板和毛巾，我们先为大家介绍温热运动的原理和功效。" "温热运动是运用加热板将麦饭石垫加热后，以麦饭石垫暖和您的手、肩、颈、膝、足等部位，同时利用捶打技巧来按摩、温热身体的各个部位。这项运动可以帮助促进身体的血液循环、舒缓筋肉，让您接受温热的各部位关节、肌肉能达到放松，从而缓和紧张情绪、减轻疼痛。" "温热运动可以作为其他运动的预备活动，推荐大家先从温热运动开始。如果有不方便的时候，可以让您身边的家人或者我们的工作人员来协助您。" 通过温热运动与老人之间形成初步的互动，并利用温热垫的温度和敲打增进末梢血液循环，使老人可以放松心情，并借由敲打节奏刺激脑部神经 （注意：为老年人进行讲解时，语言用词要清晰明了，语速适中，同时要注意照顾老年人情绪，态度要和蔼，声音要温柔；配合实物进行讲解更易于老年人的理解，引导老年人自愿加入到活动当中。对于半自理的肢体灵活度不高的老年人要给予适当的帮助）
步骤2	讲解适合半自理老年人的按摩球及脚底按摩器运动	"各位爷爷奶奶，接下来，我们为大家介绍的是按摩球及脚底按摩器运动的原理和功效。" "这项运动是通过按摩球及脚底按摩器的使用刺激末梢神经，并借由简单的动作维持基本关节活动角度和肌力。" "按摩球的揉搓可以增进远端肢体协调及活动度，并训练其远端肢体肌力，进而促进抓握能力。通过按摩球揉搓皮肤，可以刺激末梢神经，增进血液循环。" （注意：讲解过程中要控制好语速、语调和音量。观察老年人的情绪和状况，可以推荐或邀请老年人尝试使用器具，同时指导有家人陪伴的老年人使用按摩球和脚底按摩器）
步骤3	讲解适合半自理老年人的活力健康操	"各位爷爷奶奶，接下来要为大家介绍的是活力健康操的原理和功效。" "活力健康操主要有4个基本动作。这四个动作命名为：拍手、登山、展翅和万岁。这些动作对爷爷奶奶们来说可能有点难度，大家可以根据自己的身体情况做就可以了，不要勉强。具体做操的时候我们还会再指导和协助各位爷爷奶奶来完成。" "请先听一下这套动作的讲解部分。活力健康操可以帮助您伸展四肢肌肉和关节，刺激穴道，促进身体的血液循环，改善活动能力。这项运动坐着或者站立都可以进行，是活动前的暖身操，能够减少以及预防活动后可能产生的运动伤害。在做活力健康操的同时可以跟着进行数数字发声练习，训练肺活量。" （注意：为老年人进行讲解时，语言用词要清晰明了，语速适中，同时要注意照顾老年人情绪，态度要和蔼，声音要温柔，配合健康操的动作要领讲解更易于老年人的理解，结合老年人各自的身体情况，对不同情况进行讲解）
步骤4	讲解适合半自理老年人的手部筋力及伸展运动	"爷爷奶奶们是否了解了活力健康操的原理呢？现在您看到的这个是手指棒，接下来将为大家介绍手指棒运动的原理和功效。" "这项运动主要是利用手指棒穿戴的特性，训练刺激手指末梢神经、训练握力，从而刺激脑部活动。此外，利用手指棒进行不同的按摩及伸展运动，并刺激手部穴位，可以有效强化手指的肌力、促进大脑活动，增强记忆力和专注力。" （注意：对老年人进行讲解时，语言用词要清晰明了，语速适中，同时要注意照顾老年人情绪，态度要和蔼，声音要温柔，配合手指棒的动作要领讲解更易于老年人的理解；另外，结合老年人的身体状况，进行不同情况的讲解）
步骤5	讲解适合半自理老年人的主被动训练	"各位爷爷奶奶，大家经过了刚才的热身运动，感觉怎么样？接下来要讲解的是主被动训练的原理和功效。" "主被动训练主要是对上肢和下肢的阻力训练，通过徒手和健康环两种方式来完成。在带动四肢进行主被动训练的同时，通过正确的运动模式刺激肌肉运动、刺激神经组织、改善患肢血液循环、促进新陈代谢，增加关节活动度，从而促进四肢功能的恢复。" （注意：对老年人进行讲解时，语言用词要清晰明了，语速适中，同时要注意照顾老年人情绪，态度要和蔼，声音要温柔。结合老年人的身体状况，进行主被动训练的讲解）
步骤6	讲解适合半自理老年人的全身协调及伸展运动	"各位爷爷奶奶，现在大家看到的这个是健康环，下面来讲解健康环运动的原理和功效。" "健康环运动是一项有氧健身运动，可以训练膝关节、脚趾及手臂力量，在全身律动的同时训练身体的协调性及平衡感，通过运动锻炼可以有效预防跌倒，并训练握力和耐力。" "我们可以利用健康环进行一系列的伸展及有氧运动，可以消耗热量、锻炼及强化肌肉、增强心肺功能，更好地锻炼身体的协调性及培养节奏感。" （注意：为老年人进行讲解时，语言用词要清晰明了，语速适中，同时要注意照顾老年人情绪，态度要和蔼，声音要温柔；配合健康环的动作要领讲解更易于老年人的理解，引导老年人自愿加入到活动当中）
步骤7	讲解适合半自理老年人的团体竞技运动	"各位爷爷奶奶，最后要为大家讲解的是高尔槌球和槟果投掷运动的原理及功效。" "这是一项团体竞技活动。可以通过从事精准性运动来活络脑部思绪，同时训练身体协调性以及分数计算能力。活动由高尔夫球、门球以及槟果投掷三项运动组合而成。通过运动竞技能够加强老年人的社交能力，并且提高手、手指、手臂的肌力，强化大脑的活动。" （注意：为老年人进行讲解时，语言用词要清晰明了，语速适中，同时要注意照顾老年人情绪，态度要和蔼，声音要温柔。通过介绍活动内容及要领，让老年人体会运动和团体协作的乐趣。根据不同老人的身体状况进行讲解和示范，引导老年人在身体条件允许的状况下，自愿加入到活动当中）
步骤8	整理记录	（1）询问老年人感受 （2）解答老年人疑问 （3）记录要注意的内容

（四）效果评价

（1）通过身心活化康体指导师的讲解和展示，让老年人初步了解了身心活化技术增进健康的原理和功效，为老年人自愿参与到活动中奠定理论基础。

（2）解答老年人在身心活化康体指导师讲解过程中产生的疑问，同时对老年人的特点和习惯等做好记录。在介绍讲解身心活化活动相关的原理和功效的同时，结合了老年人的状况从而引发兴趣。根据半自理老年人的不同身体健康状况，为老年人推荐与其身体机能状况相适宜的身心活化活动，让老年人更乐意主动参与到身心活化活动当中。

──────────────── 【相关知识】 ────────────────

身心活化活动增进健康的原理和功效

一、老年人的身心变化及参加身心活化活动的意义

1. 健康受到损害的心理接受过程

每个人在生活过程中都会遇到意想不到的事情。例如，家人生病或死亡、与亲人分离、考试或事业失败。如同面对上述的这些不幸给人们带来痛苦时的心理反应，接受疾病或者自身的健康受到损害的过程也是一种健康的、正常的心理反应。

老年人在面对疾病和身体健康受损的情况时，也需要一个从不接受到接受的过程。这期间会出现拒绝接受、易怒、暴躁等负面情绪，也有老年人会拒绝康复治疗。这时候需要家人和医护人员的陪伴，给予精神上的支持，理解老年人的情绪并尊重老年人的想法。为了防止老年人在精神上陷入抑郁状态，需要鼓励老年人积极面对生活，进而接受并通过康复治疗和运动改善身体机能。

2. 运动功能的老化

与年轻人的运动功能相比，大部分老年人的运动功能都是处于下降阶段的。但是，根据性别和日常活动的程度不同，运动功能下降的程度和速度存在较大的差异；另外，是否患有疾病也会影响运动功能的下降速度，因此，老年人运动功能的个体差异较大。

运动功能老化的原因可分为形态学的变化、运动学的变化、循环器官的变化和神经感觉功能的变化。

（1）形态学的变化　身高的变化、驼背等身形的变化、骨骼及关节的变化。

（2）运动学的变化　筋力、柔软性、敏感性、平衡性、步行动作、节奏性运动的变化。

（3）循环器官的变化　包括血压和心跳在内的循环功能、肺活量在内的呼吸功能的变化。

（4）神经感觉功能的变化　智力和感觉的变化。

3. 半自理老年人参加身心活化活动的意义

随着老龄化的加剧，半自理老年人的比例逐渐增高。这部分老年人需要有专人照看并协助生活。一般情况下，半自理老年人属于大脑清楚、语言表达能力完全，但由于体质较差或者年龄过大，以及患有某些慢性疾病，以致影响老年人正常行为能力，导致行动较为不便。

身心活化活动既能兼顾半自理老年人在生理层面与社会心理层面的需求，又能融入且持

续存在在生活中具身心机能向上提升的活动与运动。该运动旨在通过增加与老年人互动，让老年人在整体良好互动的氛围下，展现自我、提升自信心，以达到促进身心机能、人际互动、自我实现等各方面提升的目的。

二、身心活化活动增进半自理老年人健康的原理和功效

对半自理老年人的身心活化活动疗法分为 7 个不同的环节，包括温热运动、按摩球及脚底按摩器运动、活力健康操、手部筋力及伸展运动、主被动训练、全身协调及伸展运动、团体竞技运动。该活动在结合大脑、精神和趣味活动三大范畴的基础上，为老年人提供身心刺激和团体活动的机会，使老年人在锻炼身心健康的同时，也享受运动过程中的乐趣。整套疗法突显人性化，在与老年人建立互信关系的基础上开展各项运动，继而锻炼肌力，加强老人的自信心。与传统的运动疗法相比较，身心活化活动使老年人的认知、沟通能力、主动性、社交能力以及活动能力方面都得到有效的改善和提高。

1. 温热运动

温热运动是身心活化康体指导师根据实践计划，按顺序加热手、肩、背、脚、膝等部位，给予适度的刺激（使用岩晶麦饭石陶瓷球填充垫）。这样可以恢复血流，促进全身的血液循环，通过深部体温上升，缓解肌肉和间接的紧张及疼痛，并且能够改善自律神经失调。通过温热运动使大脑的血流变得活跃，改善功能（如决策、沟通、行为控制、思考能力、意识和注意力、记忆控制和情绪控制）。另外，也作为后续运动的热身。

2. 按摩球及脚底按摩器运动

按摩球采用 PVC 材料制作而成，柔韧、灵活、安全、舒适。在手中转动的同时能够更好地按摩手中穴位，起到按摩手中穴位的长期锻炼功效，有益健康。按摩球体表面的触角可以刺激神经末梢，促进血液循环，放松紧张的神经，增强身体的灵活性，改善平衡能力。

脚在人体中距离心脏最远，如果脚部末梢循环产生障碍，容易导致血液循环不畅，进而导致新陈代谢不畅、全身组织器官功能下降。人体借由新陈代谢的作用，达到排除体内废物与毒素的功能。淋巴系统、肾脏、大小肠、皮肤等，都是排除新陈代谢作用所产生的废物的主要器官，如果这些器官的功能失常，则体内的废物与毒素无法排除，身体自然就会不健康。脚底按摩器，能显著刺激各部位反射区，使得血液循环畅通，排除积聚在体内的废物和毒素，使新陈代谢恢复正常，最终达到保健功效。

脚部按摩的具体功能：

（1）促进血液循环、增进新陈代谢。

（2）预防及改善血压高、风湿痛、项背酸痛。

（3）改善脚患问题。

（4）对风湿及关节痛有一定疗效。

（5）缓解水肿、腿部静脉曲张以及腿部麻痹。

（6）促进腿部气血运行，防治痛风。

（7）改善失眠，强化消化系统功能。

3. 活力健康操

活力健康操由四个运动组成，其中包含了维持健康所必需的三个主要元素：有氧运动，

伸展运动和力量锻炼。老年人可以站立、坐着或躺在床上完成健康操。健身操可促进出汗，消除疲劳，使身体变得轻松。通过运动，头、颈、肩、背、腰髋、腹部、四肢各关节、韧带、全身各部肌肉均能得到锻炼。同时，随着身体各部位活动，内脏器官功能也相应得到锻炼。对血液循环、呼吸、内分泌、神经等系统均有良好的刺激作用。

4. 手部筋力及伸展运动——手指棒运动

使用有弹性的手指棒（硅橡胶制品）刺激被称为"第二大脑"的手和手指，从而改善血液循环，活跃大脑（运动区、感觉区、感觉联络区）和前额叶的功能，刺激整个脑神经，对身体、智力的各种症状有着极为明显的改善。另外，通过手部筋力及伸展运动，可以增进手臂和肩膀肌肉的肌力锻炼。

5. 主被动训练

功能锻炼是恢复肢体功能的简易可行又非常有效的方法。适用于具偏瘫、截瘫、上下肢功能障碍的老年人。通过运动可以改善肢体的血运和营养供给，恢复关节活动度，增加肌力。此训练分成主动运动和被动运动。

主动运动训练以老年人自主运动为主、身心活化康体指导师的协助为辅，以运动功能和运动能力为导向，使半自理老年人达到能随意运动的目的。具体效果有：提高运动感觉的清晰度，空间、时间知觉的精确性，运动思维过程的敏捷性、灵活性，情绪的稳定性，意志的坚韧性。

主动运动是依靠半自理老年人自己有意识地运动，而被动运动是通过外力（身心活化康体指导师）辅助运动。被动运动训练的即时效果较好，半自理老年人在静态下肌肉和肢体紧张容易很快得到放松。主动运动与被动运动是互补的。开始时常常是被动的，逐渐以主动为主，要使半自理老年人了解其目的与意义，掌握正确的锻炼方法。

6. 全身协调及伸展运动——健康环有氧运动

为了提高全身的肌力和各种身体功能进行的健康环有氧运动，能够显著激活大脑前额叶皮层，可有效缓解精神和身体压力。坚持运动能够提高集中力，使情绪稳定的同时提高记忆力，进而增强身体平衡功能、反射功能，可以有效预防跌倒，使老年人的站立、行走、跑步等动作变得顺畅。

7. 团体竞技运动——高尔槌球和槟果投掷运动

此项运动是通过打球、套圈的室内专用游戏运动，让老年人感受到其中的乐趣。作为运动疗法，对老年人的身体健康状况要求不高，即使是坐轮椅的老年人也可以参与到运动当中。高尔槌球和槟果投掷运动是将个人游戏以集体的形式进行，需要参与的人共同努力，通过此项运动可以与他人培养建立良好的人际关系，消除认知症老年人和半自理老年人的顾虑，使其能够坦诚地敞开心扉从而改善心情，有助于增进身体机能的恢复。

除了站立式运动外，还可以采用坐式进行槟果投掷运动。这种新式的玩法可以在桌子上用手扔球。这种运动方法对认知症的预防和康复治疗，以及中风后遗症的精神和身体功能康复都极为有效。另外，对于有抑郁症状的老年人来说，也能够毫无顾虑地参与到运动当中，与其他老人一起尽情地享受游戏的快乐，在交流的过程中促进和改善大脑和身心功能。

任务2 为半自理老年人独立连贯地展示身心活化技术并指导学练

【任务情境】

钱爷爷，76岁，患有多种慢性疾病，身体功能较差，近期因中风导致身体左侧偏瘫，无法灵活行动。由于子女工作繁忙，无法很好地照顾钱爷爷，因此钱爷爷选择入住到离家2公里的某养老服务中心。

入住养老中心后，照顾他的护理员小王发现钱爷爷经常一个人坐在轮椅上，看着窗外景色发呆，看起来非常孤独。由于行动不便，钱爷爷也难以参与中心组织的日常娱乐活动。为了改变这一情况，护理员小王鼓励钱爷爷去参与中心专门为半自理老年人开展的身心活化活动。钱爷爷在了解身心活化活动的功效之后，表示非常乐意参与。

请身心活化康体指导师小李根据钱爷爷的具体情况，为他展示并指导他学练适宜的身心活化技术。

【任务实施】

一、任务流程

任务分析 ⟶ 工作准备 ⟶ 步骤操作 ⟶ 效果评价

二、实施步骤

（一）任务分析

1. 主要身心状况及健康问题

序号	主要身心状况及健康问题
1	患有多种慢性疾病，身体功能较差，中风导致身体左侧偏瘫
2	由于行动不便，无法参与养老服务中心日常娱乐活动
3	心理上感到孤单落寞
4	了解身心活化活动的功效之后，非常乐意参与

2. 主要目标措施及依据

序号	主要目标措施	依据
1	为半自理老年人展示适宜的身心活化技术	（1）为半自理老年人展示身心活化技术的动作要领，降低技术动作在老年人感官层面的难度，能够增强老年人学练身心活化技术的信心 （2）展示过程要直观明确，确保老年人能够看清具体动作，加深老年人感官认知
2	指导半自理老年人学练身心活化技术	（1）掌握身心活化技术要领是半自理老年人坚持长期练习的重要前提 （2）身心活化指导师运用多种教学方法和手段，指导老年人学练身心活化技术

（二）工作准备

1. 物品准备

序号	名称	单位	数量	备注
1	温热组	组	1	含温热垫、加热板、毛巾
2	按摩球	个	1	
3	脚底按摩器	个	1	
4	脚部温热器	个	1	
5	手指棒	个	1	
6	健康环	个	1	
7	高尔槌球	套	1	含垫子、球、球杆
8	槟果	套	1	含垫子、得分杆、圆环
9	桌子	张	1	
10	椅子	个	2	

2. 环境与人员准备

序号	环境与人员	准备
1	环境	（1）通风、光线明亮、干净、整洁、安全、防滑，空气清新、无异味 （2）活动场地开阔，温度适宜
2	身心活化康体指导师	（1）洗手，着装整齐、轻便易活动 （2）熟悉并掌握为半自理老年人展示并指导学练适宜的身心活化技术的相关知识与技能要点 （3）提前了解老年人基础信息，便于沟通 （4）提前了解老年人身体健康信息，便于活动中注意老年人安全
3	半自理老年人	神志清醒，情绪稳定，身心放松

（三）步骤操作

步骤	内容	为半自理老年人展示并指导学练适宜的身心活化技术的技能操作要求
工作前准备	沟通与观察	（1）沟通 身心活化康体指导师小李面带微笑，来到老年人旁边，说明来意："爷爷早上好，今天由我来协助您一起开展身心活化活动，在这个过程中，如果有什么需要，您可以随时跟我沟通。"老年人回答："好的，小李。" （2）观察 通过观察评估老年人的面部表情、精神状态等，确认老年人神志清楚，精神状态良好，可以参加身心活化活动，同时对活动的参与意愿明显
步骤1	为半自理老年人展示并指导学练适宜的温热运动	身心活化康体指导师小李来到老年人旁边，说明来意："爷爷，我们的身心活化活动包含温热运动、按摩球及脚底按摩器运动、活力健康操、手部筋力及伸展运动（手指棒运动）、主被动训练、全身协调及伸展运动（健康环运动）、团体竞技运动（高尔槌球和槟果投掷运动）7个部分。这个是温热垫、加热板，我先来协助您进行温热运动。" 对偏瘫老年人，身心活化康体指导师协助老年人依次进行健侧手部、肩部、颈背部、腿部、脚部的温热运动，再进行患侧手部、肩部、腿部、脚部的温热运动 注意：①调整好老年人坐姿，根据老年人身体情况使用坐姿调整辅具，必要时使用安全带固定，以防滑落；老年人须双脚着地，双腿分开与肩同宽。②对偏瘫老年人，需要用温热组先对健侧进行温热，再对患侧进行温热。③若老年人有其他病症导致的上下肢功能障碍，也遵循先健侧、再患侧的温热顺序。④对患侧温热时，一定注意力度，多关注老年人情绪动作等反应，及时调整。⑤提前进行准备，将温热垫加热，不要让老年人等待时间过长。⑥温热运动过程中，要注意与老年人沟通互动，照顾老年人情绪

步骤	内容	为半自理老年人展示并指导学练适宜的身心活化技术的技能操作要求
步骤2	为半自理老年人展示并指导学练适宜的按摩球及脚底按摩器运动	"爷爷，接下来，我要使用这个按摩球和脚底按摩器来协助您进行下一个运动。" 对偏瘫老年人，身心活化康体指导师协助老年人双脚放在脚底按摩器上按摩，再用健侧手拿着按摩球对患侧手和双腿进行按摩，依次进行手背、手臂、大腿、小腿的按摩 注意：①调整好老年人坐姿，根据老年人身体情况使用坐姿调整辅具，必要时使用安全带固定，以防滑落；老年人须双脚着地，双腿分开与肩同宽。②若有其他病症导致的上下肢功能障碍的老年人，根据具体情况进行不同部位的按摩。③按摩过程中，尤其注意老年人安全。④注意老人状况，是否参与活动，鼓励老年人一起数数。⑤按摩过程中要注意与老年人沟通互动，询问力道是否适中，照顾老年人情绪
步骤3	为半自理老年人展示并指导学练适宜的活力健康操	"爷爷，接下来，我来协助您进行活力健康操。" 对偏瘫老年人，鼓励老年人主动进行健侧活动，患侧由身心活化康体指导师协助进行活动，依次进行手掌与手臂伸展运动、肩部旋转放松运动、上肢屈伸展运动、肩部旋转放松运动、上臂开合运动、肩部旋转放松运动、全身伸展运动、肩部旋转放松运动 注意：①调整好老年人坐姿，根据老年人身体情况使用坐姿调整辅具，必要时使用安全带固定，以防滑落；老年人须双脚着地，双腿分开与肩同宽。②对其他上下肢功能障碍的老年人，鼓励老年人主动进行健侧活动，患侧由身心活化康体指导师根据具体情况协助进行活动。③协助老人动作时，动作轻柔且需托住老年人关节，避免受伤。④操作速度不宜过快或忽快忽慢。⑤活动过程中，要注意与老年人沟通互动，照顾老年人情绪
步骤4	为半自理老年人展示并指导学练适宜的手部筋力及伸展运动	"爷爷，现在您看到的这个是手指棒，接下来我用它来协助您进行手部筋力及伸展运动。" 对偏瘫老年人，身心活化康体指导师协助老年人使用健侧手拿手指棒进行敲打，依次敲打肩部和下肢、活络手部，协助穿脱手指棒，进行手部开闭运动，带动全身伸展 注意：①调整好老年人坐姿，根据老年人身体情况使用坐姿调整辅具，必要时使用安全带固定，以防滑落；老年人须双脚着地，双腿分开与肩同宽。②对其他上下肢功能障碍的老年人，身心活化康体指导师根据具体情况协助进行不同部位的活动。③穿戴手指棒动作需轻柔，有耐心，事先询问老人意愿，协助老年人穿戴手指棒过程中，不可过于勉强。④活动过程中，节奏速度适中，不要忽快忽慢。⑤适时注意老人，避免因手指棒疼痛而不愿活动。⑥活动过程中要注意与老年人沟通互动，照顾老年人情绪
步骤5	为半自理老年人展示并指导进行适宜的主被动训练	"爷爷，接下来我来协助您进行主被动训练。" 对偏瘫老年人，身心活化康体指导师协助老年人依次进行上肢阻力训练、下肢阻力训练和上肢阻力训练 注意：①老年人手部有力量时，与身心活化康体指导师互相抓握进行训练；没有力量时，由身心活化康体指导师握住老年人手部进行训练。②老年人腿部有力量时，与身心活化康体指导师互相用力进行训练；没有力量时，由身心活化康体指导师用手按住腿部进行训练。③抓握、按压老年人患侧部位时尤其小心，注意力度与老年人承受能力。④活动过程中，要注意与老年人沟通互动，照顾老年人情绪
步骤6	为半自理老年人展示并指导进行适宜的全身协调及伸展运动	"爷爷，现在您看到的这个是健康环，我先协助您进行健康环的暖身运动，避免一会儿进行有氧运动时出现拉伤，然后再协助您进行健康环的有氧运动（全身协调及伸展运动）。" 对偏瘫老年人，身心活化康体指导师先不使用辅具协助老年人进行健康环暖身运动，依次进行由头部至身躯部的伸展运动；热身之后，再使用健康环协助老年人进行有氧运动，包括往身体内侧回转、单手摇等运动 注意：①调整好老年人坐姿，根据老年人身体情况使用坐姿调整辅具，双脚着地并分开与肩同宽。②过程中，协助老人不可过于勉强。③过程中，节奏速度适中，不要忽快忽慢。④协助摇健康环时要有耐心，适时注意老年人，避免因无法摇动健康环而不愿活动。⑤注意安全距离，避免受伤。⑥活动过程中，要注意与老年人沟通互动，照顾老年人情绪
步骤7	为半自理老年人展示并指导进行适宜的团体竞技运动	"爷爷，现在您看到的这个是高尔槌球、这个是槟果，我先来协助您玩高尔槌球，然后我们再来玩槟果投掷（团体竞技运动）。" 对偏瘫老年人，身心活化康体指导师先准备好场地，将老年人用轮椅推到场地两边，协助老年人先进行高尔槌球运动，包括调整器具、游戏具体过程、分数计算等；再进行槟果投掷运动，包括调整器具、游戏具体过程、分数计算等 注意：①调整好老年人坐姿，根据老年人身体情况使用坐姿调整辅具，打球或投掷槟果时需要双脚着地并分开与肩同宽。②协助老年人进行活动过程中，注意老年人安全。③进行活动过程中，不可过于勉强老年人。④活动过程中要注意与老年人沟通互动，照顾老年人情绪
步骤8	整理记录	（1）询问老年人对各项活动的感受以及活动结束后的身体状况 （2）解答老年人相关疑问，及时发现活动中存在的问题 （3）整理记录，下次活动时及时改进
注意事项		（1）协助老年人活动过程中注意观察老年人面部表情、肢体动作等，以便及时调整活动节奏，避免意外发生 （2）身心活化康体指导师注意语言表达与语速

（四）效果评价

（1）通过身心活化康体指导师的指导和协助，半自理老年人也能够参与温热运动、按摩球及脚底按摩器运动、活力健康操、手部筋力及伸展运动、主被动训练运动、全身协调及伸展运动、团体竞技运动，达到锻炼身体、活化身心的目的。

（2）了解了半自理老年人在参与身心活化活动过程中的疑问，为身心活化康体指导师后期改进活动协助技巧，更好的协助半自理老年人参与活动奠定基础。

【相关知识】

为半自理老年人展示并指导学练适宜的身心活化技术的基本知识

一、温热运动

（一）适用对象

偏瘫老年人、上肢活动无障碍老年人、下肢活动无障碍老年人。

（二）学练顺序

对半自理老年人，身心活化康体指导师用温热辅具先对老年人健侧进行温热，再对患侧进行温热，具体如下。

序号	老年人情况	学练顺序
1	左侧偏瘫	先对右侧（健侧）上肢进行温热，再对左侧（患侧）上肢和下肢进行温热
2	右侧偏瘫	先对左侧（健侧）上肢进行温热，再对右侧（患侧）上肢和下肢进行温热
3	上肢活动存在障碍	先对下肢（健侧）进行温热，再对上肢（患侧）进行温热
4	下肢活动存在障碍	先对上肢（健侧）进行温热，再对下肢（患侧）进行温热

（三）学练过程与内容（以左侧偏瘫老年人为例）

1. 健侧（右侧）

顺序	内容	指导和协助技巧
第一步	寒暄	
第二步	手腹按压手部	
第三步	手部"日"字形敲打20下（注意律动）	
第四步	手部"日"字形敲打20下+唱歌	
第五步	肩部敲打20下	
第六步	颈背部敲打20下	（1）准备　调整好老年人坐姿，根据老年人身体情况使用坐姿调整辅具，必要时使用安全带固定，以防滑落，老人须双脚着地，双腿分开与肩同宽
第七步	深呼吸3次+肩部上提3次	
第八步	肩胛敲打20下	（2）说明　健侧指导和协助具体技巧见《老年康体指导职业技能教材》（初级）"身心活化服务"分册之温热运动部分
第九步	背部、脊椎敲打20下	
第十步	深呼吸3次+手部外转5次+手部内转5次	
第十一步	敲打大腿20下	
第十二步	敲打小腿20下	
第十三步	敲打脚部20下	

2. 患侧（左侧）

顺序	内容	指导和协助技巧
第一步	将加热好的温热垫包覆于患侧	（1）指导对话示例 身心活化康体指导师："爷爷/奶奶，您坐在椅子上，我先用加热好的温热垫包裹您的左手掌和小臂，来为您按摩。" 老年人："好的。" （2）指导要点 ①提前加热温热垫，避免老年人等待时间过长 ②用温热垫包裹老年人患侧手部时一定注意动作要轻柔
第二步	手部敲打患侧手部20下（注意律动）	（1）指导对话示例 身心活化康体指导师："爷爷/奶奶，这个力度合适吗？" 老年人："可以再用力一点。" 身心活化康体指导师："这样呢？" 老年人："这样合适。" （2）指导要点 ①身心活化康体指导师一手拖住老年人患侧手腕，另一手握拳轻轻敲打老年人患侧手掌和小臂20下 ②身心活化康体指导师敲打时注意身体有节奏地进行律动 ③注意固定温热垫，避免掉落
第三步	手臂敲打20下	（1）指导对话示例 身心活化康体指导师："爷爷/奶奶，接下来，我为您敲打按摩手臂。" 老年人："好的。" （2）指导要点 ①身心活化康体指导师挪动温热垫放于老年人患侧手臂，一手捏住温热垫左上角，一手握拳进行敲打 ②视老年人意愿进行沟通，可不进行对话
第四步	肩部敲打20下	（1）指导对话示例 身心活化康体指导师："爷爷/奶奶，接下来，我为您敲打按摩肩部。" 老年人："好的。" （2）指导要点 ①身心活化康体指导师挪动温热垫放于老年人患侧肩部，一手捏住温热垫左上角，一手握拳进行敲打 ②视老年人意愿进行沟通，可不进行对话
第五步	腿部敲打20下	（1）指导对话示例 身心活化康体指导师："爷爷/奶奶，接下来，我为您敲打按摩腿部。" 老年人："好的。" （2）指导要点 ①身心活化康体指导师挪动温热垫放于老年人患侧腿部，以蹲跪姿势（左膝跪、右膝蹲），一手捏住温热垫下方中部，一手握拳进行敲打 ②注意温热垫温度，若温热垫温度降低，应及时更换热的温热垫
第六步	脚部敲打20下	（1）指导对话示例 身心活化康体指导师："爷爷/奶奶，接下来，我为您敲打按摩脚部。" 老年人："好的。" （2）指导要点 ①身心活化康体指导师挪动温热垫放于老年人患侧脚部，以蹲跪姿势（左膝跪、右膝蹲），一手捏住温热垫下方中部，一手握拳进行敲打 ②按摩敲打脚部时，可将老年人鞋子脱掉，便于温热垫更好地温热脚部 ③在整个温热过程中，可视老年人情况，边按摩、边和老年人一起唱歌

二、按摩球及脚底按摩器运动

（一）适用对象

偏瘫老年人、上肢活动无障碍老年人、下肢活动无障碍老年人。

（二）学练顺序

序号	老年人情况	学练顺序
1	上肢活动无障碍老年人	遵循拿按摩球按摩手掌、手背、手臂、大腿、小腿和手部抓握的操作顺序
2	下肢活动无障碍老年人	使用脚底按摩器持续按摩老年人脚部
3	偏瘫老年人	遵循用健侧手拿按摩球按摩患侧手背、手臂、大腿、小腿、手部抓握的活动顺序

（三）学练过程与内容

1.上肢活动无障碍老年人

顺序	内容	指导和协助技巧
第一步	手掌搓揉20下，换手20下	（1）准备　调整好老年人坐姿，根据老年人身体情况使用坐姿调整辅具，必要时使用安全带固定，以防滑落。老年人须双脚着地，双腿分开与肩同宽 （2）指导对话示例 　身心活化康体指导师："爷爷/奶奶，早上好，今天我们来进行按摩球及脚底按摩器运动。这个是按摩球，现在我来协助您用这个按摩球进行按摩。" 　老年人："好的。" 　身心活化康体指导师："您先把按摩球放在左手手心，右手五指并拢，手心接触按摩球，让按摩球按摩左手手心，按摩20下。我们一起来数数，1、2、3……" 　身心活化康体指导师："接下来，我们换手，把按摩球放在右手手心，左手用力让按摩球搓搓右手手心，也按摩20下，1、2、3……" （3）指导要点 ①先给老年人示范，再指导老年人自己进行按摩 ②鼓励老年人一起数数
第二步	手背搓揉20下，换手20下	（1）指导对话示例 　身心活化康体指导师："接下来，我们来按摩左手手背，动作跟刚才一样，按摩20下，1、2、3……" 　身心活化康体指导师："我们换手，再来按摩右手手背，按摩20下，1、2、3……" （2）指导要点 ①注意老年人动作，防止按摩球掉落 ②鼓励老年人一起数数
第三步	手臂搓揉20下，换手20下	（1）指导对话示例 　身心活化康体指导师："爷爷/奶奶，我们来按摩手臂，先按左手，右手拿着按摩球，从手腕部位慢慢按摩到上臂，按摩20下，1、2、3……" 　身心活化康体指导师："我们换手，再来按摩右手手臂，也是从手腕部位慢慢按摩到上臂，按摩20下，1、2、3……" （2）指导要点 ①先给老年人示范，再指导老年人自己进行按摩 ②鼓励老年人一起数数
第四步	大腿搓揉20下，换边20下	（1）指导对话示例 　身心活化康体指导师："接下来，我们来按摩大腿，先按左腿，右手拿着按摩球，从大腿根部慢慢按摩到膝盖位置，按摩20下，1、2、3……" 　身心活化康体指导师："我们再来按摩右腿，也从大腿根部慢慢按摩到膝盖位置，按摩20下，1、2、3……" （2）指导要点 ①根据老年人身体情况选择腿部按摩位置，老年人无法自行按摩的，由身心活化康体指导师协助按摩 ②鼓励老年人一起数数
第五步	小腿搓揉20下，换边20下	（1）指导对话示例 　身心活化康体指导师："接下来，我们来按摩左腿的小腿，动作跟刚才一样，按摩20下，1、2、3……" 　身心活化康体指导师："我们再来按摩右腿的小腿，按摩20下，1、2、3……" （2）指导要点 ①根据老年人身体情况选择腿部按摩位置，老年人无法自行按摩的，由身心活化康体指导师协助按摩 ②老年人自行按摩小腿时一定注意安全，防止摔倒 ③鼓励老年人一起数数

顺序	内容	指导和协助技巧
第六步	手部抓握20下，换边20下	（1）指导对话示例 　身心活化康体指导师："爷爷/奶奶，接下来，我们用按摩球进行抓握活动。先左手，把按摩球放在左手手心，五指用力张开，再合拢用力抓按摩球为1下，抓握20下，1、2、3……换，右手抓握20下，1、2、3……" （2）指导要点 ①注意按摩球在老年人手部位置，防止掉落 ②鼓励老年人一起数数 ③结束后身心活化康体指导师将按摩球收好

2. 下肢活动无障碍老年人

内容	指导和协助技巧
使用脚底按摩器持续按摩脚部	（1）准备　调整好老年人坐姿，根据老年人身体情况使用坐姿调整辅具，必要时使用安全带固定，以防滑落。老年人须双脚着地，双腿分开与肩同宽 （2）指导对话示例 　身心活化康体指导师："爷爷/奶奶，这是脚底按摩器，我来协助您进行脚底按摩。我们先把鞋子脱掉" 　老年人在身心活化康体指导师协助下脱鞋 　身心活化康体指导师："我把脚底按摩器放在您的双脚下，您用双脚脚底分别踩住脚底按摩器上面的按摩球，脚部稍稍用力进行按摩" 　老年人跟随指导进行脚部按摩 （3）指导要点 ①引导老年人持续进行脚部按摩，注意节奏和休息 ②根据老年人情况，选择左脚、右脚或双脚进行脚部按摩 ③注意脚底按摩器位置，避免老年人踩滑

3. 偏瘫老年人

顺序	内容	指导和协助技巧
第一步	用健侧手拿着按摩球放在患侧手背上搓揉20下	（1）说明　指导和协助技巧与上肢活动无障碍老年人的一致 （2）指导要点 ①由身心活化康体指导师拿着按摩球先协助老年人按摩健侧，再由老年人用健侧手自行拿着按摩球逐一按摩患侧手的手背、手臂、大腿、小腿，以及抓握 ②脚底按摩器持续让老年人使用，按摩健侧脚部
第二步	手臂搓揉20下	
第三步	大腿搓揉20下，换边20下	
第四步	小腿搓揉20下，换边20下	
第五步	健侧抓握20下，患侧由协助人员根据老年人实际情况协助抓握20下	

三、活力健康操

（一）适用对象

偏瘫老年人、上肢活动无障碍老年人。

（二）学练顺序

　　鼓励老年人主动进行健侧活动，患侧由身心活化康体指导师协助进行活动，遵循手掌手臂伸展运动、肩部旋转放松、上肢屈指伸展运动、肩部旋转放松、上臂开合运动、肩部旋转放松、全身伸展运动、肩部旋转放松的活动顺序。

（三）学练过程与内容（以左侧偏瘫老年人为例）

顺序	内容	操作要领	指导和协助技巧
第一步	手掌、手臂伸展运动	1.双手臂张开成"大"字样 2.拍掌，双手合在胸前 3.配合呼吸、数拍 4.重复30次	（1）准备　调整好老年人坐姿，根据老年人身体情况使用坐姿调整辅具，必要时使用安全带固定，以防滑落，老年人须双脚着地，双腿分开与肩同宽。 （2）指导对话示例 　身心活化康体指导师："爷爷/奶奶，早上好，今天我们来进行活力健康操运动，首先是手掌、手臂伸展运动。您自己用右手跟随我的指导来，左手由我来协助您活动" 　身心活化康体指导师："将双手张开成"大"字样，手臂展开放在身体两侧，再将双手合在胸前拍掌，我们一起一边数拍子，配合呼吸一边进行这个动作，重复30次，1、2、3……" （3）指导要点 ①身心活化康体指导师先为老年人进行示范，再用双手托住老年人患侧手臂协助其共同完成活动 ②注意老年人身体情况，患侧动作不可过于勉强，以老年人安全为重 ③鼓励老年人一起数数
第二步	肩部旋转放松		（1）指导对话示例 　身心活化康体指导师："接下来，我们来活动肩部，慢慢旋转双肩肩部，放松放松" （2）指导要点 　身心活化康体指导师可扶住老年人患侧肩部进行旋转放松。
第三步	上肢屈指伸展运动	1.双手成屈指状，先放于胸前做预备动作 2.一手上、一手下，做攀爬动作状 3.左右手交替 4.配合呼吸、数拍 5.重复30次	（1）指导对话示例 　身心活化康体指导师："接下来，我们进行上肢屈指伸展运动，您自己用右手跟随我的指导来，左手由我来协助您活动" 　身心活化康体指导师："双手成屈指状，放在胸前，我们右手在上、左手在下，做一个类似攀爬的动作。交换双手，左手在上、右手在下，继续攀爬。一起一边数拍子，配合呼吸一边进行这个动作，重复30次，1、2、3……" （2）指导要点 ①身心活化康体指导师先为老年人进行示范，再用双手托住老年人患侧手臂协助其共同完成活动 ②注意老年人身体情况，患侧动作不可过于勉强，以老年人安全为重 ③鼓励老年人一起数数
第四步	肩部旋转放松		（1）指导对话示例 　身心活化康体指导师："接下来，我们来活动肩部，慢慢旋转双肩肩部，放松放松" （2）指导要点　身心活化康体指导师可扶住老年人患侧肩部进行旋转放松
第五步	上臂开合运动	1.双肘举高于左右两旁与肩同高，双手握拳平举于双肩前 2.双肘向下贴两肋 3.配合呼吸、数拍 4.重复30次	（1）指导对话示例 　身心活化康体指导师："接下来，我们进行上臂开合运动，您自己用右手跟随我的指导来，左手由我来协助您活动" 　身心活化康体指导师："把双手握拳平举于双肩前，左右两旁与肩同高，再把双肘向下，贴住两肋。一起一边数拍子，配合呼吸一边进行这个动作，重复30次，1、2、3……" （2）指导要点 ①身心活化康体指导师先为老年人进行示范，再用双手托住老年人患侧手臂协助其共同完成活动 ②注意老年人身体情况，患侧动作不可过于勉强，以老年人安全为重 ③鼓励老年人一起数数
第六步	肩部旋转放松		（1）指导对话示例 　身心活化康体指导师："接下来，我们来活动肩部，慢慢旋转双肩，放松放松" （2）指导要点　身心活化康体指导师可扶住老年人患侧肩部进行旋转放松

顺序	内容	操作要领	指导和协助技巧
第七步	全身伸展运动	1.双手向上举,贴近双耳 2.双手向下拍打大腿 3.配合呼吸、数拍 4.重复30次	(1)指导对话示例 　身心活化康体指导师:"接下来,我们进行全身伸展运动,您自己用右手跟随我的指导来,左手由我来协助您活动" 　身心活化康体指导师:"把双手向上举,手指张开,手臂尽量贴近我们的双耳,双手掌心向下,拍打我们的大腿。一起一边数拍子,配合呼吸一边进行这个动作,重复30次,1、2、3……" (2)指导要点 ①身心活化康体指导师先为老年人进行示范,再用双手托住老年人患侧手臂协助其共同完成活动 ②注意老年人身体情况,患侧动作不可过于勉强,以老年人安全为重 ③鼓励老年人一起数数
第八步	肩部旋转放松		(1)指导对话示例 　身心活化康体指导师:"接下来,我们来活动肩部,慢慢旋转双肩肩部,放松放松" (2)指导要点 　身心活化康体指导师可扶住老年人患侧肩部进行旋转放松

四、手部筋力及伸展运动

(一)适用对象

偏瘫老年人、上肢活动无障碍老年人。

(二)学练顺序

身心活化康体指导师协助老年人用(健侧)手逐一敲打肩部、下肢、活络手部、协助套手指棒、手部开闭运动、脱手指棒、活络手部、活络大腿。

(三)学练过程与内容(以左侧偏瘫老年人为例)

顺序	内容	指导和协助技巧
第一步	用健侧进行肩部敲打(左、右)	(1)准备　调整好老年人坐姿,根据老年人身体情况使用坐姿调整辅具,必要时使用安全带固定,以防滑落。老年人须双脚着地,双腿分开与肩同宽 (2)说明　指导和协助具体技巧见《老年康体指导职业技能教材》(初级)-身心活化服务分册"手部筋力及伸展运动"部分。 (3)指导要点 ①患侧按摩:老年人自行用健侧手拿手指棒敲打按摩患侧 ②健侧按摩:由身心活化康体指导师拿手指棒为老年人敲打按摩 ③握力动作(前上、横下)时,老年人主动进行健侧活动,患侧由身心活化康体指导师协助活动,但不可过于勉强
第二步	下肢敲打	
第三步	搓手掌10下(胸前)	
第四步	搓手掌10下(双手伸直)	
第五步	按摩双手(指尖、手背、大拇指)	
第六步	握力运动(前上横下)10下	
第七步	握力运动(前上横下)10下+唱歌	
第八步	身心活化康体指导师协助套手指棒	(1)指导对话示例 　身心活化康体指导师:"爷爷/奶奶,接下来,我来协助您套手指棒,套上后如果疼痛,随时跟我讲哦?" 　老年人:"好的。" (2)指导要点 ①身心活化康体指导师把手指棒的6根细棒从中间分开(3根为一组),把老年人4根手指全部穿入(大拇指除外),从老年人手背指尖处拉起2根,穿入小拇指,再拉1根,穿入无名指。再把老年人手掌翻过来,从掌心手腕一侧拉起1根,将大拇指穿入,再拉起第2根穿入食指。最后将手指棒调整放在老年人手指中间完成协助穿戴 ②身心活化康体指导师只用手指棒套老年人健侧手 ③套手指棒动作需轻柔,有耐心,事先询问老年人意愿

顺序	内容	指导和协助技巧
第九步	开闭运动（前上侧下）10下	（1）说明　指导和协助具体技巧见《老年康体指导职业技能教材》（初级）-身心活化服务分册"手部筋力及伸展运动"部分 （2）指导要点 ①患侧按摩：老年人自行用健侧手拿手指棒敲打按摩患侧 ②健侧按摩：由身心活化康体指导师拿手指棒为老年人敲打按摩 ③老年人主动进行健侧活动，患侧无法进行的，由身心活化康体指导师协助活动，但不可过于勉强
第十步	开闭运动（前上侧下）10下＋唱歌	
第十一步	脱手指棒	
第十二步	搓手掌10下（胸前）	
第十三步	按摩双手（手背）	
第十四步	按摩大腿	
第十五步	收手指棒	

注："前上横下"是双手往身体前方、上方、平行两边、下方四个方向伸展；"前上侧下"是双手往身体前方、上方、纵向两边、下方四个方向伸展。往下方时，须注意眼睛要往前面看，不要看地面，以免摔倒。

五、主被动训练运动

（一）适用对象

偏瘫老年人、上肢活动无障碍老年人、下肢活动无障碍老年人。

（二）学练顺序

上肢阻力训练、下肢阻力训练、上肢健康环阻力训练。

（三）学练过程与内容（以左侧偏瘫老年人为例）

顺序	内容	指导和协助技巧
第一步	上肢阻力训练	（1）准备　调整好老年人坐姿，老年人须双脚着地，双腿分开与肩同宽 （2）指导对话示例 　身心活化康体指导师："爷爷/奶奶，早上好，今天我来协助您进行主被动训练运动，我们先来进行上肢阻力训练。" 　老年人："好的。" 　身心活化康体指导师："我们对坐，我用双手抓住您的手腕，双手同时用力把您的手往我这边拉，您身体用力，尽量不要被我拉动。然后您再双手用力，把我的手往您那边拉，我会尽量保持不被您拉动。您的左手使不上力也没关系，右手用力就行。" 　老年人："左手就是使不上力，我右手用力吧。" 　身心活化康体指导师："好的，我们进行20次，1、2、3……" 　身心活化康体指导师："接下来，我会用左手把您的右手用力往我这边拉，您的左手可以把我的右手往您那边拉，如果使不上力也没关系，我会用右手往您那边推。" 　身心活化康体指导师："我们再换手，您右手拉我的左手，我的右手拉您的左手。我们进行20次，1、2、3……" （3）指导要点 ①身心活化康体指导师与老年人对坐在各自椅子上，身心活化康体指导师双手掌心朝上，抓住老年人手腕。老年人双腿并拢放在内部，身心活化康体指导师腿部在外，用膝盖内侧抵住老年人双腿膝盖外侧 ②老年人手部有力量时相互抓手腕；老年人手部无力量时，身心活化康体指导师抓住老年人手部用力 ③抓握、拉动老年人患侧手时注意力度 ④鼓励老年人一起数数
第二步	下肢阻力训练	（1）指导对话示例 　身心活化康体指导师："爷爷/奶奶，接下来，我们来进行下肢阻力训练。您双腿并拢，放在内部，我的腿部在外，我用膝盖内侧抵住您的膝盖外侧。" 　身心活化康体指导师："我双腿往里用力，您双腿往外用力。左腿使不上力也没关系，我会用手按住您的腿部，我们互相用力20次，1、2、3……" （2）指导要点 ①老年人腿部无力量时，身心活化康体指导师用手按住老年人腿部，协助老年人进行 ②按压老年人腿部时注意力度 ③鼓励老年人一起数数

顺序	内容	指导和协助技巧
第三步	上肢健康环阻力训练	双方抓住健康环环圈进行阻力训练 （1）指导对话示例 身心活化康体指导师："爷爷/奶奶，这是健康环，接下来，我们用这个辅具来进行上肢健康环阻力训练。" 老年人："好的。" 身心活化康体指导师："我们都双手拉住健康环环圈中间，互相用力往各自方向拉动，进行20次，1、2、3……" 身心活化康体指导师："接下来，您用右手（健侧手），我用左手拉住健康环环圈中间，再互相用力往各自方向拉动，进行20次，1、2、3……" （2）指导要点 ①鼓励老年人一起数数 ②注意照顾老年人情绪，加强人文关怀

六、全身协调及伸展运动

（一）适用对象

偏瘫老年人、上肢活动无障碍老年人。

（二）学练顺序

健康环暖身运动（不用健康环，只用轴心进行由头部至身躯部位的伸展动作）、健康环有氧运动（身心活化康体指导师使用健康环协助老年人进行往身体内侧回转、单手摇等动作）。

（三）学练过程与内容（以左侧偏瘫老年人为例）

环节	顺序	内容	指导和协助技巧
健康环暖身运动	第一步	坐着，上半身做伸展运动10下（后、前、左、右）	（1）准备 调整好老年人坐姿，根据老年人身体情况使用坐姿调整辅具，双脚着地并分开与肩同宽 （2）说明 指导和协助具体技巧见《老年康体指导职业技能教材》（初级）-身心活化服务分册"全身协调及伸展运动"部分 （3）指导对话示例 身心活化康体指导师："爷爷/奶奶，接下来我们来摇动健康环，您用右手（健侧手）握住健康环右侧把手，我用左手握住健康环左侧把手，我用右手握住您的左手，我们一起把健康环往您的身体内侧进行摇动。" 身心活化康体指导师："我们先把手放胸前，一起摇动30下；再把手伸直，一起摇动30下。" （4）指导要点 ①老年人主动活动健侧，患侧由身心活化康体指导师协助进行 ②协助摇健康环时要有耐心，适时注意老年人，避免其因无法摇动健康环而不愿活动 ③注意安全距离，避免受伤 ④鼓励老年人一起数数
	第二步	手部暖身10下（上、前、下）	
	第三步	手部暖身10下（左、前、右）	
	第四步	手部暖身10下（右、前、左）	
	第五步	颈部伸展运动10下（上、前、下）	
	第六步	颈部伸展运动10下（左点、前、右点）	
	第七步	颈部伸展运动10下（右点、前、左点）	
	第八步	颈部伸展运动10下（左转、前、右转）	
	第九步	颈部伸展运动10下（右转、前、左转）	
	第十步	颈部伸展运动（左转一圈、右转一圈）	
健康环有氧运动	第一步	拿健康环	
	第二步	往身体内侧回转30下（手放胸前）	
	第三步	往身体内侧回转30下（手伸直）	
	第四步	单手摇健康环	
	第五步	深呼吸3次	
	第六步	结束收健康环	

七、团体竞技运动

（一）适用对象

偏瘫老年人、上肢活动无障碍老年人。

（二）学练顺序

高尔槌球、槟果投掷。

（三）学练过程与内容（以左侧偏瘫老年人为例）

环节	顺序	内容	指导和协助技巧
高尔槌球	第一步	准备场地	（1）准备　调整好老年人坐姿，根据老年人身体情况使用坐姿调整辅具，必要时使用安全带固定，以防滑落。老年人须双脚着地，双腿分开与肩同宽 （2）说明　指导和协助具体技巧见《老年康体指导职业技能教材》（初级）-身心活化服务分册"团体竞技"部分 （3）指导要点 ①老年人全程坐着进行活动，有前倾动作时，身心活化康体指导师需尤其注意老年人安全 ②老年人无法进行的动作都由身心活化康体指导师协助进行 ③不涉及互相竞争评分时，身心活化康体指导师在执行规则过程中不要过于严格
	第二步	脱鞋站立	
	第三步	调整球杆和球	
	第四步	开始击球	
	第五步	计算分数	
	第六步	结束游戏	
槟果投掷	第一步	准备场地	
	第二步	脱鞋站立	
	第三步	调整投掷距离	
	第四步	开始投掷	
	第五步	计算分数	
	第六步	结束游戏	

案例介绍

【案例情境】

某综合型养护院有80位老年人入住，其中半自理老年人38人。该养护院是全国连锁的专业护理型养老机构，有经过严格培训的护理人员为老年人提供细致、周到的服务，对老年人进行24小时全天候监护，每天到床前查房问诊。院内配有综合活动区域，包括康复训练区、棋牌区、阅读区等等，为老年人提供丰富的文化生活。养护院在为老年人提供细心的生活护理的同时，充分利用社区卫生服务中心的医疗资源，为出院之后需康复治疗的老年人、长期卧床老年人、癌症晚期患者等提供治疗、护理、临终关怀、心理咨询等一系列服务。为了满足入住老年人的康复治疗需求，养护院除了必需的康复治疗外，还配合简单易行的身体活化活动，以增进半自理老年人身体机能的恢复。在38位半自理老年人中就有新入住的6位是刚出院不久需要康复治疗的老年人。6位半自理老年人中有因为跌倒摔伤导致腿部骨折的，也有患有心脑血管疾病留下后遗症的，养护院根据几位老年人的情况，利用周末家属来探望的时间，安排2名身心活化康体指导师为老年人和家属讲解有助于身体机能恢复的身心活化服务。

1.总体方案

在养护院有 6 位新入住的半自理老年人，其半自理状态是由于跌倒摔伤或心脑血管疾病的后遗症。养护院除了提供康复治疗外，为了增进老年人的身体机能还积极为老年人提供身心活化服务。机构的 2 名身心活化康体指导师，利用周末家属到养护院探望老年人的机会，为 6 位半自理老年人讲解和指导身心活化活动。在了解老年人们的基本情况后，根据老年人的身心活化健康评估报告，首先进行身心活化活动原理和功效的讲解，在此基础上进行独立连贯的标准技术展示，最后对老年人们进行指导并协助学练适宜的身心活化活动。

2.准备工作

做好物品的准备，为 6 位半自理老年人讲解、示范需要准备好的合适数量的物品。

要保持环境的干净、整洁、开阔和安全。室内要空气清新、无异味。身心活化康体指导师需要着装整齐，注意保持个人卫生。熟悉并掌握为半自理老年人讲解身心活化活动的知识原理与功效。提前了解讲解对象（6 位新入住老年人）的基础信息，以便于沟通。

3.讲解身心活化活动的原理及功效

由于新入住的 6 位老人都没有参加过身心活化活动，而且身体机能也有不同程度的损伤，所以身心活化康体指导师需要通过讲解具体内容以及相关的原理和功效来打消老年人们参加活动的顾虑，从而更好地调动老年人的积极性。

在讲解之前要对老年人们的身心状况及健康问题进行了解，在做好人员、物品以及环境准备后，由身心活化康体指导师与老年人进行沟通，确定满足相关条件后进行讲解。讲解的顺序为：温热运动 → 按摩球及脚底按摩器运动 → 活力健康操 → 手部筋力及伸展运动 → 主被动训练 → 全身协调及伸展运动 → 团体竞技运动。

讲解内容以各项运动的原理和功效为主，强调参加各项运动对身体健康的促进和改善作用。

身心活化康体指导师在向老年人们进行原理和功效的讲解时，语言表达要清晰准确，注意与老年人进行沟通，照顾老年人的情绪，及时并耐心地回答老年人提出的问题，做好记录。在结束讲解后要进行记录的整理，注重询问老年人对听完讲解后的感受，引导老年人体验和参加活动。最后进行效果评价。经过身心活化康体指导师的讲解和交流以后，老年人们对身心活化活动的各项运动原理和功效有了一定的了解，知道这些运动不仅不会因为自己的身体状况而受到运动限制，反而通过参加运动还能增进身体机能，进一步主动要求身心活化康体指导师继续进行技术示范。

4.展示标准的各项技术

身心活化康体指导师在结合身心活化活动各项原理和功效讲解的基础上，为老年人展示标准的身心活化技术。之后，结合各位老年人的身体状况进一步展示适合半自理老年人的运动。

首先在得到老年人们的同意后，进行各项技术展示。展示技术期间要提前准备好各项活动的辅助用具并熟练掌握动作要领，结合原理和功效进行实际的技术展示。

展示过程中需要按照各项运动的顺序进行，顺序为：温热运动 → 按摩球及脚底按摩器运动 → 活力健康操 → 手部筋力及伸展运动 → 主被动训练 → 全身协调及伸展运动 → 团体竞技运动。展示技术时，可以视情况由一名身心活化康体指导师讲解，另一名身心活化康体指导师进行动作示范。展示技术要做到标准，动作到位，语言表达清晰，并及时与老年人沟通，观察老年人的情绪并解答疑问，记录需要注意的内容。

完成所有身心活化活动的动作要领示范以后还要进行效果评价。通过身心活化康体指导师的展示，老年人们进一步具体了解了身心活化活动的内容和大致操作步骤，为自己参与到活动中做好准备。

5. 指导并协助学练适宜运动

身心活化康体指导师在对半自理老年人进行身心活化活动原理和功效讲解、标准技术展示的基础上，结合老年人的身体状况和意愿，指导并协助各位老年人学练适宜的身心活化活动。

在参加身心活化活动体验之前，要征得老年人的同意，并根据身心活化健康评估报告和老年人的意愿推荐适宜的运动项目。由于参加运动的半自理老年人都有家人陪伴，可以让6位老年人一起体验各项运动，并指导正确使用相关辅助用具。2名身心活化康体指导师可以对老年人进行技术指导，帮助老年人体验身心活化活动项目。

在老年人身体状况允许的情况下，身心活化康体指导师协助老年人参加体验身心活化的各项运动之后，要进行效果评价。及时了解老年人参加项目的感受，让老年人通过体验找到适宜自己的身心活化活动项目，今后更乐意参与其中，感受其中的乐趣，得以有效改善和提高身体机能。

6位老人在经过身心活化康体指导师对身心活化活动原理和功效的讲解，看到对应的标准技术展示，以及亲身体验各项运动之后，都找到了适合自己的运动项目。通过定期参加身心活化活动，促进身体机能的恢复。

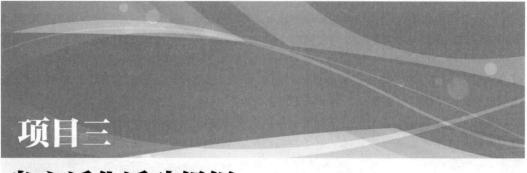

项目三
身心活化活动组织

任务1　为半自理老年人制订身心活化活动开展计划

【任务情境】

　　某康养老年公寓是某市一家建立比较早的医养结合老年机构，收住有自理、半自理及全护理老年人 160 人左右。机构为自理老年人开展的活动比较丰富，最近还引进了身心活化项目，深受自理老年人的欢迎，参与活动的 50 余名老年人大多表示参加活动之后，手脚的灵活性、肢体的协调性等都有了一定程度的改善，脑筋也更灵光了，也更能融入到养老机构这个大家庭中。

　　半自理区的护理主管了解到这一情况之后，想到自己负责的半自理老年人，他们大多为偏瘫、膝关节退化，日常生活能力评估多在 50 ～ 80 分，生活自理能力中度下降。许多老年人需要长期卧床或借助轮椅等辅助设备，活动开展较少，这限制了他们与外界的交流与沟通，精神状态也不佳，负面情绪较大。在与身心活化康体指导师商议后，该主管希望身心活化康体指导师能对她所负责区域的老年人开展适合他们的身心活化项目，从而延缓老年人身体的退化，改善他们的身体和精神状况。在征得老年人同意后，身心活化康体指导师、社工师以及医师对有参与意愿的 40 名半自理老年人进行了身体方面的综合评估，最终确定 15 位肢体偏瘫的半自理老年人适合并愿意参加身心活化项目。

　　社会工作者和身心活化康体指导师结合评估结果，为这 15 位肢体偏瘫的半自理老年人着手制订身心活化活动的开展计划。

【任务实施】

一、任务流程

任务分析 ──→ 工作准备 ──→ 实施过程 ──→ 效果评价

二、实施步骤

（一）任务分析

1. 主要身心状况及健康问题

序号	主要身心状况及健康问题
1	生活半自理，但神志清楚
2	肢体出现不同程度的偏瘫或退化
3	缺乏人际交往，精神状态不佳
4	心理负面情绪较大
5	有改变现状的愿望

2. 主要目标措施及依据

主要目标措施	依据
为半自理老年人开展身心活化活动制订短期与中长期活动计划	（1）提前制订身心活化开展计划，能够提升半自理老年人学练意愿 （2）老年人对身心活化活动的认同度较高 （3）长期坚持参与身心活化活动能够增进老年人心理健康。

（二）工作准备

1. 物品准备

序号	名称	单位	数量	备注
1	评估结果	份	15	前期生活自理评估、身体安全性评估的数据
2	身心活化器材及设备	套	20	手指棒、健康环、温热运动设备
3	中性笔、格式化表格	套	2	根据老年人的具体情况，选择适当的工具
4	电脑	台	1	
5	其他	若干		日常急救的药品、小礼物等

2. 环境与人员准备

序号	环境与人员	准备
1	环境	干净整洁、宽敞明亮、通风、安全，空气清新、无异味
2	身心活化康体指导师、照护者/家人、志愿者	（1）洗手，着装整齐、轻便，适合开展身心活化活动 （2）熟悉并掌握为半自理老年人开展身心活化活动的相关知识，包括器材设备的结构、功能，以及训练流程、方法等内容 （3）熟悉并掌握个性化活动计划制订的相关知识，包括文本的基本格式、语言规范等内容 （4）提前了解老年人基础信息，便于沟通
3	半自理老年人	神志清楚、情绪稳定、身心放松、乐于配合，穿着衣服适合开展身心活化活动

（三）步骤操作

步骤	内容	为半自理老年人制订身心活化活动开展计划的技能与要求
步骤1	前期调研	（1）沟通　了解老年人参与身心活化活动的意愿程度 身心活化康体指导师："各位爷爷奶奶，上午好！小王又和大家见面了，昨天呀，我给爷爷奶奶们介绍了一下我们目前正在开展的身心活化项目，也给爷爷奶奶们介绍了几位跟爷爷奶奶身体状况类似的其他机构的长辈，在参加了我们身心活化项目后身体有了很大改变，不仅可以独立完成一些日常活动，心情也舒畅了很多。爷爷奶奶们听完之后都很向往和期待，对吧？我们也对各位爷爷奶奶的身体状况做了全面评估，评估显示在座的15位爷爷奶奶身体也是很适合做这项运动的。我相信在座的爷爷奶奶只要积极配合，一定也可以，爷爷奶奶们，有没有信心？" 老年人："好啊好啊！" （2）查阅档案　通过查阅老年人的健康档案，了解老年人的身体健康状况、生活习惯、个性特征等内容 （3）观察　身心活化康体指导师对开展身心活化的场地进行观察，对活动场地大小、安全性、光线强弱、通风条件、音响设备、休息区域划分、饮用水等条件进行观察评估
步骤2	撰写计划书	（1）整理前期调研资料，结合老年人身体状况及身心活化项目的具体内容，为半自理老年人开展身心活化活动制订短期目标和长期目标 （2）结合机构的实际情况，对场地（备用场地）、时间、人员和预算进行安排
步骤3	评估与反馈	（1）评估　通过现场观察方式、评估老年人的表达能力、自决能力以及身体与精神状况。具体表现为在计划制订近60分钟的时段内，老年人是否会有身体疲累的现象；对活动目标的制订是否能够清晰准确地理解；自己的需求意愿能否清晰流畅地表达 （2）反馈　计划制订的每一项内容均需得到老年人的认可与同意，并强调，在实际实施的过程中，可以结合老年人的具体情况进行调整
	注意事项	（1）确保参与评估的老年人神志清楚 （2）计划书制订过程中要时刻注意老年人状态，及时处理一些突发情况 （3）确保每一项计划老年人都明晰了解

（四）效果评价

（1）从身心活化康体指导师的角度而言，通过活动开展前对老年人的综合评估，对参与活动的老年人的基本情况了然于胸，不仅有助于设计活动方案，而且有助于在正式开展活动的过程中掌握每位老年人的个性特点、生活习惯、人际关系等，为活动的顺利开展奠定基础。

（2）对参加身心活化活动的老年人而言，与身心活化康体指导师共同制订活动计划书，能提升老年人被尊重的感觉，较早地提前介入降低了活动的陌生感与神秘感，提升了老年人的参与意识与自决意识，也进一步加深了对彼此的了解，为活动的开展奠定基础。

———————【相关知识】———————

为半自理老年人制订身心活化活动开展计划的相关知识

一、老年人身心活化康体指导师工作流程

要想成为一名合格的老年人身心活化康体指导师，除了需要掌握身心活化活动的基本理论、技巧和方法外，更重要的是需要在实际中不断操演，从而将身心活化活动的基本要领内

化于心，并能够结合活动现场的实际情况做灵活的变通与创新。一个优秀的老年人身心活化康体指导师的养成，可以分解为4个阶段，8个步骤，具体阐释如下。

1. 第一阶段，认知上的明确

认知上的明确主要分为两个步骤，即认知上的了解与观念上的澄清。

所谓认知上的了解是指作为一名身心活化康体指导师，一方面要对服务对象——老年人的身心特点及社会特征有基本的了解，同时，也要对即将参加身心活化活动的老年人的特定身体状况有进一步的把握；另一方面也要对身心活化项目的设施设备、运作模式及实施技巧有一定的了解。这可以通过阅读相关的书籍资料与参加相关的培训来获得。

所谓观念上的澄清是指身心活化康体指导师要在学习或培训的过程中不断地进行反思，进一步了解、掌握身心活化活动背后的工作原理及开展身心活化活动对于身心活化康体指导师、参加活动的老年人乃至家庭、机构、社会的价值与意义，从而让身心活化指导能够以更加积极的心态投入到实际的学习与工作中。

2. 第二阶段，行为上的明确

行为上的明确主要指身心活化康体指导师的学习者要通过实际的观摩与书面上的模拟练习，通过初步的行为上的参与进一步强化对身心活化活动的认知。

在学习的过程中，学习者可以通过观摩有经验的导师通过示范教学或者录影更加直观地了解身心活化活动在实际场域中的运用，同时也是对之前文本学习的进一步的思考。

书面上的练习则是结合指导手册中的操作步骤，完成相关技巧与方法的练习，其目的就是让初学者对身心活化活动的方法与技巧掌握得更加充分。

实际的观摩与模拟训练提供了一种行为上的链接，为即将进行的小组演练奠定基础。

3. 第三阶段，自我评估与学员互评

在掌握了基本概念之后，身心活化康体指导师初学者要通过分组演练与组员互评来进一步完善、纠正认知上的偏差。具体做法可以是将初学者分成不同的小组，通过角色扮演来演练身心活化活动的方法与技巧，通过自我评价、组员评价以及导师指导，不断熟练身心活化活动的基本模式与方法技巧，以及作为一名身心活化康体指导师应该具备的基本素养。

4. 第四阶段，掌握并开展身心活化活动

在分组演练的过程中，身心活化康体指导师的初学者要不时停下来，反思演练过程本身，通过反思达到对学习方案及自己知识技能掌握的了解。如果前三个阶段是初学者对于身心活化活动基本方法与技巧的单独训练的话，第四个阶段则是将这些方法与技巧整合到一个完整的身心活化项目中，让身心活化康体指导师的学习者对于身心活化活动有整体把握。

在学习者对老年人身心活化活动的基本技巧与实施模式有了整体掌握之后，经督导老师确认合格，便可以尝试在实践中加以应用。在这一阶段，督导老师的督导是非常重要的一环，不可或缺。

这一阶段最终要达到的结果是，身心活化康体指导师的初学者最终熟悉掌握老年人身心活化指导活动，成为一名真正的老年人身心活化康体指导师，能够独立开展相应的老年人身心活化活动。

需要强调的是，老年人身心活化康体指导师对于自身、老年人以及活动本身要保持一种持续的学习态度，而一名初学者要想真正成长为一名老年人身心活化康体指导师，这四个阶段的学习是必不可少的。

二、半自理老年人开展身心活化活动的计划书

案例一

"活化身心，我能行"
——关于和平康养老年公寓半自理老年人身心活化活动的年度计划书

（一）活动背景

"健康、参与、保障"是衡量积极老龄化的重要指标，其中，保障老年人的生存与发展权利是重要内容。身心活化活动通过科学合理、持续有序的训练，一方面有助于激发活动参与者的身心机能，改善其身心健康水平，进而增加其社会联结与社会互动，提升其参与社会的机会，在促进个体发展的同时也有助于整个社会实现健康老龄化、积极老龄化之目标。

康养老年公寓的 15 位爷爷奶奶们因各种原因导致偏瘫，属于半自理状态，生活需要较大的协助，身体状况的改变限制了老年人的社会交往。缺乏适合的康乐活动进一步加速了老年人身心的退行性变化，从而给老年人的身心健康带来进一步的风险，同时也给照护工作带来了更大的挑战与压力。

通过身心活化康体指导师与社会工作师的共同努力，这 15 位老年人们有参与并改变现状的意愿。

基于以上理由，特为康养老年公寓愿意参与的 15 位老年人制订年度计划书。

（二）活动的主要理论依据

埃里克森的生命八阶段理论、社会支持理论与马斯洛的需求理论。

（三）活动目标

序号	总目标	分目标
1	熟练掌握身心活化活动项目相关知识、活动内容及方法技巧	（1）熟练掌握健康养身操的基本内容 （2）熟练掌握健康环、手指棒的基本内容 （3）熟练掌握高尔槌球和槟果投掷的基本内容
2	维持半自理老年人的肌力水平与关节活动度	（1）维持半自理老年人的肌肉力量 （2）维持和改善半自理老年人的关节活动度 （3）提高半自理老年人健侧部位神经系统的反应能力 （4）延缓半自理老年人生理的退行性变化
3	增强半自理老年人的社会参与积极性和个人获得感	（1）培养半自理老年人主动学习身心活化项目的意识和习惯 （2）为半自理老年人建立运动自信 （3）增强家属与半自理老年人的沟通和交流 （4）维持半自理老年人的认知水平

（四）经费预算

序号	活动主题	活动时间	工作任务分解	负责人	活动场地	工作要求	预算	备注
1	为和平康养老年公寓半自理老年人制订并学习身心活化活动	2022年3月～2022年5月	活动前期调研和宣传	机构社工、身心活化康体指导师及照护人员	机构公共活动场所及老年人房间	（1）与老年人进行有效沟通和需求调研，时间不宜过长（2）重视老年人和家属的意见和想法（3）应充分考虑半自理老年人身体状况的差异性及经历与习惯	（1）机构购买身心活化设备的费用（2）前期调研、活动资料整理、管理费用及办公费用（含交通）（3）定期活动开展费用（4）医务监督费用（5）活动定期邀请嘉宾费用（6）其他费用	
			活动场地布置及物资管理			（1）场地的选择应符合老年人的活动半径（2）场地的空间能满足活动要求（3）场地的地面和周边设施符合活动的安全需求		
			身心活化活动项目学习	身心活化康体指导师	社区广场、社区中心二楼活动室（备选）	（1）教授过程循序渐进，进度安排不宜过急，初期以了解、掌握技能为主（2）应充分及考虑半自理老年人身体状况，增强其自信（3）练习过程中多给予老年人鼓励（4）时刻关注老年人精神状态		
			活动安全监督与医务监督	身心活化康体指导师及志愿者		（1）时刻关注老年人精神状态（2）如发现异常情况立即停止活动（3）情况严重时，应及时送医并联系家属		
			活动计划编写	身心活化康体指导师	机构办公室	整体活动安排切实可行		
			阶段性效果评估	身心活化康体指导师、机构社会工作者与老年人		（1）阶段性效果评估应充分考虑半自理老年人身体状况的差异性及运动经历与习惯（2）对于效果不及预期或超预期的情况应及时修改进度		
			经费预算与财务管理	身心活化康体指导师		经费保障与监督		

序号	活动主题	活动时间	工作任务分解	负责人	活动场地	工作要求	预算	备注
2	和平康养老年公寓半自理老年人身心活动综合强化活动阶段	2022年6月～2022年8月	强化活动前的评估	机构社会工作者及身心活动康体指导师	机构活动场所	（1）与15位老年人进行有效沟通，并对前3个月的活动进行评估 （2）重视老年人和家属的意见和想法 （3）应充分考虑半自理老年人身体状况的差异性及运动经历与习惯		
			针对15位老年人的身体情况及运动习惯制订个性化的强化方案			（1）方案的制订要符合老年人个人身体状况及活动习惯 （2）了解老年人的运动习惯，并对场地做好统筹 （3）康体指导师根据个性化需求做好针对性指导		
			身心活动项目综合强化练习	照护员、社工、身心活动康体指导师、家属	机构活动场所或其他公共场所	（1）老年人个体化强化训练一定要循序渐进，量力而行，并在有志愿者在岗的情况下进行 （2）身心活动康体指导师每周安排1～2次集中指导 （3）强化训练过程中多给予老年人鼓励，增强其自信 （4）时刻关注老年人精神状态	（1）调查问卷及评估量表打印费用 （2）半自理老年人身心活动化活动开展时所需饮用水及营养补充（水果）等其他费用 （3）其他费用	
			活动安全监督与医务监督	机构全体工作人员		（1）时刻关注老年人精神状态 （2）如发现异常情况应立即停止活动 （3）情况严重时，应及时送医并联系家属		
			阶段性效果评估	社工、身心活动康体指导师、老年人及家属	机构活动场所	（1）整体活动安排切实可行 （2）阶段性效果评估应充分考虑半自理老年人身体状况及运动经历与习惯的差异性 （3）对于效果不及预期或超预期的情况应及时修改进度		
			经费预算与财务管理	身心活动康体指导师		经费保障与监督		

序号	活动主题	活动时间	工作任务分解	负责人	活动场地	工作要求	预算	备注
3	和平康养老年公寓半自理项目身心活化、展示阶段排演	2022年9月~2022年11月	制订展演计划	社工、身体康化指导师	机构活动场所	(1) 与老年人进行有效沟通、了解老年人开展项目展演的意愿 (2) 结合展演时间，与老年人共同制订身心活化展演训练计划及人员安排 (3) 应充分考虑半自理老年人身体状况的差异性及活动经历与习惯		
			展演前的训练			(1) 按照制订的计划进行展演训练 (2) 每月进行一次集中汇报展演 (3) 根据老年人身体状况及集中展演状况及时调整训练计划	(1) 展演服装费用 (2) 环境布置费用 (3) 训练营养补充（水果等）费用 (4) 展演的奖品费用 (5) 活动定期邀请嘉宾费用 (6) 其他费用	
			身心活化项目展演	康体指导师、老年人、志愿者、社工等		(1) 结合训练情况及老年人展演需求，采购设施设备，布置现场 (2) 展演前最后一次彩排，进行微调 (3) 身心活化项目集中展演，展演中时刻关注老年人精神状态		
			活动安全监督与医务监督	机构全体工作人员	机构活动中心	(1) 时刻关注老年人精神状态 (2) 如发现异常情况应立即停止活动 (3) 情况严重时，应及时送医并联系家属		
			效果评估	社工、身体康化指导师、老年人		(1) 整体活动安排切实可行 (2) 对于效果不及预期或超预期的情况进行反思		
			经费预算与财务管理	财务人员		经费保障与监督		

（五）注意事项

（1）每次活动都应在与老年人家属或社区医护人员确认半自理老年人身体状况允许的前提下开展。

（2）半自理老年人每次习练都要掌握好时间，避免运动过量。

（3）习练过程中应注意保护好老年人的安全，观察半自理老年人的活动状态，发现异常应立即停止活动。

（4）应随时与半自理老年人交流习练的掌握情况，定期进行效果评估，根据情况安排下一次习练计划。

（5）定期为半自理老年人开展体质健康监测，观察各数据变化的幅度。

案例二

"活化身心，我能行"
——关于和平康养老年公寓半自理老年人身心活化活动的月度计划书

（一）活动背景

"健康、参与、保障"是衡量积极老龄化的重要指标，其中，保障老年人的生存与发展权利是重要内容。身心活化活动通过科学合理、持续有序的训练，一方面有助于激发活动参与者的身心机能，改善其身心健康水平，进而增加其社会联结与社会互动，提升其参与社会的机会，在促进个体发展的同时也有助于整个社会实现健康老龄化、积极老龄化之目标。

康养老年公寓的15位爷爷奶奶们因各种原因导致偏瘫，属于半自理状态，生活需要较大的协助，身体状况的改变限制了老年人的社会交往。缺乏适合的康乐活动进一步加速了老年人身心的退行性变化，从而给老年人的身心健康带来进一步的风险，同时也给照护工作带来了更大的挑战与压力。

通过身心活化康体指导师与社会工作师的共同努力，这15位老年人们有参与并改变现状的意愿。

基于以上理由，特为康养老年公寓愿意参与的15位老年人制订月度计划书。

（二）活动的主要理论依据

埃里克森的生命八阶段理论、社会支持理论与马斯洛的需求理论。

（三）活动目标

序号	总目标	分目标
1	掌握半自理老年人身心活化项目的基本内容	（1）掌握身心活化之健身操、健康环、手指棒的基本技法及康复功能 （2）掌握身心活化之高尔槌球与槟果投掷的基本技法及康复功能
2	维持半自理老年人的肢体肌力水平、关节活动度及认知水平	（1）维持半自理老年人的肢体肌肉力量 （2）能够维持和改善半自理老年人的关节活动度 （3）能够提高半自理老年人认知水平 （4）延缓半自理老年人其他生理指标的退行性变化
3	增强半自理老年人的社会参与积极性和个人获得感	（1）培养半自理老年人主动学习身心活化项目的意愿和习惯 （2）为半自理老年人建立运动自信 （3）增强家属与半自理老年人的沟通和交流 （4）维持半自理老年人的认知水平

（四）活动安排及经费预算

序号	活动时间	活动内容	工作任务分解及负责人	活动场地	工作要求	经费预算	备注
1	4月份第1周	为半自理老年人讲授身心活化项目的具体内容	（1）活动场地布置及物资管理（身心活化康体指导师及志愿者） （2）身心活化项目的教授与指导（身心活化康体指导师） （3）活动安全监督与医务监督（社工、医务人员） （4）活动计划调整（身心活化康体指导师） （5）阶段性效果评估（社工） （6）经费预算与财务管理（社工、财务人员）	机构活动室	（1）场地的选择应符合老年人的活动半径 （2）场地的空间能满足活动要求 （3）场地的地面和周边设施符合活动的安全需求 （4）教授过程循序渐进，进度安排不宜过急，以辅助老年人练习为主要形式 （5）应充分考虑半自理老年人身体状况的差异性及运动经历与习惯 （6）学练过程中多给予老年人鼓励，增强其自信 （7）时刻关注老年人精神状态 （8）时刻关注老年人精神状态。如发现异常情况，应立即停止活动；情况严重时，应及时送医并联系家属	（1）身心活化设施设备的购置、环境布置费用（10万元） （2）活动开展人员因素及活动工作人员及营养补充（500元） （3）月度办公资料整理及办公资料费用（500元） （4）其他费用（500元）	
2	4月份第2周	半自理老年人练习身心活化项目的各项内容					
3	4月份第3周	半自理老年人身心活化项目完整练习					
4	4月份第4周	为半自理老年人设计个性化身心活化项目展示排演					

（五）注意事项

（1）每次活动都应在与老年人家属或社区医护人员确认半自理老年人身体状况允许的前提下开展。

（2）半自理老年人每次练习身心活化活动都要掌握好时间，避免运动过量。

（3）练习过程中应注意保护好老年人的安全，观察半自理老年人的活动状态，发现异常应立即停止活动。

（4）应随时与半自理老人交流习练的掌握情况，定期进行效果评估，根据情况安排下一次习练。

（5）定期为半自理老年人开展体质健康监测，观察各数据变化的幅度。

案例三

"活化身心，我能行"
——关于和平康养老年公寓半自理老年人身心活化活动的周计划书

日期	活动项目	时间	活动地点	负责人
4月4日 周一	身心活化之健康操与健康环	上午 10：00～11：00	机构活动中心	康体指导师及志愿者
4月5日 周二	身心活化之健康操与手指棒	下午 3:00～4:00		康体指导师及志愿者
4月6日 周三	身心活化与肢体健康讲座	上午 10：00～11：00		资深康体指导师
4月7日 周四	身心活化之高尔槌球	下午 3:00～4:00		康体指导师
4月8日 周五	身心活化健康操与槟果投掷	上午 10：00～11：00		康体指导师
4月9日 周六	身心活化之综合练习	上午 10:00～11:00		康体指导师
4月10日 周日	个人兴趣自由选择	上午 10:00～11:00	各兴趣小组活动场所	兴趣小组负责人

任务2　为半自理老年人撰写身心活化活动策划方案

【任务情境】

【任务情境】

　　郭爷爷，81岁，高血压病史20年，入住某市一家医养结合机构半年。1年前郭爷爷患脑梗死，出现右侧肢体偏瘫、偏身感觉障碍及双眼同向偏盲，伴口角歪斜、口齿不清，但意识清楚。1年来，爷爷经积极治疗、康复后，病情稳定，但仍不能站立，只能在床上或者轮椅上活动。评估显示爷爷现右侧上、下肢肌力仍明显下降，评估为2～3级，口角歪斜有所好转、说话仍欠清晰，但认知功能良好，左侧肢体活动良好。爷爷觉得康复训练肌力恢复进展缓慢、效果不佳，活动受限，心情也显得有些郁郁寡欢。家属看到同护理区的部分身体功能也有障碍的爷爷奶奶，在参加了机构开展的个性化身心活化活动之后，手脚的灵活性、肢体的协调性都得到了比较大的改善，腿脚较之前更有劲，心情也显得轻松愉快，很想让爷爷试试参加这个活动，遂与爷爷商量。征得其同意后，找到机构负责人商议，希望身心活化康体指导师也能为郭爷爷进行适宜的身心活化活动项目，改善他的身体和精神状况。

　　身心活化康体指导师对郭爷爷进行了安全评估，发现爷爷适合做一些身心活化活动来改善身体现状。遂与爷爷的照护人员和家属一起，在为爷爷制订了身心活化活动开展计划之后，为他撰写具体的身心活化活动策划方案。

【任务实施】

一、任务流程

任务分析 —→ 工作准备 —→ 实施过程 —→ 效果评价

二、实施步骤

（一）任务分析

1. 主要身心状况及健康问题

序号	主要身心状况及健康问题
1	生活半自理，但意识清醒
2	高血压病史20年，患脑梗死
3	右侧肢体偏瘫、偏身感觉障碍及双眼同向偏盲，口角歪斜、口齿不清
4	右侧上、下肢肌力下降，评估为2～3级
5	心情郁闷
6	有意愿参加身心活化活动

2. 主要目标措施及依据

主要目标措施	依据
为半自理老年人撰写身心活化活动策划方案	（1）与老年人及家属共同制订活动开展方案能够提升参与意愿 （2）科学的身心活化活动有利于增进老年人身体健康，调节心理健康状况 （3）身心活化活动能够满足老年人学练的安全性和有效性要求

（二）工作准备

1. 物品准备

序号	名称	单位	数量	备注
1	评估结果	份	1	前期安全性评估的数据及计划书
2	身心活化器材及设备	套	3	以手指棒、健康环为主
3	中性笔、格式化表格	套	2	根据老年人的具体情况，选择适当的工具
4	电脑	台	1	
5	其他		若干	比如一些日常急救的药品、小礼物等

2. 环境与人员准备

序号	环境与人员	准备
1	环境	干净整洁、宽敞明亮、通风、安全，空气清新、无异味
2	身心活化康体指导师	（1）洗手，着装整齐、轻便，便于开展身心活化活动 （2）熟悉并掌握为半自理老年人开展身心活化活动的相关知识，包括器材设备的结构、功能，以及训练流程、方法等内容 （3）熟悉并掌握个性化活动策划方案的相关知识，包括文本的基本格式、语言规范等内容 （4）提前了解老年人基础信息，便于沟通
3	半自理老年人	神志清楚、情绪稳定、身心放松、乐于配合，着装轻便，适合开展身心活化活动

（三）步骤操作

步骤	内容	为半自理老年人撰写身心活化活动策划方案的技能与要求
步骤1	前期调研	（1）沟通、演示　通过沟通演示，让老年人对身心活化活动的内容、目标有进一步的了解 康体指导师："郭爷爷，上午好！按照昨天我们共同商定的短期目标和中长期目标，我和咱们机构的社工、医务人员、营养师等共同商议后，为您专门设计了一套活动方案，活动的名称叫'哥俩好，互相帮——关于爷爷奶奶身心活化活动的项目策划方案'，现在，让我用30分钟左右的时间给您简单介绍一下方案的具体内容、活动的主要目的及需要注意的事项，您如果有任何不明白或者建议可以随时和我沟通，好吗？" 郭爷爷："名儿还挺好，那就开始吧！" （2）查阅健康档案　通过查阅老年人的健康档案，了解老年人的身体健康状况、生活习惯、个性特征等内容 （3）观察、访谈、资源整合 ①观察活动环境。身心活化康体指导师对开展身心活化的场地进行观察，对活动场地大小、安全性、光线强弱、通风条件、音响设备、休息区域划分、饮用水等条件进行观察评估 ②通过访谈机构社工，了解身心活化活动可以利用的人力资源
步骤2	撰写策划方案	（1）整理前期调研资料，结合计划书所制订的目标，确定活动的主题 （2）根据目标结合老年人的身体状况、兴趣特点，制订适合开展的身心活化项目主题及活动内容，包括活动频率与强度 （3）结合机构的实际情况，对场地（备用场地）、时间、人员和预算进行安排
步骤3	评估与反馈	（1）评估　召集机构社会工作者、医生、康复师、照护人员、老年人代表等对方案内容的安全性、有效性及适合性进行讨论 （2）反馈　将讨论结果向拟参加活动的老年人进行反馈，得到老年人的确认与支持，并表示在实际实施的过程中，可以结合老年人的具体情况进行调整
注意事项		（1）确保参与评估的老年人神志清楚 （2）方案制订过程中要时刻注意老年人状态，及时处理一些突发情况 （3）确保每一项计划老年人都明晰了解

（四）效果评价

（1）从身心活化康复指导师的角度而言，通过活动开展前对老年人的综合评估，对参与活动的老年人的基本情况了然于胸，不仅有助于设计更加有效的活动方案，而且有助于在正式开展活动的过程中掌握每位老人的个性特点、文化习惯、人际关系等，为活动的顺利开展奠定基础。

（2）对参加身心活化活动的老年人而言，与康复指导师共同制订方案，能提升老年人被尊重的感觉，较早地提前介入降低了活动的陌生感与神秘感，提升了老年人的参与意识与自决意识，也进一步加深了对彼此的了解，为活动的开展奠定基础。

【相关知识】

一、激发内生动力，提升身心活化参与者的自决能力

在《老年康体指导职业技能教材（初级）》中，我们提到了为老年人设计项目的原则之一是尊重原则，尊重原则在实务领域的具体表现之一就是要在活动设计过程中强调活动参与者的参与性和自决性。活动参与者参与活动项目设计越深入，项目设计得就越强，参与者参与活动的积极性和情感投入就越高，效果也会越好。

关于如何有效激发身心活化参与者参与活动的内生动力，进而提升其自决能力，美国心理学家德斯和雷亚提出的"自我决定理论"给出了很好的阐释。该理论认为"自我决定是一种关于经验选择的潜能，是在充分认识个人需要和环境信息的基础上，个体对行动所作出的自由选择。人是积极的有机体，具有先天的心理成长和发展潜能。自我决定不仅是个体的一种能力，而且是个体的一种需要。"与传统的认知理论单纯强调内部动机不同，"自我决定理论"在更高层次上实现了对内部动机和外部动机的有机整合。

事实上，身心活化项目在策划的过程中，特别强调活动项目与活动参与者的高度契合性，要达到高度契合，离不开专业身心活化康体指导师的专业性，更离不开活动参与者的积极性。那么，如何在身心活化项目设计的过程中激发活动参与者的内生动力，提升其活动参与的自决能力呢？德斯和雷亚也给出了具体的激发路径。

德斯和雷亚认为，人是一种积极的生物，生来就具有心理发展和自我决定的潜能。决定是在个体充分认识个人需要和环境信息的基础上，对行为作出的自由选择。这种自我决定的潜能可引导人们从事感兴趣、有益于能力发展的行为，并构成了人类行为的内在动力。社会环境可以通过支持个体的"自主、胜任、关系"三种基本心理需要满足来增强人类的内部动机，从而促进外部动机的内化，从而促进个体/群体健康成长。

自我决定理论认为，在每个个体身上都存在着一种发展的需求，这就是人类的基本心理需要，包括自主需要、胜任需要和关系需要。自主需要是指个体在活动中能自主支配自己的需要；胜任需要是指个体对自己的学习行为或行动能够达到某个水平的信念，相信自己能胜任该活动；而关系需要即个体需要来自周围环境或其他人的关爱、理解和支持，体验到归属感。只要这些需要得到满足，就可以激发人的动机，因为这些需要是自我发展的基础。

自我决定理论为我们设计老年人身心活化活动项目提供了理论指导和实践依据。在为老年人设计身心活动的过程中，身心活化康体指导师只有立足于不同老年群体的个性化需求及能力水平，充分激发参与活动的老年群体的内生动力，同时艺术化地将外部环境的动力融入到老年群体的内生动力中，提升他们的自我决策能力，并在活动实施过程中不断强化他们的成功体验，不断增强其信心，才能达到活动设计的预期效果。

二、为半自理老年人开展身心活化活动策划书案例

"哥俩好，互相帮"
——关于郭爷爷身心活化活动的项目策划方案

（一）背景

"健康、参与、保障"是衡量积极老龄化的重要指标，其中，保障老年人的生存与发展权利是重要内容。身心活化活动通过科学合理、持续有序的训练，一方面有助于激发活动参与者的身心机能，改善其身心健康水平，进而增加其社会联结与社会互动，增加其社会参与的机会。

郭爷爷有改变的意愿，且共同参与制订了其短期和中长期活动的改善计划。

基于以上理由，特为郭爷爷制订这一活动方案。

（二）目标

1. 短期目标

（1）体验温热训练对于肢体罹患部位血液循环的促进。

（2）熟悉、了解并掌握身心活化项目之手指棒、健康环、高尔槌球、槟果投掷等的内在理论基础、操作要领、训练的主要部位、不同动作之间的相互关系及相关注意事项等内容。

（3）在身心活化康体指导师和照护人员的协助下，可以自主实施身心活化活动。

（4）身体的不适有明显缓解，左侧肢体的灵活性及力量有一定的提升。

（5）郭爷爷心情有一定的改善。

2. 中长期目标

（1）熟练掌握身心活化项目之手指棒、健康环、高尔槌球、槟果投掷等的内在理论基础、操作要领、训练的主要部位、不同动作之间的相互关系及相关注意事项，可以根据自己身体的状况选择适宜的康复活动项目。

（2）在左侧肢体掌握健康环、手指棒动作要领的基础上，能够用自己左侧肢体来带动右侧偏瘫肢体开展自主康复活动。

（3）身体机能得到较大改善，右侧肢体的力量、灵活度有一定的提升，身体的协调性也有较大改善。

（4）熟练掌握高尔槌球、槟果投掷的操作要领、技术规范、计分规则、高分技巧等内容，并能在实际活动中灵活运用。

（5）右侧肢体能配合左侧肢体开展高尔槌球、槟果投掷的活动项目。

（6）郭爷爷变得积极、乐观、开朗，更乐于表达，表达能力有一定提升。

（7）郭爷爷的人际交往得到较大改善，愿意与其他人进行合作，完成较高难度的动作，同时，也乐于向机构与其有共同经历的老年人介绍身心活化的功能，鼓励其他老年人一起参与到身心活化活动中来。

（三）实施地点

医养结合养老机构活动中心活动大厅。

（四）活动时间安排

1. 第一阶段

每周 3 次，每次时间为 45 分钟，持续时间为 3 周。

2. 第二阶段

每周 3 ～ 5 次，每次 45 ～ 60 分钟，持续时间为 4 周。

3. 第三阶段

每周 3 ～ 5 次，每次 60 ～ 90 分钟，持续时间为 12 周。

（五）实施方案及进程

目标	"哥俩好，互相帮" ——关于郭爷爷身心活化活动的项目策划方案			
	时段	内容设计	人员安排	场地设备
达成短期目标	第一阶段：相见欢（结合身心活化项目，共设计4节活动，每节活动为45～60分钟，持续时间为3周）	身心活化之手指棒	（1）温热身体，活化身心（10分钟） （2）手指棒单项技能学习（20分钟） （3）温热放松运动（10分钟） （4）评估反馈（10分钟）	身心活化康体指导师、机构老年照护者/家属、老年志愿者	高度合适的桌椅、插线板、性能良好的温热设备、标准手指棒（4支）、记录单和笔等
		身心活化之健康环	（1）温热身体，活化身心（10分钟） （2）手指棒技法复习（10分钟） （3）健康环单项技能学习（15分钟） （4）温热运动（10分钟） （5）评估反馈（10分钟）	身心活化康体指导师、机构老年照护者/家属、老年志愿者	高度合适的桌椅、插线板、性能良好的温热设备、标准健康环（4套）、记录单和笔等
		身心活化之高尔槌球	（1）健康操（10分钟） （2）健康环技能复习（10分钟） （3）高尔槌球运动（25分钟） （4）评估反馈（10分钟）	身心活化康体指导师、机构老年照护者/家属、老年志愿者	高度合适的桌椅、插线板、高尔槌球设备（1套）、记录单和笔等
		身心活化之槟果投掷	（1）健康操（10分钟） （2）高尔槌球运动复习（10分钟） （3）槟果投掷活动学习（25分钟） （4）评估反馈（10分钟）	身心活化康体指导师、机构老年照护者/家属、老年志愿者	高度合适的桌椅、插线板、槟果投掷设备（1套）、记录单和笔等
	第二阶段：哥俩好（身心活化综合技能训练，并在身心活化康体指导师和照护者的协助下，尝试健侧肢体带动患侧肢体开展简单身心活化活动，共设计4节活动，每节活动为45～60分钟，持续时间为4周）	身心活化之手指棒	（1）温热身体，活化身心（10分钟） （2）手指棒综合技能学习（25分钟） （3）温热运动（10分钟） （4）评估反馈（10分钟）	身心活化健康指导师、机构老年照护者/家属、老年志愿者	高度合适的桌椅、插线板、性能良好的温热设备、手指棒（4支）、记录单和笔等

目标	"哥俩好，互相帮"——关于郭爷爷身心活化活动的项目策划方案				
达成短期目标	第二阶段：哥俩好（身心活化综合技能训练，并在身心活化康体指导师和照护者的协助下，尝试健侧肢体带动患侧肢体开展简单身心活化活动，共设计4节活动，每节活动为45～60分钟，持续时间为4周）	身心活化之健康环	（1）健康操（10分钟）（2）健康环综合技能学习（25分钟）（3）温热运动（10分钟）（4）评估反馈（10分钟）	身心活化健康指导师、机构老年照护者/家属、老年志愿者	高度合适的桌椅、插线板、性能良好的温热设备、健康环（4套）、记录单和笔等
		身心活化之高尔槌球	（1）健康操（10分钟）（2）高尔槌球综合训练（30分钟）（3）评估反馈（10分钟）		高度合适的桌椅、插线板、高尔槌球设备（1套）、记录单和笔等
		身心活化之槟果投掷	（1）健康操（10分钟）（2）槟果投掷综合训练学习（25分钟）（3）评估反馈（10分钟）		高度合适的桌椅、插线板、槟果投掷设备（1套）、记录单和笔等
达成中长期目标	第三阶段：互相帮，共进步（设计个性化的活化项目，共设计4节活动，每节活动为45～60分钟，持续时间为12周）	"爱我请你敲敲我：手指棒"	（1）活动热身——手指棒基本动作（10分钟）（2）爱我请你敲敲我：手指棒——选择适合郭爷爷节奏的喜欢的音乐，融入到手指棒的节奏中，设计一个故事配合故事开展健侧肢体带动患侧肢体的手指棒活动（25分钟）（3）温热运动——放松减压（10分钟）（4）评估反馈（5分钟）	同上	高度合适的桌椅、插线板、性能良好的温热设备、手指棒（4支）、记录单和笔等
		"爱我请你拉拉我：健康环"	（1）活动热身——健康环基本动作（10分钟）（2）爱我请你拉拉我：健康环——结合郭爷爷的习惯爱好，选择一些标志性动作融入到健康环活动中，一边活动一边用语言将动作描述出来（25分钟）（3）温热运动——放松减压（10分钟）（4）评估反馈（5分钟）	同上	高度合适的桌椅、插线板、性能良好的温热设备、健康环（4套）、记录单和笔等
		"我主沉浮：高尔槌球"	（1）活动热身——健康操（10分钟）（2）我主沉浮——可以设计两个项目，一个让郭爷爷充分掌握高尔槌球规则与技巧的基础上，向初学者示范、指导高尔槌球的动作方法，得分技巧（30分钟）；一个是举办高尔槌球趣味比赛（30分钟）（3）评估反馈（5分钟）	同上	高尔槌球器材（1套）、记录单和笔等
		"百发百中：槟果投掷"	（1）活动热身——健康操（10分钟）（2）百发百中——可以设计两个项目，一个让郭爷爷在充分掌握槟果投掷规则与技巧的基础上，向初学者示范、介绍槟果投掷的方法与技巧（30分钟）；一个是举办槟果投掷趣味比赛（30分钟）（3）评估反馈（5分钟）	康体指导师、社会工作者、老年人	槟果投掷器材（1套）、记录单和笔等

（六）人员及分工（参见前文具体任务）

（七）实施内容及方式（参见前文具体任务）

（八）费用

本项目属于机构服务项目，对本机构的老年人免费。

（九）评估与反思

1. 评估内容

（1）能力状况　包括老年人的表达力、理解力及自决力。

（2）身体及精神状况　主要评估特定时间内老年人的身体及精神状况。

2. 评估方式

参与观察。

注意事项：①确认。每项计划的内容都要反复确认，确保参加活动的老年人对活动内容、活动目标等了解明白，并得到老年人的认可。②预案。在项目设计的过程中，要设计预案，从而为具体实施中，可能遭遇的突发情况而临时调整计划奠定基础。

任务3 为半自理老年人组织开展身心活化活动

【任务情境】

　　某老年公寓是一家护理型老年公寓，公寓收住失能、半失能老年人120余位。最近，机构社工部的小王参加了上海福祉公司举办的"高龄者身心活化指导员项目"，觉得这一项目对于改善机构爷爷奶奶的身体机能状况、社会交往以及重拾信心等有诸多好处，决定邀请身心活化康体指导师对机构里的爷爷奶奶进行评估，看是否能将高龄者身心活化项目引入到自己所任职的机构中。

　　身心活化康体指导师经过初步评估后，发现该老年公寓有数十位老年人都有不同程度的关节问题，这些老年人因患"退行性关节炎"时间比较久（短的3年、长的10多年），导致全身关节不同程度的疼痛、肿胀、僵硬，活动也受到很大限制，大部分需要借助步行器才能在机构内缓慢行走一段路程。有些老年人担心摔倒，活动逐渐减少，这不仅造成肌肉萎缩，腿脚越来越没有力气，而且也变得越来越不愿意与人交流，心情也变得孤僻、烦闷，经常无故发脾气。此外，身心活化康体指导师还从机构的个案报告中发现，这些老年人都有不同程度的高血压、糖尿病等慢性病，因心情起伏也造成了血压、血糖的不稳定。长期的慢性病困扰、活动受限，使得老年公寓整体氛围显得很压抑，缺乏活力。身心活化康体指导师认为，将身心活化项目引入该机构，不仅有助于提升爷爷奶奶的机体状况，而且有助于改变当前机构的整体氛围，于是在机构负责人的支持下，老年公寓决定尝试开展身心活化项目。

　　身心活化康体指导师与社工小王在对爷爷奶奶进行综合全面的安全性评估之后，选择了10位有意愿改变的爷爷奶奶，开展身心活化活动。身心活化康体指导师在与爷爷奶奶、社工师、照护师、医师进行充分沟通的基础上，共同为这10位爷爷奶奶制订了开展身心活化活动的计划书和策划方案，现拟为他们开展身心活化活动。

【任务实施】

一、任务流程

任务分析 ⟶ 工作准备 ⟶ 步骤操作 ⟶ 效果评价

二、实施步骤

（一）任务分析

1.主要身心状况及健康问题

序号	主要身心状况及健康问题
1	半自理，长期罹患肢体关节退行性变化，日常活动受限
2	缺少社会交往，心情烦躁、烦闷，常无故发脾气
3	患有高血压、高血糖等多种慢性疾病
4	有改变现状的愿望

2. 主要目标措施及依据

主要目标措施	依据
为半自理老年人组织开展身心活化活动	（1）老年人对身心活化活动的认同感高 （2）规律地开展身心活化活动有利于增进老年人身体健康，调节心理健康状况 （3）已经完成身心活化活动策划方案具体开展要求

（二）工作准备

1. 物品准备

序号	名称	单位	数量	备注
1	评估结果	份	10	前期安全性评估的数据及活动当天的身体评估状况
2	策划方案	份	1	
3	身心活化器材及设备	套	21	以手指棒、健康环为主，以及温热设备
4	中性笔、格式化表格	套	2	根据老年人的具体情况，选择适当的工具。
5	电脑	台	1	电脑按照各种健康监测软件，并调适能正常使用，从而能在活动中及时准确采集老年人的健康数据
6	其他		若干	比如一些日常急救的药品、小礼物等

2. 环境与人员准备

序号	环境与人员	准备
1	环境	干净整洁、宽敞明亮、通风、安全，空气清新、无异味
2	身心活化康体指导师	（1）洗手，着装整齐、轻便，适合开展身心活化活动 （2）熟悉并掌握为半自理老年人开展身心活化活动的相关知识，包括器材设备的结构、功能，以及训练流程、方法等内容 （3）熟悉方案设定的目标、活动内容、基本流程及人员分工等 （4）提前了解老年人基础信息，便于沟通
3	半自理老年人	神志清楚、情绪稳定、身心放松、乐于配合，衣着宽松轻便，适合开展身心活化活动
4	志愿者	提前对志愿者进行培训，让志愿者明确整体的活动流程、自己的岗位职责及工作中需要注意的事项

（三）步骤操作

步骤	内容	为半自理老年人组织开展身心活化活动的技能与要求
步骤1	开展活动前的沟通	通过沟通，一方面对积极参加活动的老年人给予鼓励与肯定；另一方面向老年人介绍开展活动时应注意的事项 康体指导师："各位爷爷奶奶上午好！欢迎大家到活动室来参加活动。爷爷奶奶们都很守时，感谢大家配合我们的工作，给爷爷奶奶们点个大大的赞！爷爷奶奶们也给自己点个大拇哥吧！感觉怎么样？" （身心活化康体指导师引导参加活动的爷爷奶奶竖大拇哥，关节不太灵活的，让照护员或者志愿者协助） 老年人："挺好的！" 康体指导师："我看各位爷爷奶奶今天都按我们的提示，穿了比较适合活动的运动服装，非常棒！前一段时间，我们通过图片、视频的方式向各位爷爷奶奶介绍了身心活化活动的内容及功能，并与各位爷爷奶奶共同制订了活动目标和活动方案。今天，我们就把这些通过我们的活动展示出来，好不好？" 老年人："好的！练起来！" 康体指导师："看来各位爷爷奶奶已经跃跃欲试了。在开展活动之前，有几点需要和各位爷爷奶奶说明。第一，在活动的过程中，有任何不明白或者我没有讲清楚的，请及时向我和我们的志愿者提出，站在我旁边的是来自×××学院的志愿者；第二，我们的活动需要30～45分钟，在活动的过程中，有任何不舒服也请及时告诉我们；第三，爷爷奶奶们有其他的一些需求，也请一起提出来，我们一定尽力满足。各位爷爷奶奶，我说清楚了吗？" 老年人："清楚啦！" 康体指导师："那我们现在开始！"

步骤	内容	为半自理老年人组织开展身心活化活动的技能与要求
步骤2	现场组织	（1）控制好活动的各要素 （2）做好现场记录与监控
步骤3	整理与反馈	（1）活动结束后，做好场地物品归位 （2）针对此次活动组织过程中出现的问题和不足进行总结，并研究相应解决办法，为后期组织活动提供参考 （3）做好相关宣传与汇报工作

（四）效果评价

（1）通过活动项目的开展，身心活化康体指导师进一步了解了老年人身心健康状况、活动能力及参与状况等，为老年人身体状况的改善奠定基础。

（2）老年人通过参加活动，对身心活化带给自己的改变有了进一步切身的体验，对自己的能力有了新的认知，扩大了老年人的社会交往，心态积极向上了很多。

【相关知识】

为半自理老年人组织开展身心活化活动的相关知识

一、身心活化康体指导师应具备的素质

要想成为一名合格的身心活化康体指导师，除了要具备将康乐带给老年人的理想之外，还需要自身具备如下一些素质。

（1）充实自我，具备团体理论，以及老年人生理、心理及社会学等相关知识。

（2）能尊重老年人的特性并赞赏老年人的贡献。

（3）态度大方得体，服装整洁。

（4）具有一定的幽默感，临场应变能力强。

（5）积极乐观，具有一定的忍耐力和抗压力。

（6）具有良好的沟通能力。

（7）具备同理心。

二、执行意图替代目标意图：提升身心活化康体指导师／老年人的行动能力

身心活化康体指导师在与服务对象——老年人商定活动目标的过程中，一方面促进老年人由限制性目标（"我不能如何"）向自主性目标（"我要如何"）的转化，心理学家认为这有助于增进老年人积极主动的心理体验；另一方面也需要将目标详细、清晰地描述出来。一个明确的目标应该具备如下几个特点：个体的需要和动机、目标的可行性、自己的技能与才干，以及用积极、明确、恰当的方式勾勒目标。

身心活化康体指导师开展活动的过程，实际上就是双方执行目标的过程。在这个过程中，身心活化康体指导师需要用执行意图替代目标意图。目标意图表达的仅仅是人们想做、实现什么事情，而执行意图则表达的是"通过什么方式"来实现目标。心理学研究发现，有执行意图的个体在遇到困难和问题时更能坚持自己的目标。实行这点最好的方式就是制订"如果 -

那么"的执行意图，以约束人们选择执行目标的途径。通过执行意图的形式，实现计划好目标追求的自我调节，能让人们不必改变环境就能达到期望的积极结果。

执行意图理论创建者是著名的认知性心理学家格尔维茨，他认为"执行意图"式的思考模式把预想到的关键情境与能够影响目标实现的反映联系到一起，最终提升了人们成功实现目标的概率。具体而言，执行意图从起步、坚定路线、终止和不过分投入四个目标执行的核心问题帮助人们实现目标。

（1）起步 有三个要点有助于目标实现的起步环节。一是牢记自己的目标意图；二是对关键情境做出反应；三是反思自己的目标意图是否是自己所期望的。研究结果表明，执行意图，即提前计划如何开始，可以促进在面临阻碍时，帮助人们追求目标。

（2）坚定路线 许多目标的实现并不简单，需要个体持续不断的努力及反反复复的行为才能达到，尤其是面临复杂目标的时候，个体的焦虑、疲劳或者外在环境的诱惑都会干扰人们的目标追求。而执行意图通过两种方式保护正在进行的目标追求：第一，把执行意图指向对消极影响的抑制；第二，把执行意图指向正在进行的目标追求，如此一来目标追求就不会受到消极影响。

（3）终止 在成功执行目标的时候，当选用目标实施策略无效时，需要个体采用新的策略，或者完全放弃失败的目标追求，这个时候需要个体有一个良好的自我调节策略。而有良好的执行意图能帮助人们更有效地放弃目标追求中的失败策略而寻求更佳策略。

（4）不过分投入 在"如果-那么"计划建立起来的目标执行能够帮助个体成功保存自我调节资源，避免个体过度投入。

总体而言，执行意图概念的提出为身心活化活动的开展提供了新的启示，对于身心活化康体指导师在开展身心活化活动的过程中提供了新的视角：对老年人而言，身心活化康体指导师在与老年人协商活动目标的过程中，要引导老年人自主确定活动目标，提升老年人的自决能力；而在目标实现的过程中，也要积极引导老年人的自觉意识和主动意识，从而实现真正意义上的自我改变。而对身心活化康体指导师而言，开展身心活化活动本身也是康体指导师目标实现的过程，将执行意图的理念贯穿于整个活动过程中，有助于提升活动开展的效率，进而实现双方共赢的结果。

三、为半自理老年人开展身心活化活动案例

"活化身心'我'看行，乐活人生'我'能行"
——某老年公寓半自理老年人身心活化活动

（一）背景

"健康、参与、保障"是衡量积极老龄化的重要指标，其中，保障老年人的生存与发展权利是重要内容，身心活化活动通过科学合理、持续有序的训练，一方面有助于激发活动参与者的身心机能，改善其身心健康水平，进而增加其社会联结与社会互动，提升其社会参与的机会。

老年公寓收住的老年人以失能、半失能为主，由于缺乏适当的康乐活动，导致老年人个体的身心机能退行性变化比较明显，身体的不适、视野的受限、交流的减少造成了老年人个体变得孤独、烦闷，整个机构的氛围也很压抑、缺乏活力，这不仅不利于老年人个体的身心健康，也有悖于机构所倡导的文化氛围和设立初衷，更不利于机构长期可持续发展。

老年公寓管理人员和公寓中的老年人有改变的意愿。

基于以上理由，特为这些老年人制定并实施这一活动计划。

（二）目标

1. 短期目标

（1）体验温热训练对于肢体罹患部位血液循环的促进。

（2）了解、熟悉并掌握身心活化项目之手指棒、健康环、高尔槌球、槟果投掷等项目活动的内在理论基础、操作要领、训练的主要部位、不同动作之间的相互关系及相关注意事项等内容。

2. 中长期目标

（1）熟练掌握身心活化项目之手指棒、健康环、高尔槌球、槟果投掷等项目活动的内在理论基础、操作要领、训练的主要部位、不同动作之间的相互关系及相关注意事项，可以根据自己身体的状况选择适宜的康复活动项目。

（2）熟练掌握高尔槌球、槟果投掷的技术规范、计分规则、高分技巧等内容，并能在实际活动中灵活运用。

（3）身心机能得到较大改善，健侧指关节的抓握力量、肌肉力量及关节灵活度有明显提升；能够带动患侧肢体进行被动训练，患侧肢体的退行性变化延缓，甚至有被激活的倾向，或者在身心活化康体指导及照护者的协助下，比较顺畅地完成相应的活动项目，身体的协调性也有较大改善。

（4）参加身心活动康复训练的老年人看到自身的改变，心情变得乐观开朗，愿意进一步尝试并挑战更高难度的动作，自信心有了很大的提高；人际交往上乐于分享自己的经历与学习心得，并能配合身心活化康复指导师宣传、鼓励并指导一些初学者开展身心活化活动。

（三）实施地点

老年公寓活动大厅。

（四）活动时间安排

1. 第一阶段

每周 3 次，每次时间为 45 分钟左右，持续时间为 3 周。

2. 第二阶段

每周 3 ～ 5 次，每次 60 分钟左右，持续时间为 4 周。

3. 第三阶段

每周 3 ～ 5 次，每次 60 ～ 90 分钟，持续时间为 12 周。

（五）实施方案及进程（略，参见本项目任务 2）

（六）人员及分工

（1）身心活化康体指导师 1 名，负责活动的带动及活动协助者的技术指导。

（2）志愿者 3 名，其中 1 名负责场地、设备的准备；1 名负责协助身心活化康体指导师开展现场活动；1 名负责作为观察者，关注活动参与者的具体情况，处理突发状况。

（3）照护人员 / 家属 10 名，学习技术要领，协助身心活化康体指导师完成现场活动的带动及日常活动的引导。

（七）实施内容及方式

			活动第一阶段：初始身心活化		
时间安排	活动目标	活动内容	具体流程	备注
0分钟（不占用整体活动开展时间。在活动开展前，做好老年人的安全防护）	保障参加活动的老年人人身安全	为参加活动的老年人进行椅子安全防护	（1）将腰部安全固定装置从收纳袋中取出 （2）将左右安全带摊平，固定好，切勿扭曲 （3）结合老年人的身型调整安全带，调整至适当宽松程度 （4）防护老年人至安全舒适状态	（在开展活动前进行安全防护）；
10分钟	活跃气氛；活动筋骨，为手指棒、健康环活动的开展奠定基础	温热辅疗，放松心情，促进血液循环	（1）身心活化康体指导师按照温热辅疗的要求将到场的10位爷爷奶奶引导至温热台前 （2）身心活化康体指导师进一步向老年人、志愿者、照护者/家属介绍温热辅疗活动的内容，边示范、边讲解动作要领及注意事项 （3）身心活化康体指导师引领志愿者、照护者/家属为参加活动的老年人开展温热辅疗活动 （4）活动结束后，简单询问一下老年人的感受，并将老年人带至手指棒活动的场地	（1）志愿者提前检查温热辅疗设备的性能及工作状态，并将工作良好的温热辅疗设备提前通电加热 （2）在身心活化康体指导师带动温热辅疗活动的过程中，1名志愿者根据现场人数准备并进一步检查手指棒、健康环等下一节活动的设备；2名志愿者则密切关注参加活动的老年人的身体状况，对于一些特殊老年人给予特别关注。同时指导照护者/家属在实施温热辅疗活动时的动作要领及规范 （3）为了调节气氛，身心活化康体指导师可以结合参加活动的爷爷奶奶们的职业特点、生活经历、兴趣爱好等对温热辅疗项目设计一些诙谐幽默或贴近老年人生活的简单易懂的标题，便于老年人记忆 （4）活动带动期间，要不断提醒照护者/家属、志愿者在实施温热辅疗活动的过程中，不断询问老年人的感受，磨合适合的力度，避免过轻达不到按摩的效果，或太重给老年人造成不适乃至伤害
25分钟	进一步活跃气氛，激发老年人参与的热情；掌握身心活化手指棒的操作要领	"指棒在手，全身无忧"——带领老年人开展手指棒活动	（1）"以点带面，畅通经络"——身心活化康体指导师以清晰、洪亮、合适的语速向参加活动的爷爷奶奶介绍活动中手指棒的使用规则和技巧，在确定大家明白的基础上，通过示范开始活动带动 （2）"一鼓作气，全面追击"——手指棒各项技能指导训练： ①身心活化康体指导师通过让参加活动的爷爷奶奶实际体验及感受体验后身体的变化，进一步激发爷爷奶奶对手指棒的好奇心。以提问的形式，向老年人介绍手指棒的材质、功能及活动要领，并鼓励在场的老年人在掌握基本动作之后，可以发掘新的功能 ②身心活化康体指导师一边示范、一边讲解手指棒的敲、搓、按、握、套、脱等技法 ③现场指导老年人练习手指棒 （3）"手口同一"活动。选择10位爷爷奶奶均有记忆的舒缓老歌，一边唱歌、一边随着歌声的节拍用手指棒敲打自己身体不同部位的关节，锻炼老年人手、脑、眼的协调能力及语言表达能力，同时达到调节气氛、相互沟通的目的	（1）志愿者提前按照活动内容布置好活动的现场 （2）活动开展前，要确定每个参加活动的老年人拿到手指棒 （3）3名志愿者作为助教协助身心活化康体指导师进行活动实施 （4）"手口同一"游戏可以根据现场老年人的情况和具体的时间适当地调整时长及活动的难易度

活动第一阶段：初始身心活化				
时间安排	活动目标	活动内容	具体流程	备注
10分钟	减压放松，舒缓筋肉	温热辅疗活动	（1）身心活化康体指导师向老年人进一步介绍温热运动设备的工作原理及对老年人的功效 （2）身心活化康体指导师对之前志愿者、照护者/家属在实施温热运动时出现的不当动作进行规范，强调规范动作的原理 （3）身心活化康体指导师和志愿者现场给老年人进行温热辅疗活动	（1）参加活动的老年人基本掌握手指棒操作要领后，志愿者准备温热训练的设备 （2）温热运动操作过程中，要指导志愿者、活动带动者的活动技巧，借助于身体的重力来达到节力的效果 （3）敲击、挤压时要注意力度，力量过小达不到效果；力度太大容易造成损伤 （4）活动中密切注意老年人的神情及状况
10分钟	收集信息	评估反思	身心活化康体指导师感谢参加活动的老年人的配合，并询问老年人参加活动的感受，包括对活动内容、流程、活动带领者需要改进和提升的措施，并约定好下次活动的时间	（1）身心活化康体指导师和志愿者在确保老年人安全离场后，收拾整理活动现场 （2）自我总结和反思。反思的角度可以从自己的感受、现场老年人提出的意见出发 （3）结合这些意见对下次活动进行调整
活动第二阶段：身心活化我看行				
通过第一阶段身心活化之手指棒、健康环基本内容及动作要领的掌握，参加活动的10位爷爷奶奶明显感觉到自己身体各关节有了明显的改善，手部、腿部的力量也有所提升。通过身心活化康体指导师的带动，爷爷奶奶们也乐观开朗了很多，各位爷爷奶奶之间开始相互切磋，相互交流心得体会，互相纠正不规范的动作，同时还互相帮助、互相配合。在基本动作之外，进行了二度创作，设计出很多自有的动作和活动项目。不仅给自己的身心带来了变化，活动现场一片欢声笑语，机构的气氛也变得越来越好				
活动第三阶段：乐活人生我能行				
经过前两个阶段的活动，参加活动的10位爷爷奶奶在感受到自身变化的同时，开始以更加积极乐观的精神状态面对生活。社会工作者和身心活化康体指导师趁热打铁，通过颁授"荣誉证书"，聘请这10位爷爷奶奶作为宣传员和指导员，开展第二期、第三期身心活化项目，让这10位爷爷奶奶现身说法，影响、鼓励并号召机构其他长辈参加身心活化项目。同时让这10位爷爷奶奶带动并指导二期、三期活动的长辈，形成良好的机构活动氛围 此外，还可以组织有意愿的爷爷奶奶发挥"智库"的功能，进一步优化身心活化的动作流程，创造适合该老年公寓老年人特点和文化氛围的活动内容，进一步在"老有所乐"的基础上促成机构爷爷奶奶"老有所为"，满足老年人更高层次的精神追求				

（八）费用

本项目得到政府购买项目"××老年公寓社工活动"资助，费用包含在老年人日常活动项目中，不另行收费。

（九）评估与反思

1.评估内容

活动开展阶段的评估内容主要包括老年人的理解能力、人际沟通、团队合作能力、身体及精神状况。具体表现为在开展活动45～60分钟的时段内，老年人是否会有身体疲累的现象；是否能达到活动最初设定目标以及目标达成的效果；自己的需求意愿能否清晰流畅地表达等。

2.评估方式

评估的方式主要以参与观察、老年人的反馈以及量表为主。

注意事项：在活动开展过程中，安全是第一要义，要时刻提醒、关注老年人身体状况，一旦发现其不适要立即调整或中止。

案例介绍

李奶奶，79岁，入住某养老公寓2年，有高血压病史25年、退行性骨关节炎10年。奶奶10年前开始，出现全身关节不同程度的疼痛、肿胀、僵硬，活动受限，以膝关节尤甚。经过积极治疗，奶奶的关节疼痛症状有所缓解，但只能借助步行器才能在机构内缓慢行走，自理能力明显下降，其余关节活动也有部分受限，但功能尚可，机构评估为半自理。奶奶因为关节受限，活动逐渐减少，感觉腿脚越来越没有力气了，之前25年都控制得比较好的高血压也开始出现一些反复。长期的慢性病困扰、活动受限，使奶奶常常唉声叹气，觉得自己成了家人和社会的累赘，很希望能改善身体状况、提高生活质量。家属与养老机构的工作人员沟通了解到，公寓最近引进的身心活化活动，不仅受到完全自理的爷爷奶奶的称赞，对部分肢体受限的爷爷奶奶效果也不错，能有效改善手脚的灵活性、肢体的协调性，对改善睡眠、疏导情绪、控制血压都有不同程度的效果，也很想让李奶奶试试参加这个活动。遂与奶奶商量并征得其同意后，在机构负责人的引领下，希望身心活化康体指导师也能为李奶奶设计适宜的身心活化活动项目，改善她的身体和精神状况。

身心活化康体指导师接到任务后，首先对李奶奶的档案进行了查阅，并与养老公寓的社工师和医护人员进行了沟通，进一步了解了李奶奶的现状。在对李奶奶的情况基本掌握的基础上，身心活化康体指导师与李奶奶进行了面对面沟通，向李奶奶介绍并展示了身心活化的基本内容。初步体验后，李奶奶对身心活化活动表示出较高的兴趣。于是，康体指导师与李奶奶共同协商，制订了活动开展的详细计划，设定了短期目标和中长期目标。围绕计划中制订的短期目标，考虑到李奶奶的身体状况、文化背景、个性特征等内容，策划了题为"活动、活化、活力——我的生活我掌控"的活动方案，并在反复确认、评估的基础上进行了身心活化训练。

一、计划制订阶段

为半自理老年人开展高龄者身心活化活动，其前提是要保障老年人的安全。因此，在活动设计的过程中，要对李奶奶做细致、充分的评估，在保障李奶奶安全的基础上，才能进一步制订发展性目标。活动目标的制订既要符合身心活化活动的基本规律，也要综合考虑李奶奶的实际情况。考虑到李奶奶关节的退行性变化，尤其是膝关节变形明显、肢体力量偏弱等实际，专门为李奶奶制订了熟悉身心活化项目的短期目标和在熟练掌握身心活化项目的基础上，能够创造性地使用身心活化项目开展适合自身特点的个性化项目的中长期目标，从而提升身体关节的灵活度，延缓身体的进一步退行性变化，心情也会变得乐观豁达。因此，短期目标注重激发活动参与者的兴趣以及掌握身心活化活动项目的技术要领；而中长期目标则更关注活动参与者的发展性与创造性，从真正意义上激活老年人内在的活力与外在社会的链接，从而在自我改变的同时改变社会对老年人的刻板印象。

需要注意的是，计划制订阶段需要老年人的全程参与，这也是老年人激活身心、参与活动的第一步。

二、方案策划阶段

适切性是方案的核心与关键，体现着活动策划团队的专业性与人文性。身心活化活动的目标是改善参与者的身心机能，提升活动参与者自信，扩大参与者的社会交往，重塑参与者改变的动力。适切的活动方案需要身心活化康体指导师、活动参与者乃至机构其他人员的共同参与，通过开放式的头脑风暴，借助身心活化康体指导师丰富的实践经验，往往能够设计出既符合活动者身心改变需求又富有创新性的方案，增强老年人参与兴趣，从而为未来的活动开展奠定良好的基础。

身心活化康体指导师在对李奶奶个人档案的查阅及个别访谈中，了解到李奶奶之前是一名文艺工作者，尤其对音乐有着很深的造诣，因此在身心活化项目中设计了音乐的元素，提升了李奶奶的参与热情。配合着音乐的节拍，李奶奶对于身心活化项目掌握得也很快，效果超出了预期。

三、组织开展阶段

如何将好的策划方案在实践中完美呈现，需要身心活化康体指导师掌握活动的结构与节奏，并适当运用活动技巧；也需要身心活化康体指导师转换思维，运用执行意图的思维将共同制订的目标转化为可操作、可执行的具体步骤，并充分考虑每个步骤背后的资源链接。执行意图导向的思维模式侧重于激发活动组织者与活动参与者的内驱动力，提升双方的自觉意识和主动意识，有助于实现双方共赢的结果。

当然，在活动开展阶段，活动前的准备是否充分、活动中的掌控是否自如乃至活动中及活动后的及时反思，对活动策划、组织与实施者而言，是基本的素质。只有活动前进行了充分准备，才能在活动中做到了然于心，也才能在活动中收放自如；只有在活动中及活动后及时反思，才能不断累积经验，取得更大的成长与进步。

由于身心活化康体指导师了解李奶奶的个性特点，在开展活动的过程中，将音乐与身心活化有机结合，激发了李奶奶的内驱动力，因此，活动开展得非常顺畅。李奶奶参与的热情也很高，不仅愿意现场与身心活化康体指导师共同商讨不同项目应该搭配的曲调节拍，而且还充分发挥自己的音乐特长，专门为身心活化项目谱曲，协助身心活化康体指导师向机构进行推广，在自身受益的同时现身说法，吸引更多的机构老年人参与到身心活化活动中来，营造出积极向上的氛围。

参 考 文 献

[1] Q/ZFJK 014-2021老年康体指导职业技能等级标准.

[2] 赵青, 石国凤. 抗阻运动在脑卒中患者肢体运动功能康复中的研究进展[J]. 中华护理教育, 2020, 17(5): 419-501.

[3] 许梦雅, 梁莉莉, 张振香. 脑卒中患者心肺运动康复运动处方个性化研制经验分享[J]. 中国老年保健医学, 2018, 16(1): 6-7.

[4] 李爱君, 高瑞尧, 郑琦玮, 等. 提高老年人肌肉力量和心肺功能的运动处方研究进展[J]. 中国康复理论与实践, 2017, 23(2): 179-181.

[5] 韦宗勇, 肖展宏. 脑卒中康复中采用身心运动处方的可行性及有效性研究[J]. 中外医学研究, 2019, 17(14): 176-178.

[6] 唐东霞, 王允. 老年活动策划与组织[M]. 南京: 南京大学出版社, 2014.

[7] 邬沧萍, 姜向群. 老年学概论[M]. 北京: 中国人民大学出版社, 2006.

[8] 刘炎. 儿童游戏通论[M]. 北京: 北京师范大学出版社, 2014.

[9] 张沙骆, 刘隽铭. 老年人活动策划与组织[M]. 北京: 北京师范大学出版社, 2015.

[10] 朱佩. 项目化教学改革的探索与实践——以《老年康乐活动策划与组织》为例[J]. 教育教学论坛, 2020, 35: 279-280.

[11] 李文畅, 胡宏伟, 李斯斯, 等. 社会活动与老年健康促进: 基于2005-2014年追踪数据的考察[J]. 人口与发展, 2018, 2: 90-100.

[12] 曾守群. 论文化活动对老年人心理健康的促进功能[J]. 湖北函授大学学报, 2017, 2: 85-86.

[13] 刘成玉. 健康评估[M]. 北京: 人民卫生出版社, 2018.

[14] 阳志平, 彭华军, 等. 积极心理学团体活动课操作指南[M]. 2版. 北京: 机械工业出版社, 2016.

[15] 童宇. 长者健康改善活动的设计与实施[M]. 上海: 上海科技教育出版社, 2019.